Professionelles Risikomanagement von Medizinprodukten

Jetzt diesen Titel zusätzlich als E-Book downloaden und 70 % sparen!

Als Käufer dieses Buchtitels haben Sie Anspruch auf ein besonderes Kombi-Angebot: Sie können den Titel zusätzlich zum Ihnen vorliegenden gedruckten Exemplar für nur 30 % des Normalpreises als E-Book beziehen.

Der BESONDERE VORTEIL: Im E-Book recherchieren Sie in Sekundenschnelle die gewünschten Themen und Textpassagen. Denn die E-Book-Variante ist mit einer komfortablen Volltextsuche ausgestattet!

Deshalb: Zögern Sie nicht. Laden Sie sich am besten gleich Ihre persönliche E-Book-Ausgabe dieses Titels herunter.

In 3 einfachen Schritten zum E-Book:

❶ Rufen Sie die Website **www.beuth.de/e-book** auf.

❷ Geben Sie hier Ihren persönlichen, nur einmal verwendbaren E-Book-Code ein:

25079016A655994

❸ Klicken Sie das „Download-Feld" an und gehen dann weiter zum Warenkorb. Führen Sie den normalen Bestellprozess aus.

Hinweis: Der E-Book-Code wurde individuell für Sie als Erwerber dieses Buches erzeugt und darf nicht an Dritte weitergegeben werden. Mit Zurückziehung dieses Buches wird auch der damit verbundene E-Book-Code für den Download ungültig.

**Professionelles Risikomanagement
von Medizinprodukten**

Erik Schwanbom
Dorte Kiecksee

Professionelles Risikomanagement von Medizinprodukten

Ein Leitfaden zur praktischen Umsetzung der DIN EN ISO 14971

1. Auflage 2015

Herausgeber:
DIN Deutsches Institut für Normung e.V.

Beuth Verlag GmbH · Berlin · Wien · Zürich

Herausgeber: DIN Deutsches Institut für Normung e. V.

© 2015 Beuth Verlag GmbH
Berlin · Wien · Zürich
Am DIN-Platz
Burggrafenstraße 6
10787 Berlin

Telefon: +49 30 2601-0
Telefax: +49 30 2601-1260
Internet: www.beuth.de
E-Mail: kundenservice@beuth.de

Das Werk einschließlich aller seiner Teile ist urheberrechtlich geschützt. Jede Verwertung außerhalb der Grenzen des Urheberrechts ist ohne schriftliche Zustimmung des Verlages unzulässig und strafbar. Das gilt insbesondere für Vervielfältigungen, Übersetzungen, Mikroverfilmungen und die Einspeicherung in elektronische Systeme.

© für DIN-Normen   DIN Deutsches Institut für Normung e. V., Berlin

Die im Werk enthaltenen Inhalte wurden vom Verfasser und Verlag sorgfältig erarbeitet und geprüft. Eine Gewährleistung für die Richtigkeit des Inhalts wird gleichwohl nicht übernommen. Der Verlag haftet nur für Schäden, die auf Vorsatz oder grobe Fahrlässigkeit seitens des Verlages zurückzuführen sind. Im Übrigen ist die Haftung ausgeschlossen.

Titelbild: © Fotolia, カシス
Satz: B & B Fachübersetzergesellschaft mbH, Berlin
Druck: Medienhaus Plump GmbH, Rheinbreitbach
Gedruckt auf säurefreiem, alterungsbeständigem Papier nach DIN EN ISO 9706

ISBN   978-3-410-25079-1
ISBN (E-Book)   978-3-410-25080-7

Autorenpotäts

Prof. Dr.-Ing. Erik Schwanbom

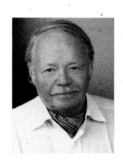

Prof. Dr.-Ing. Erik Schwanbom nimmt seit 1976 aktiv in der nationalen und internationalen Normungsarbeit teil, angefangen mit ISO/TC 121 ‚Anaesthetic and respiratory equipment'. Weiter folgte die Mitarbeit in der IEC/TC 62D ‚Electromedical equipment', wo er für die ersten Fassungen von IEC 60601-2-12/13 verantwortlich zeichnete, als auch in ASTM F29 Committee on Anesthetic and Respiratory Equipment. 1993 wurde er als Convenor von CEN/BTS 3 WG 1 „Risk assessment of Medical Devices" mit der Erarbeitung von EN 1441 „Medizinprodukte – Risikoanalyse" beauftragt.

Er ist langjähriges Mitglied bei DIN und war u. a. Obmann für den damaligen Ausschuss in DIN NARK 3.2 Beatmungsgeräte. Zurzeit ist er Beiratsmitglied im Normenausschuss Rettung und Krankenhaus NARK und nimmt aktiv Teil an den Arbeiten von ISO/TC 210, insbesondere in JWG 1 ‚Application of Risk Management to Medical Devices' und dem dazugehörigen deutschen Spiegelgremium in DIN NAMED 063 AA 13.

1987 bekam er die Aufgabe, als Expert Advisor bei der Erarbeitung der Grundlegenden Anforderungen der RL 93/42/EWG über Medizinprodukte von der EWG-Kommission mitzuwirken. Nebenbei war er bei der ‚International Atomic Energy Agency' in Wien in der Arbeitsgruppe ‚Nuclear Incident Management' tätig.

Nach dem Studium der chemischen Verfahrenstechnik an der Königlichen Technischen Hochschule, Stockholm, und Promotion zum Dr.-Ing. an der RWTH Aachen wechselte er in die Industrie, zuerst mit Anlagenbau in der Erdölindustrie betraut und ab 1974 mit Leitungsaufgaben in der Entwicklung und Konstruktion bei der damaligen Drägerwerk AG in Lübeck, zuerst im Bereich Medizintechnik und später im Bereich Sicherheitstechnik.

1992 kam der Ruf als Professor an die Fachhochschule in Lübeck in den Fachbereich Angewandte Naturwissenschaften und Biomedical Engineering (mit der Universität zu Lübeck), um dort Vorlesungen in Risikomanagement, Sicherheitstechnik, Regulatory Affairs und Bildgebende Verfahren in der Medizintechnik zu betreuen. Seit 2012 ist er im Ruhestand, setzt aber die 1996 begonnene Tätigkeit als Berater für u. a. Medizinproduktehersteller fort.

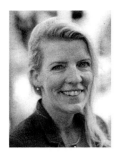

Dipl.-Ing. Dorte Kiecksee

Dipl.-Ing. Dorte Kiecksee ist Expertenmitglied im NA 063 DIN-Normenausschuss Medizin (NAMed) NA 063-01-13 AA Arbeitsausschuss Qualitätsmanagement und entsprechende allgemeine Aspekte für Medizinprodukte.

Nach ihrem Studium der Technischen Chemie und nachfolgendem Aufbaustudium Medizintechnik, Fachrichtung Qualitäts- und Sicherheitstechnik, gründete sie 1996 zusammen mit zwei Professoren, u. a. Dr. Schwanbom und einer weiteren Absolventin, ein Beratungs- und Dienstleistungsunternehmen mit dem Ziel, Unternehmen sowohl aus dem Bereich Sondermaschinenbau als auch Medizintechnik bei der Umsetzung von EU-Richtlinien und Implementierung von QM-Systemen zu unterstützen.

In den fast 20 Jahren Tätigkeit in diesem Umfeld hat sie eine umfangreiche Praxiserfahrung mit der Umsetzung in den Anfängen mit der EN 1441 bzw. EN 1050 bis zur heutigen DIN EN ISO 14971 bei den verschiedensten Unternehmen erworben, von Ein-Personen-Unternehmen bis hin zu Global Playern. Die Konstellationen reichen von PLM-OEM-Verhältnissen bis hin zur Begleitung von kompletten Neuproduktentwicklungen einschließlich Fertigung.

Das bei den Projekten betrachtete Produktspektrum reicht von einem Holzmundspatel über ‚Borderlineprodukte' bis zu Implantaten, chirurgischen Instrumenten, HF-Chirurgiegeräten und Beatmungsgeräten als auch einigen Produkten aus der I-v-D-Branche.

Bis heute ist sie schwerpunktmäßig im Bereich Beratung und Dienstleistung für Unternehmen aus der Medizintechnik und deren Zulieferern im In- und Ausland tätig.

Inhalt

	Seite
Vorwort	1
Zur Benutzung der Anleitung	3
1 Einleitung	5
2 Die Entstehungsgeschichte der Norm	7
2.1 Erläuterung – Was ist normativ und was bedeutet informativ?	11
3 Methoden und Grundlage der Risikoanalyse	13
3.1 Ein Rückblick	13
3.2 Anwendung der verschiedenen Risikoanalyseverfahren – ein Überblick und eine Risikoabwehrstrategie in Ergänzung zum Anhang G der DIN EN ISO 14971	14
3.2.1 Die ‚initiale' Gefährdungsanalyse nach den Abschnitten 4 bis 6 der ISO 14971	17
3.2.2 System-FMEA (Funktionsrisikoanalyse)	19
3.2.3 Design-FMEA (‚Konstruktions-FMEA')	21
3.2.4 Prozessrisikoanalysen (‚Prozess-FMEA')	22
3.2.4.1 Anwendung auf Benutzungsfehler (‚Use error' HAZOP)	23
4 Kommentierung der Abschnitte der Norm	25
5 Risikopolitik und Wahrscheinlichkeit	121
5.1 ‚Das Leben ist lebensgefährlich' – Welche Risiken bedrohen den Menschen?	121
5.2 Risiken und Grenzwerte – die Bewertung der Vertretbarkeit	125
5.3 Festlegung einer Risikopolitik	130
5.3.1 Die Risikomatrix	130
5.3.2 Wie gestaltet sich das Feed-back aus den Marktdaten zu der Risikomatrix?	132
5.4 Zusammenfassung	134

		Seite
6	**Vom heutigen Verständnis über Risiken und Umgang mit Risiken**	135
6.1	Risikowahrnehmung („Risikoperzeption') – Ein Versuch zur Klärung der Risikobegriffe und ihrer Anwendung	136
6.2	Die subjektive Risikoperzeption/Risikowahrnehmung	138
6.3	Die Variablen der Risikoperzeption/ Risikowahrnehmung	140
6.3.1	Die Gefahr	140
6.3.2	Die Exponierung	142
6.3.3	Die Wahrnehmbarkeit (der Gefährdung)	143
6.3.4	Die Eintrittswahrscheinlichkeit	144
6.3.5	Die Entdeckbarkeit	146
6.3.6	Die Verletzbarkeit	147
6.3.7	Zum Thema ‚man-made accidents'	147
7	**Literatur**	149
8	**DIN EN ISO 14971**	153
9	**Anhänge**	265
9.1	Annex A: Typische potentielle Schadensquellen, die auf Patienten, Personen oder Produkte in einer Gefährdungssituation einwirken können	265
9.2	Annex B: Überarbeitetes Bild 1 — Vereinfachte Darstellung des Risikomanagement-Prozesses	270
9.3	Annex C: Aide-mémoire über eine mögliche Integration eines ISO 14971-Risikomanagementsystems in ein ISO 13485-Qualitätsmanagementsystem	271
9.4	Annex D: Exemplarische Kriterien zur Einschätzung von Risikoparametern und zur Risikobewertung	280
9.5	Annex E: Beispieltabelle für eine Grundlegende initiale Risikoanalyse nach ISO 14971, Abschnitte 4 bis 6	285
9.6	Annex F: Beispiel Formblatt für die Risikoanalyse von typischen Gefährdungssituationen durch indirekte Schadensquellen	291
9.7	Annex G: Beispiel Formblatt für die Durchführung einer Prozessrisikoanalyse	297

9.8	Annex H: Beispiel Formblatt für die Durchführung einer Funktionsrisikoanalyse/System-FMEA	303
9.9	Annex I: Beispiel Formblatt für die Durchführung einer HAZOP – Hazard and Operability Study für Gebrauchstauglichkeit	309
9.10	Annex K: Risikomanagementpläne und Bericht	315
9.11	Annex L: Kommentierung der informativen Anhänge der Norm	321
9.12	Annex M: Glossar	324

Vorwort

SENECA (Lucius Annaeus S. der Jüngere, 4 v. Chr. – 65 n. Chr.) schreibt in den ‚Epistulae morales ad Lucilium' um Jahr 62 n. Chr.:

> Rariores sunt casus, etiam si graves,
> naufragium facere, vehiculo averti;
> ab homine hominii cotidianum periculum.

> Schiffbruch erleiden, mit dem Wagen stürzen,
> solche Unglücke sind zwar schwerwiegend,
> kommen aber nur selten vor. Vom Menschen droht
> dem Menschen täglich Gefahr.

Verglichen mit den heute gebräuchlichen Begriffsbestimmungen von Risiko kann man nur über die schlichte treffsichere Eleganz dieser Darstellung staunen. Obwohl alt, bereits eine sehr zutreffende und zugleich zukunftsweisende Darlegung des Begriffes Risiko. Die Technik wird benannt, die charakterisierenden Größen identifiziert, ihre Gefährdung objektiv dargelegt, aber auch relativiert. Der Ursprung des Risikos als sicherheitsbedrohende Größe liegt weder in der Technik noch ist er Schicksal. Der Mensch selber, sein Denken und Handeln wird als Ursache, sogar als unbelehrbare sich täglich neu ergebende Quelle für Risiken dargestellt.

Zusammen mit den zwei bekannten Sprüchen von Erich Kästner:

> „Wird's besser? Wird's schlimmer?
> fragt man alljährlich.
> Seien wir ehrlich: Leben ist immer lebensgefährlich."
> [Zum neuen Jahr]

> „Schau prüfend deckwärts,
> die Nähe des möglichen Schadens
> liegt nicht in der Schärfe des Schwerts,
> vielmehr in der Dicke des Fadens."
> [Damokles Schwert]

bilden sie eine Art literarische Grundlage für das Denken eines Risikomanagers. Ob die weiteren Darlegungen in diesem Kommentar zu DIN EN ISO 14971 sich hieran messen können, darf jedoch ausdrücklich bezweifelt werden.

Zur Benutzung der Anleitung

In dem folgenden Text sind die grau unterlegten Abschnitte direkt aus der Norm entnommene Textabschnitte.

Die eingerahmten Textabschnitte stellen eine Art Zusammenfassung im Sinne einer Empfehlung dar.

Textabschnitte in kursiv werden für Zitate aus den Richtlinien oder anderen Normen verwendet.

Da zum Teil auf Anhänge der Norm verwiesen wird, sind die Anhänge in diesem Beuth-Kommentar zur Erleichterung der Unterscheidung mit dem Begriff Annex benannt.

Wenn die Begriffe ‚Gefährdung' und ‚Gefährdungssituation' in Anführungszeichen erscheinen, beziehen sie sich auf die entsprechenden Begriffe im Englischen Originaltext. Wenn der Begriff Gefährdung ohne Anführungszeichen verwendet wird, ist es im Sinne des anerkannten deutschen Sprachgebrauchs, siehe hierzu z. B. [23] oder Annex M.

Einleitung 1

Dieser Beuth-Kommentar behandelt ausführlich auch die Neuerungen der DIN EN ISO 14971:2013 und legt dar, wie die Norm unter Berücksichtigung der aktuellen Entwicklungen der Normung und anderen Regelwerke sachgerecht angewendet werden kann, zumal die Norm auch als Referenzdokument für eine Reihe weiterer Normen, die Sicherheitsaspekte verschiedener Technologien gesondert behandeln, dient (z. B. DIN EN 60601-1, DIN EN 62366 und DIN EN 62304).

Auf der internationalen Ebene ist die ISO 14971 in der Fassung von 2007 nach wie vor gültig. Anfang 2011 wurde die Norm für weitere fünf Jahre einhellig bestätigt.

Mit einer Mitteilung am 15. November 2010 erhob die EU-Kommission einen formalen Widerspruch gemäß Artikel 6(1) der Richtlinie 90/385/EWG, Artikel 5(3) der Richtlinie 93/42/EWG bzw. Artikel 5(2) der Richtlinie 98/79/EG gegen die Harmonisierung mehrerer Europäischer Normen (Dokument 53/2010 des Komitees „Standards and Technical Regulations (98/34 Komitee)"). Darunter fiel auch die EN ISO 14971:2009, die inhaltlich – mit Ausnahme des Anhangs ZA – identisch mit der Fassung ISO 14971:2007 ist.

Vor allem durch den PIP-Skandal (Brustimplantate gefüllt mit ‚Industriesilikon') im Jahr 2010 gerieten Hersteller und Benannte Stellen unter politischen Druck der EU-Kommission. Um hierauf adäquat zu reagieren, wurden in 2013 neben der Durchführungsverordnung über die Benennung und Beaufsichtigung benannter Stellen [1] und einer Empfehlung zu den Audits und Bewertungen, die von Benannten Stellen im Bereich der Medizinprodukte durchgeführt werden [2], von der EU-Kommission verabschiedet und ein Vorschlag für eine Europäische Verordnung über Medizinprodukte [3] erarbeitet, der sich zurzeit in dem Abstimmungsverfahren befindet.

Wohl im Geiste dieser Aktivitäten erschien (ohne Mitwirkung der Experten aus den zuständigen nationalen und internationalen Normungsgremien) am 1. September 2012 die Mitteilung im europäischen Amtsblatt Ausgabe C262, Volume 55 vom 30. August 2012, dass EN ISO 14971:2009 durch EN ISO 14971:2012 mit sofortiger Wirkung (!), also ohne Übergangsfrist, ersetzt wird.

Damit traten brisante Änderungen in Kraft. Dies betraf, neben dem überarbeiteten Vorwort, vor allem die neuen Anforderungen aus den (informativen) Anhängen Z, deren Deutung zahlreiche Fragen aufwarf und bei der Umsetzung in der Praxis Probleme bereitete. Inzwischen haben die Industrie und die benannten Stellen hierauf reagiert und ausgehend von einer Veröffentlichung in 2013 in MPJ [4] ein Dokument zur Hilfestellung bei der Umsetzung der zum Teil unverständlichen Anforderungen im Anhang Z in 2014 in das Internet gestellt [5]. Eine Antwort der EU-Kommission liegt bei der Ausgabe des Kommentars noch nicht vor.

Die Entstehungsgeschichte der Norm 2

Die Wurzeln zur heutigen ISO 14971 lassen sich auf 1993 zurückdatieren – oder mit anderen Worten, die DNA der ISO 14971 enthält definitiv DNA-Sequenzen aus der Richtlinie 93/42/EWG über Medizinprodukte (MDD).

Als die sogenannten „New Approach"-Richtlinien als Folge des Projektes ‚Binnenmarkt 92' (basierend auf der „Einheitlichen Europäischen Akte" vom 01.07.1987 mit dem Ziel der Verwirklichung des Binnenmarktes als „Raum ohne Binnengrenzen" für die ‚vier Freiheiten' bis zum 31. Dezember 1992) unter der Leitung von dem damaligen deutschen Kommissar Bangemann ausgearbeitet werden sollten, war die Ausgangslage, dass die Medizingeräte in Europa per Gesetz überwiegend als Maschinen behandelt wurden.

Die damals in der Bundesrepublik Deutschland gültige MedGV (Medizinische Geräteverordnung von 1985) wurde z. B. im damaligen Arbeitsministerium verwaltet, das ebenfalls für Maschinen und damit verbundene Arbeitsschutzbelange zuständig war.

Auch in der EG-Kommission (ab 1993 bis zur Ablösung durch die EU-Kommission in 2009) wurde in der damaligen DG III unter der Leitung von Joseph Putzeys die Maschinenrichtlinie in der gleichen Abteilung erarbeitet wie die späteren Medizinprodukterichtlinien. Damals diente die Maschinenrichtlinie, die in der ersten Fassung in 1989 erschien, sogar als Mustervorlage für die Richtlinie 93/42/EWG über Medizinprodukte (MDD).

Nebenbei sei bemerkt, dass die Richtlinie 90/385/EWG über aktive implantierbare medizinische Geräte (AIMD) schnell nach der erfolgreichen Umsetzung von der Maschinenrichtlinie als Versuchsballon für die Risiko-Nutzen-Beurteilung für Medizinprodukte lanciert wurde, unter der Annahme, dass bei einem Herzschrittmacher diese Art Risiko-Nutzen-Beurteilung sogar für einen Nicht-Fachmann einfach zu verstehen sei.

Damit konnten die DNA-Sequenzen aus der AIMD mit einigen wesentlichen DNA-Sequenzen aus der Maschinenrichtlinie verschmolzen werden, aber auch einige neue wurden eingeführt. Als Besonderheit dieses Prozesses kann man die Einführung und Umsetzung der modernen Risikobegriffe sehen. Sowohl in der Maschinenrichtlinie wie auch in der AIMD wird vom Begriff ‚Gefahr' ausgegangen. In der AIMD wird das Wort „Risiken" nur viermal benutzt – in der MDD dagegen über 30-mal, weshalb?

Im Jahr 1990 erschien die erste Fassung von ISO/IEC Guide 51 „Leitfaden für die Aufnahme von Sicherheitsaspekten in Normen". Dieser etwas unbemerkte Leitfaden legte das allgemein gültige Grundgerüst für die Risikobegriffe Gefahr, Gefährdung und Risiko fest. In der Arbeitsgruppe um Peter W. Thompson (englischer Anästhesist und ehemaliger Vorsitzender des Normungsgremiums ISO TC 121), die die Grundlegenden Anforderungen im Anhang I der Richtlinie 93/42/EWG ausarbeitete, wurde das Konzept des ISO/IEC Guide 51 konsequent umgesetzt. Eine Zusammenfassung der internen Diskussionen, die zu diesem Ergebnis führten, wurde übrigens in 1988 publiziert [6].

In der ersten Version der Maschinenrichtlinie konnte aber (zeitlich begründet) das Risikokonzept aus dem ISO/IEC Guide 51 nicht umgesetzt werden. Eine Grundlegende Anforderung ist aber in der Maschinenrichtlinie und der Medizinprodukterichtlinie überraschend deckungsgleich, nämlich die Grundlegende Anforderung 2, die die Grundsätze der Integration der Sicherheit in das Produktkonzept darlegt. Die Grundlage für die angemessenste Anwendung (man merke das Superlativum!) dieser Grundsätze war laut der Maschinenrichtlinie in der zweiten Fassung [7] eine Gefahrenanalyse. In den Vorbemerkungen zu den Grundlegenden Anforderungen steht u. a.:

> *„Der Hersteller ist verpflichtet, eine Gefahrenanalyse vorzunehmen, um alle mit seiner Maschine verbundenen Gefahren zu ermitteln; er muß die Maschine dann unter Berücksichtigung seiner Analyse entwerfen und bauen."*

Erstaunlicherweise greift die kommende EU-Verordnung über Medizinprodukte [3] diese Vorbemerkung in der neuen vorgeschlagenen Grundlegenden Anforderung 2 auf.

Nun zum aktuellen Teil der ISO 14971:2007.

Bei der Ausarbeitung der Richtlinie 93/42/EWG über Medizinprodukte sollte – wie in der Maschinenrichtlinie – die Risikoanalyse in analoger Weise eingebunden werden. Aus nicht näher nachvollziehbaren Gründen ging aber das Blatt Papier mit den entsprechenden Vorbemerkungen verloren, und zwar unmittelbar vor der Drucklegung. Nach der Entdeckung dieses Lapsus wurde deswegen in den Anhängen II, III, und VII kurz vor der Drucklegung der Text „… und die Ergebnisse der Risikoanalyse" zu den Dokumentationsanforderungen handschriftlich – an allen zuständigen Gremien vorbei – nachgetragen [9]!

Als die Richtlinie 93/42/EWG über Medizinprodukte jetzt mit allen Anforderungen bezüglich „Eliminierung oder Minimierung so weit wie möglich" in Kombination mit den Anforderungen über eine Dokumentation der „Ergebnisse der Risikoanalyse" erschien, war die Verunsicherung unter den Herstellern verständlicherweise groß. Die wenigsten Medizinproduktehersteller hatten Erfahrungen mit oder wussten Bescheid über Risikoanalysemethoden oder die Erarbeitung von Risikoanalysen.

Bei dem damaligen Arbeitgeber von Dr. Schwanbom wurde gerade, als einer der ersten Hersteller von „Life Support Devices", erfolgreich die FMECA (Failure Mode and Effects Criticality Analysis) in einer Variante der NASA eingeführt. Aber dieses Konzept, wie das der FMEA bzw. der HAZOP, passte nicht so recht zu dem Konzept von ISO/IEC Guide 51.

Aus diesem Grund erwirkte die EG-Kommission ein Mandat (BC/CEN/89/09.40) für die Ausarbeitung einer entsprechenden harmonisierten Norm EN 1441 „Medizinprodukte – Risikoanalyse" als eine funktionelle Ergänzung auf der Grundlage des ISO/IEC Guide 51 zu der Medizinprodukterichtlinie 93/42/EWG durch CEN (Comité Européen de Normalisation). Die Aufgabe von Dr. Schwanbom als Vorsitzender der Arbeitsgruppe BTS 3/WG 1 „Risk assessment of medical devices" war dabei u. a. sicherzustellen, dass die Schnittstellen zu der Richtlinie 93/42/EWG über Medizinprodukte ausreichend klar und widerspruchsfrei waren.

Das neue Risikoanalyseverfahren fand bald international große Beachtung. Die FDA sah darin große Vorteile, um das umständliche Zulassungsverfahren für Medizinprodukte in den USA zu verschlanken. Die FDA konnte aber das Verfahren nicht umsetzen, da europäische Normen in den USA nicht rechtsverbindlich sind. ISO-Normen sind dagegen als „recognized international standards" wohlgelitten und so wurde die EN 1441:1997 im Eilverfahren in eine quasi nur leicht modifizierte internationale Fassung, die ISO 14971-1:1998 „Medical Devices – Risk Management – Part 1: Application of Risk Analysis", 1:1 umgewandelt. Damit wurde die gewünschte Rechtsgrundlage für die USA geschaffen.

Nach kurzer Zeit erkannte die FDA, dass ohne die ergänzenden Inhalte der Richtlinie 93/42/EWG über Medizinprodukte diese ISO-Norm nicht sehr hilfreich war, außerdem fehlte eine Schnittstelle zu 21 CFR Part 820, da wie bereits ausgeführt, EN 1441 exakt auf die Belange der Richtlinie 93/42/EWG über Medizinprodukte zugeschnitten war und dem Dreistufenmodell „First minimize, then evaluate and finally judge (on acceptability)" angepasst war. Nebenbei sei bemerkt, dass „judge on acceptability" erst im Anhang X „Klinische Bewertung" geregelt wurde. Diese etwas in die Vergessenheit geratene Funktion des Anhangs X wurde erst mit der Novellierung der Medizinprodukterichtlinie im Jahr 2007 klargestellt. Eine direkte Entsprechung hierfür gibt es in der FDA 21 CFR ff. nicht.

Eine weitere, allerdings nicht sehr beachtete grundsätzliche Problematik war, dass die „New Approach"-Richtlinien nur auf das Inverkehrbringen von sicheren und zweckdienlichen Produkten zugeschnitten sein sollten. Das Betreiben bzw. Anwenden dieser Produkte war dagegen Gegenstand einzelstaatlicher Regelungen (z. B. durch die entsprechenden Verordnungen des Medizinproduktegesetzes).

Kurz davor, im Jahr 1996, erschien die erste Fassung von ISO 13485 „Medizinprodukte – Qualitätsmanagementsysteme – Anforderungen für regulatorische Zwecke", die sich als eine geeignete Mustervorlage für ein Normungsvorhaben über ein allumfassendes Risikomanagement von Medizinprodukten erwies und eine zweckmäßige Anpassung an die FDA-Regularien erlauben würde.

So wurde bereits vor der Verabschiedung von ISO 14971-1 mit den Arbeiten von ISO 14971 „Medical devices – Application of risk management to medical devices" in einer gemeinsamen Arbeitsgruppe JWG 1 von ISO TC 210 und IEC 62D begonnen. Die Arbeiten wurden unter Zeitdruck in großer Eile durchgeführt. So erschien bereits im Jahr 2000 die erste Fassung der ISO 14971.

Durch den Einfluss von neu hinzugekommenen Mitgliedern aus dem IEC-Bereich, die in der Mehrzahl von den früheren Arbeiten und Erkenntnissen im CEN entkoppelt waren, wurde die Norm zum Teil quasi neu erfunden. Das ALARP-Konzept (As Low As Reasonable Practicable) wurde massiv propagiert und die durch ISO/IEC Guide 51 eingeführten Begriffsbestimmungen teilweise ad absurdum interpretiert. So verstanden viele IEC-Experten den Begriff ‚Hazard' (potential source of harm) etwas naiv als einen potentiellen Schaden am Körper, weil der ja weh tun kann, d. h. ‚harm' wurde als Verbum interpretiert). Des Weiteren wurde der Unterschied zwischen ‚source' und ‚cause' sowie zwischen ‚fault' und ‚failure' nicht ausreichend berücksichtigt.

Zwischen ‚cause' und ‚source' gibt es im Englischen einen subtilen, aber für die Risikoanalyse immens wichtigen Unterschied. Der führte dazu, dass in der ersten Version die beispielhaft im informativen Anhang zur Norm dargelegten Schadensquellen und -ursachen zum Teil unsystematisch gegliedert waren und die effiziente Anwendung des im Kapitel 4 der Norm dargelegten Risikoanalyseverfahrens erschwerten.

Im Bewusstsein dessen, wurde sehr bald darauf mit der notwendigen Revision der Norm begonnen. Da viele der IEC-Experten auf neue vielversprechende Normungsprojekte, wie IEC 62366 für die Gebrauchstauglichkeit und IEC 62304 Medizingeräte-Software, letztere als Ersatz für die IEC 60601-1-4, gewechselt hatten, konnten in dem neu formierten Expertengremium viele Fehler und Missverständnisse bereinigt werden und in 2007 erschien dann die „Second Edition" in einer für die Anforderungen der Medizinprodukterichtlinien und der Belange der 21 CFR 820 der FDA brauchbaren Form.

Bemängeln kann man hier nur die Qualität der deutschen Übersetzung, insbesondere der informativen Anhänge und Gefahrenbegriffe, die nach wie vor im Widerspruch zu den in den Richtlinien und mit der deutschen Rechtsprechung konformen Übersetzungen stehen. Aber da Englisch inzwischen eine Art ‚lingua franca' in Deutschland geworden ist, darf man sich auch auf den englischen Originaltext beziehen und versteht dann, was eigentlich gemeint sein sollte. Siehe hierzu auch die Anmerkungen im Annex M Glossar.

Erläuterung – Was ist normativ und was bedeutet informativ? 2.1

Die ISO-Normen bedienen sich eines vorgegebenen Formates mit einem normativen und einem informativen Teil.

Der normative Teil enthält die mandatorischen „shall"-Anforderungen, die – wenn relevant – zwingend einzuhalten sind. In diesem Teil gibt es auch „should"-Anforderungen, die lediglich Empfehlungen beschreiben und daher grundsätzlich unverbindlich sind.

Die in dem normativen Teil aufgeführten Anmerkungen haben keinen verbindlichen Charakter. Anmerkungen dürfen keine Anforderungen enthalten, sie dienen lediglich als Erläuterung und enthalten meistens Beispiele bzw. Möglichkeiten. Deswegen haben sie auch den geringsten Stellenwert.

Die informativen Anhänge enthalten ebenfalls keine verbindlichen Anforderungen. Sie sollen Begründungen, Beispiele oder Klarstellungen aufzeigen und dürfen den Anforderungen im normativen Teil weder widersprechen, noch diese ergänzen. Optimal gestaltet können sie als Schulungsunterlagen dienen. Die Interpretation der informativen Inhalte als verbindlich stellt einen inhaltlichen technischen Fehler dar, der durch Unwissenheit in obigem Sachverhalt in der Praxis recht häufig vorkommt.

Diese Grundregeln der Normung zum Stellenwert des informativen Anhangs [10] wurden durch die Einführung des Anhangs ZA mit der Statusangabe ‚Informativ' durch die EU-Kommission in Frage gestellt.

Weiter gilt es zu bedenken, dass Normen sogenannte Konsensus-Dokumente sind. Notwendige Anforderungen, bei denen keine einheitliche von allen Interessenvertretern getragene Meinung herrscht, werden oftmals ausgeklammert, um eine weitestmögliche Akzeptanz der Norm zu sichern. Daraus folgt, dass viele Normen Anforderungslücken enthalten. Je nach Sachlage kann der „Convenor" zustimmen, dass in einem informativen Anhang, die dem Dissens zu Grunde liegenden Meinungen und nicht abgestimmten Anforderungen dargelegt werden, z. B. um der Öffentlichkeit eine Möglichkeit zur Teilnahme an einer zukünftigen Meinungsbildung zu geben. Dadurch geben viele Anhänge Raum für beliebige Interpretationen.

Methoden und Grundlage der Risikoanalyse 3

Ein Rückblick 3.1

Zu den ältesten Risikoanalyseverfahren zählt die HAZOP (Hazard and Operability Study), die in England Anfang der 60er Jahre bei ICI Ltd. für die Prozess- und Verfahrenstechnik entwickelt wurde. Varianten von diesem Verfahren sind für Funktions- und Prozessrisikoanalysen wie für Gebrauchstauglichkeitsanalysen auch heute gut geeignet.

Hieraus reiften während des Apollo-Projektes die FMEA (Failure Mode and Effects Analysis) mit der Version FMECA (Failure Mode Effects and Criticality Analysis) für die Gerätetechnik zusammen mit der HACCP (Hazard Analysis Critical Control Point) für die Nahrungsmittelherstellung (ursprünglich für die Astronauten des Apollo-Projekts).

In der amerikanischen Luftfahrtindustrie (Boeing Aircraft Corporation) wurde etwa gleichzeitig die FTA (Fault Tree Analysis oder Fehlerbaumanalyse) verfeinert und wurde später bei der prospektiven Berechnung der Wahrscheinlichkeit eines GAU in einem Kernkraftwerk in den USA [11] angewendet. Durch die Nuklearkatastrophe von Tschernobyl 11 Jahre später kam die Aussagekraft dieser Art probabilistischer Risikoanalysen in der öffentlichen Meinung in Verruf, da die abstrakte berechnete Auftretenswahrscheinlichkeit mit der objektiv wahrgenommenen nicht übereinstimmt.

Für die Richtlinien über Maschinen bzw. Medizinprodukte wurde, basierend auf der ISO/IEC Guide 51, in den 1990er-Jahren ein neuartiges Risikoanalyseverfahren entwickelt mit dem Ziel, eine systematische und effiziente Einbindung des anerkannten Standes der Sicherheitstechnik bereits in den frühen Phasen einer Produktentwicklung (Richtlinientext: „in der Auslegung") zu ermöglichen. Der Grund lag darin, dass die ‚New Approach'-Richtlinien ursprünglich nur die Randbedingungen für ein harmonisiertes Inverkehrbringen von sicheren und zweckdienlichen Produkten festlegen sollten, d. h. diese Bedingungen sollten so früh wie möglich in das Produktkonzept eingebracht werden (über die sichere Anwendung der Produkte nach dem Inverkehrbringen sollten die einzelstaatlichen Behörden bestimmen).

Daher wurde für die Normen EN 1050:1997 „Sicherheit von Maschinen – Leitsätze zur Risikobeurteilung" und EN 1441:1998 „Medizinprodukte – Risikoanalyse" ein ‚generisches' Risikoanalyseverfahren für die Belange der CE-Kennzeichnung dieser Produkte entwickelt, auch um den alten bekannten Grundsätzen der Sicherheitstechnik, die z. B. in DIN 31000/VDE 1000/3.79 „Allgemeine Leitsätze für das sicherheitsgerechte Gestalten technischer Erzeugnisse", zu entsprechen, aus der die folgenden Leitsätze in der damaligen Fassung zitiert werden:

4.1.1 Unmittelbare Sicherheitstechnik

Technische Erzeugnisse sollen so gestaltet werden, dass keine Gefahren vorhanden sind.

4.1.2 Mittelbare Sicherheitstechnik

Ist eine Lösung nach Abschnitt 4.1.1 nicht oder nicht vollständig möglich, sollen besondere sicherheitstechnische Mittel (siehe Abschnitt 5.16) Verwendung finden.

4.1.3 Hinweisende Sicherheitstechnik

Führen Maßnahmen der unmittelbaren oder mittelbaren Sicherheitstechnik nicht oder nicht vollständig zum Ziel, muß angegeben werden, unter welchen Bedingungen eine gefahrlose Verwendung möglich ist.

5.16 Wirksamkeit besonderer sicherheitstechnischer Mittel

Die Wirksamkeit besonderer sicherheitstechnischer Mittel soll für die vorbestimmte Aufgabe zwangläufig sein, d. h., es darf nicht leicht möglich sein, sie unwirksam zu machen.

Leider ist die Klarheit dieser Anforderungen bei der Übertragung in die Grundlegende Anforderung 2 der Richtlinie 93/42/EWG über Medizinprodukte zum Teil verloren gegangen.

3.2 Anwendung der verschiedenen Risikoanalyseverfahren – ein Überblick und eine Risikoabwehrstrategie in Ergänzung zum Anhang G der DIN EN ISO 14971

Weil das mit EN 1050 und EN 1441 eingebrachte Risikoanalyseverfahren, basierend auf ISO/IEC Guide 51, durch seine Einbindung in die Richtlinien so wichtig und maßgebend erschien, wurde es anfangs mit viel Enthusiasmus aufgenommen. Es ist jedoch kein Allheilmittel für die Risikobeherrschung eines Produktes.

Während der verschiedenen Phasen der Konstruktion, Fertigung und Anwendung eines Produktes entstehen verschiedene Situationen und Zustände, die das Potential haben, Schäden verursachen zu können. Neben äußeren Kräften und Einflüssen durch die Umwelt auf das Produkt während seiner Lagerung, Transport und Anwendung, können u. a. Konstruktionsfehler, Fertigungsfehler und Benutzungsfehler,

METHODEN UND GRUNDLAGE DER RISIKOANALYSE

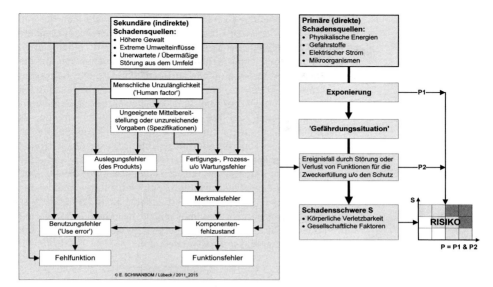

Abbildung 1: Beziehung zwischen Schadensquellen, Risikofaktoren und Risiken (Erläuterung siehe Annex A)

die dem Produkt innewohnenden Schadensquellen aktivieren oder schlimmer, die zweckbedingte lebenserhaltende Funktion eines aktiven therapeutischen Medizinprodukts stören und damit zu Schädigungen von Patienten, Anwendern oder Dritten führen. Das folgende Bild aus Annex A stellt diesen Umstand exemplarisch vereinfacht dar (siehe Abbildung 1).

Alle diese Ursachen können nicht mit dem in der ISO 14971, in den Abschnitten 4 bis 6, dargelegten Risikoanalyseverfahren systematisch ermittelt werden. Wie in Anhang G der Norm angeführt, sind für einige Ursachen die altbekannten Verfahren wie FTA, HAZOP und FMEA besser geeignet. Während des gesamten Lebenszyklus des Produktes können – oder besser – sollten erfahrungsgemäß alle diese Methoden, je nach Art des Produktes und Phase im Lebenszyklus, zum Einsatz kommen.

Wichtig ist aber, dass diese Verfahren die Ergebnisse der im Abschnitt 4 der Norm dargelegten Risikoanalyse systematisch verwerten und dass durchgehend Bezug darauf genommen wird. Das verlangen sowohl der Gesetzgeber wie auch die Behörden, vor allem, um Rückrufe begründet, systematisch und mit nachhaltigem Ergebnis durchführen zu können. In der Norm (siehe Kapitel 4, 3.5 ‚Risikomanagementakte') wird hierauf explizit hingewiesen.

Mit Hilfe der Abbildung 1 versteht man auch, weshalb man bei den sogenannten Variantenentwicklungen, d. h. in einer Produktfamilie wird ein konstruktiv oder in der Anwendung leicht modifiziertes Produkt entwickelt, einen Schwerpunkt der Risikoanalysen auf die Ermittlung und Abstellung möglicher Ursachen, d. h. der ‚beitragenden Faktoren' legt. Die primären und sekundären Schadensquellen sind quasi historisch bekannt und mit bewährten Risikobeherrschungsmaßnahmen zum Teil weitgehend kontrolliert worden. Es gilt lediglich, die Ursachen für Fehlfunktionen und Funktionsfehler nachweislich zu eliminieren oder abzusichern. Dieser Ansatz findet auch bei weniger komplex strukturierten Produkten ohne vorherige Risikoanalyse der potentiellen Schadensquellen häufig Anwendung, z. B. bei chirurgischen Instrumenten, Zahnimplantaten und vielen Klasse I-Produkten. Dieser Ansatz ist jedoch nicht für jeden Hersteller empfehlenswert, insbesondere nicht für ‚Einsteiger'. Hiermit sind Hersteller aus anderen Produktbereichen, die sich erstmalig mit Medizinprodukten befassen wollen, gemeint.

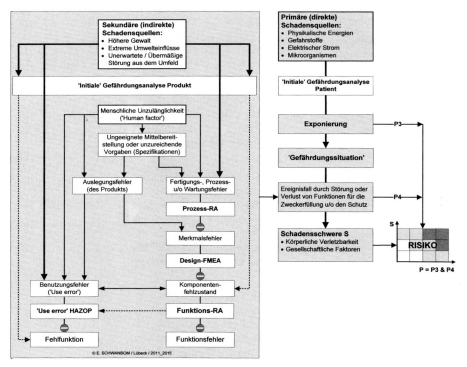

Abbildung 2: Entwicklungsbegleitende Anwendung verschiedener Risikoanalyseverfahren

Sobald die funktionale Architektur des Produktes etwas komplexer wird, d. h. setzt sich aus mehreren zur Zweckerfüllung benötigten Funktionen und entsprechend vielen Funktionen zur Wahrung einer vertretbaren Sicherheit der Funktionen oder zur Kontrolle von anderen Risiken zusammen, wird die Anwendung dieses Ansatzes jedoch sehr unübersichtlich und aufwendig. Eine hierarchisch strukturierte entwicklungsbegleitende Anwendung der verschiedenen Risikoanalyseverfahren ist empfehlenswert und hat sich in der Praxis bewährt (siehe Abbildung 2).

Die ‚initiale' Gefährdungsanalyse nach den Abschnitten 4 bis 6 der ISO 14971   3.2.1

Bei der Ausarbeitung des Produktkonzeptes sollte als Erstes mit der Gefährdungsanalyse für den Patienten, wie in den Abschnitten 4 bis 6 der ISO 14971 beschrieben, angefangen werden. Einzelheiten hierzu siehe Annex E.

Im ersten Teil dieser Gefährdungsanalyse werden die primären potentiellen Schadensquellen, die mit den Eigenschaften und Leistungen des Produkts verbunden sind und auf den Patienten einwirken können, identifiziert. Danach wird die Frage „Welcher Schaden entsteht, wenn diese Schadensquelle sich voll entfalten und manifestieren kann?" gestellt, um die direkten Risiken für Patient/Anwender/Dritte einzuschätzen und durch Implementierung von Schutzmaßnahmen nach den Vorgaben in der Grundlegenden Anforderung 2 der Richtlinie 93/42/EWG über Medizinprodukte so weit wie zweckdienlich (‚praktikabel' sollten aus risikopolitischen Gründen nicht verwendet werden) zu mindern.

Insbesondere wenn die Anwendung von Energien für die Erfüllung der Zweckbestimmung notwendig ist, müssen verschiedene Risikobeherrschungsmaßnahmen (z. B. sicherheitsrelevante Steuerungen) und weitere Schutzmaßnahmen nach den oben in 3.1 erwähnten Grundsätzen implementiert werden.

Im zweiten Teil dieser Gefährdungsanalyse werden die potentiellen sekundären Schadensquellen aus dem Umfeld/der Umwelt, die auf das Produkt einwirken und die strukturelle oder funktionelle Integrität des Produktes (zer-)stören können, identifiziert.

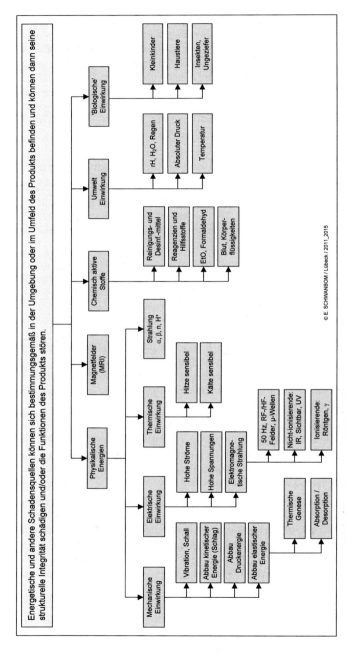

Abbildung 3: Potentielle Schadensquellen für Produkte

Durch diese kann es indirekt zu Funktionsfehlern durch z. B. fertigungsbedingte Komponentenfehlzustände oder direkt zu Fehlfunktionen des Produktes durch z. B. Magnetfelder bei der Magnetresonanztomographie kommen. Diese Schadensquellen können sowohl auf die vorgesehenen Schutzfunktionen und Schutzmaßnahmen wie auf die z. B. lebenserhaltenden Funktionen einwirken. So führen z. B. die Grundlegenden Anforderungen 3, 4, 5 und 9.2 im Anhang I der Richtlinie 93/42/EWG über Medizinprodukte solche Aspekte unter Identifizierung möglicher damit verbundener Risiken auf.

Im nächsten Schritt ist es erforderlich, die vorgefundenen ‚Gefährdungssituationen' systematisch zu analysieren, Risiken einzuschätzen und Risikobeherrschungsmaßnahmen auszuwählen. Viele dieser Schadensquellen können durch die Festlegung von der Zuverlässigkeit und Leistung von Versorgungssystemen und die Festlegung von Grenzen für geeignete Einsatzbedingungen ausreichend beherrscht werden. In der IEC 60601-1 und den zugehörigen besonderen Festlegungen (IEC 60601-2-XX) sind z. B. Grenzwerte für die Einsatzbedingungen festgelegt, die als Richtwerte angewendet werden können.

Mit der Identifizierung dieser potentiellen Schadensquellen und Ermittlung der angemessensten Risikobeherrschungsmaßnahmen ist die erste Verteidigungslinie in der Risikoabwehrstrategie errichtet worden und die ersten Entwürfe des Pflichtenhefts (Design Input) und der Gebrauchsanweisung können bei Neuentwicklungen geschrieben werden.

Ein Beispiel für die systematische Dokumentation einer solchen Analyse findet sich in den Annexen E und F.

System-FMEA (Funktionsrisikoanalyse) 3.2.2

Bei technisch einfachen Produkten kann man nach den ‚initialen' Gefährdungsanalysen direkt mit einer Design-FMEA beginnen. Bei komplexen Produkten, die viele mit einander gekoppelte Funktionen für die Erfüllung der Zweckbestimmung bzw. Wahrung der Sicherheit benötigen, ist die Durchführung einer Design-FMEA zwar möglich, aber da solche Produkte mehrere hundert Komponenten mit jeweils bis zu hundert Merkmalen enthalten, wird solch eine Aufgabe sehr aufwendig und ermüdend und ist deshalb wenig zielführend. Da eventuell notwendig gewordene iterative Schritte nicht erkannt werden, sind die Ergebnisse dieser Methode insbesondere bei redundanten Funktionen fehlerbehaftet.

Bei dieser Art Produkten kann in der darauf folgenden Entwicklungsphase die Durchführung einer Funktionsrisikoanalyse als Zwischenschritt den Aufwand erheblich reduzieren. Mit dieser Analyse werden sogenannte gefahrbringende Funktionen des Produkts identifiziert. Diese sind die Funktionen, die für die Erfüllung der Zweckbestimmung bzw. Wahrung der Sicherheit notwendig sind. Insbesondere bei Neuentwicklungen von komplexen Medizinprodukten ist es deswegen notwendig, diesen Schritt erst nach den vorherigen Schritten in Angriff zu nehmen, da die Schutzfunktionen und Schutzmaßnahmen mit berücksichtigt werden sollten. In Zusammenhang mit der Durchführung von unangekündigten Audits [2] erhält die Funktionsrisikoanalyse einen besonderen Stellenwert, da hiermit die sogenannten ‚wesentlichen Komponenten' zweifelsfrei identifiziert werden können. Nähere Erläuterungen siehe Annex H.

Die Voraussetzung für die Durchführung ist das Vorliegen der Beschreibung der Funktionsarchitektur des Produkts und der Gebrauchsanweisung in Entwurfsform. Ein Funktionsmangel (Fehlermöglichkeit) wird postuliert und seine Auswirkung auf betroffene Personen wird analysiert und die Funktion wird entsprechend dem potentiellen Schweregrad der Folge klassifiziert. Hiermit wird in der Entwicklungsphase untersucht, welche Funktionen für die Sicherheit/Zweckerfüllung kritisch sind und welche Ursachen für Funktionsausfälle bzw. -versagen vorliegen könnten, z. B. Komponentenfehler, Softwarefehler, Benutzungsfehler usw. In Annex H wird das Verfahren näher beschrieben. Siehe auch Abbildung 2.

Im Wesentlichen kommen folgende Ursachen für Funktionsausfälle bzw. -versagen in Frage:

1 Produkt- oder Komponentenfehlzustände oder -defekte durch Nichteinhaltung spezifizierter Merkmale, bzw. durch falsch spezifizierte Merkmale,

2 Benutzungsfehler oder

3 Softwarefehler.

In diesem Schritt werden somit die Weichen für das Abarbeiten von weiteren Risikoanalysen für diese Ursachen gestellt. Das Abarbeiten erfolgt iterativ, da z. B. Benutzungsfehler sowohl durch konstruktive Maßnahmen wie mittels Software geführten Menüs beseitigt werden können, diese jedoch neue Risiken herbeiführen können. Ein interessantes Nebenprodukt dieser Analyse ist, dass man eine logisch systematisch hergeleitet Vorlage für die Bestimmung der Hauptbedienfunktionen in DIN EN 62366 ableiten kann.

Ein weiterer Vorteil dieser, auch als System-FMEA bekannten, Risikoanalyse liegt darin, dass der Konstrukteur mit Hilfe ihrer Ergebnisse jetzt zielgerichtet die Analyse der wesentlichen Komponenten und Merkmale durchführen kann.

Ein Beispiel für die systematische Dokumentation einer solchen Analyse findet sich in Annex H.

Design-FMEA („Konstruktions-FMEA') 3.2.3

Die klassische FMEA ist allgemein gut bekannt und wird hier deshalb nur in dem für das Verständnis der Risikoabwehrstrategie nötigen Umfang beschrieben. In diesem Schritt werden die Merkmale des Produktes bzw. der Komponenten hinsichtlich ihrer Relevanz für die Funktionserfüllung im vorherigen Schritt bestimmt. Merkmal für Merkmal wird dabei eine signifikante Abweichung postuliert, um zu erkennen, ob dieses Merkmal einen signifikanten Einfluss auf die Funktion des Produktes bzw. der Komponenten hat oder nicht. Liegt ein signifikanter Einfluss vor, ist das Merkmal per Definition ein Funktionsmerkmal und wird üblicherweise entsprechend dem Einfluss auf die Funktion als kritisches, Haupt- bzw. Nebenmerkmal klassifiziert. Sind die Komponenten oder Funktionsmerkmale des Produkts vorher durch eine Funktionsrisikoanalyse hierarchisch priorisiert, ist diese Aufgabe relativ leicht und reproduzierbar zu erfüllen.

Da eine Design-FMEA sehr aufwendig ist, wird diese erfahrungsgemäß nur für die Komponenten durchgeführt, die wie oben erwähnt für die Funktionserfüllung kritisch oder wesentlich sind. Eine weitere Herausforderung, die sich aus der Design-FMEA ergibt, ist das Anforderungs-/„Requirementmanagement". Dies wird umso augenscheinlicher wenn man sich die zigtausenden Komponenten eines z. B. Computertomographen vorstellt oder die zugehörigen Bauteile auf den Steuerungsplatinen. Alle sich aus der Design-FMEA ergebenden Maßnahmen müssen in den Design-Input/das Pflichtenheft überführt, und deren Umsetzung überprüft werden.

Eine zweckdienliche Anwendung des Sicherheitskonzeptes der Grundlegenden Anforderung 2 der Richtlinie auf die Ziele einer Konstruktions-FMEA ist kaum vorstellbar. Daher ist gegen die Anwendung der klassischen FMEA mit den Deskriptoren 1 bis 10 für die Auftretenswahrscheinlichkeit, Folge und Entdeckbarkeit, d. h. die Duldung der Gleichberechtigung dieser Risikofaktoren, hier nichts einzuwenden.

3.2.4 Prozessrisikoanalysen („Prozess-FMEA')

Mit der Prozess-FMEA werden die sicherheitsrelevanten Faktoren/ Parameter
- eines Fertigungsprozesses,
- einer Handlungsvorgabe/eines Bedienschritts oder
- von Funktionalitäten einer Software

identifiziert und qualitativ bewertet, siehe hierzu Annex G.

Die Prozess-FMEA ähnelt stark der System-FMEA in ihrer Durchführung, sie ist jedoch deutlich detaillierter, da alle Ablaufschritte gelistet und analysiert werden müssen.

Die bereits in vorangegangenen Analysen getätigten Bewertungen von Folgen für Patienten/Anwender/Dritte (z. B. blauer Fleck = geringe Schwere) dürfen bei gleichen Folgen nicht verändert werden, lediglich die Auftretenswahrscheinlichkeit kann abweichend eingeschätzt werden. Dementsprechend wird hier bereits klar, dass die Bewertungskriterien, die nach Abschnitt 4.4 der Norm festzulegen sind, für die Schadensschwere immer gleichbleibend sein müssen, egal welche Risikoanalyse durchgeführt wird.

Hier ist es wichtig, die möglichen Prozessfehlerursachen zu ermitteln, um deren Auftretenswahrscheinlichkeiten bzw. Entdeckungsmöglichkeiten besser einschätzen und kontrollieren zu können.

Insbesondere bei den sogenannten speziellen Prozessen (7.5.2 der ISO 9001:2008) spielt die Prozess-FMEA eine entscheidende Rolle, um Entscheidungen bezüglich einer Prozessvalidierung und/oder einer Merkmalsverifizierung treffen zu können. Als Grundlage für diese Entscheidung dient, neben der Art des Merkmals und der Chargengröße, vor allem die Bewertung des durch einen Prozessfehler entstehenden Personenrisikos.

Grundsätzlich kann aber festgestellt werden, dass sich eine Prozessrisikoanalyse in jedem Fall lohnt, da hiermit der Aufwand für eine Validierung deutlich eingegrenzt werden kann. Dies gilt auch für EDV-unterstützte Prozesse in der Fertigung, Materialwirtschaft oder auch für die Produktrückverfolgbarkeit mittels Warenwirtschaftsprogramm. Insbesondere die FDA verlangt häufig auch die Validierung von EDV-Programmen, sofern diese einen Einfluss auf die Produktqualität oder -sicherheit haben kann.

3.2.4.1 Anwendung auf Benutzungsfehler (‚Use error' HAZOP)

Die IEC 62366 fordert ausdrücklich die Durchführung einer Risikoanalyse, „wie in ISO 14971 dargelegt", als Grundstein für den Gebrauchstauglichkeitsprozess. In der DIN EN ISO 14971 findet man allerdings keine Anleitung, wie diese Art der Risikoanalyse für die Gebrauchstauglichkeit durchzuführen sei. Lediglich im Anhang G.4 ‚Fehler-Möglichkeits- und -einflussanalyse (FMEA)' ist folgender Hinweis aufgeführt:

> Die FMEA kann auch eine nützliche Technik zum Umgang mit menschlichem Versagen (Anwenderfehlern) sein.

Damit wird impliziert, dass eine Handlung wie ein statisches Merkmal zu behandeln sei und nicht wie ein Prozess, welches die richtigere Wahl wäre.

Ausgehend von der in der Norm dargelegten Definition von ‚Benutzungsfehler',

> **2.27**
> **Benutzungsfehler**
> Handlung oder Unterlassung einer Handlung, die eine andere Reaktion des Medizinprodukts bewirkt, als vom Hersteller beabsichtigt oder vom Anwender (Benutzer) erwartet

wird ersichtlich, dass der ‚Benutzungsfehler' eine Handlung ist, die wie ein Prozess charakterisiert wird (siehe Definition 2.13 in der Norm). Das in den Kapiteln 4 bis 6 der Norm dargelegte Risikoanalyseverfahren ist für die Risikoanalyse von Prozessen nicht geeignet. Von den im Anhang G zur Norm beschriebenen Risikoanalysetechniken erscheint die HAZOP-Analyse (siehe Anhang G.5 der Norm) am ehesten geeignet. Im Rahmen mehrerer Diplomarbeiten [28], [29], [30] an der FH Lübeck wurde eine recht robuste Variante entwickelt und validiert. In Annex I ist darauf aufbauend ein Vorschlag für ein Risikoanalyseverfahren für die Gebrauchstauglichkeit ausführlich beschrieben und begründet.

Mit diesem HAZOP-Verfahren lassen sich die Hauptbedienfunktionen des Produkts identifizieren und ggf., bevor das Produkt fertig entwickelt ist, rechtzeitig in ihrer Kritikalität abmildern.

Kommentierung der Abschnitte der Norm 4

Nationales Vorwort

Dieses Dokument (EN ISO 14971:2012) wurde vom Technischen Komitee ISO/TC 210 „Quality management and corresponding general aspects for medical devices" (Sekretariat: ANSI, USA) in Zusammenarbeit mit dem Technischen Komitee CEN/CLC/TC 3 „Qualitätsmanagement und entsprechende allgemeine Aspekte für Medizinprodukte" (Sekretariat: NEN, Niederlande) unter Beteiligung deutscher Experten erarbeitet. Im DIN Deutsches Institut für Normung e. V. war hierfür im Normenausschuss Medizin (NAMed) der Arbeitsausschuss NA 063-01-13 AA „Qualitätsmanagement und entsprechende allgemeine Aspekte für Medizinprodukte" zuständig.

Auf Grundlage eines Einspruchs der EU-Kommission vom November 2010 zu einer Reihe von europäisch harmonisierten Normen über Medizinprodukte und eines daran angelehnten Einspruchs der schwedischen Delegation vom Februar 2011 über die europäisch harmonisierte EN ISO 13485 wurde eine Special Task Force (STF) unter der Schirmherrschaft des CEN/BT Vorsitzenden eingerichtet, um diese Einsprüche zu überprüfen. Sie betrafen primär die Anhänge Z über die Zusammenhänge der Norm mit den entsprechenden

EU-Richtlinien, die nach Ansicht der EU-Kommission nicht korrekt dargestellt wurden.

Die STF überarbeitete daraufhin u. a. die Anhänge Z zu EN ISO 14971, die zusammen mit dem angepassten europäischen Vorwort per Beschluss des CEN (Resolution CEN/BT C39/2012) im Mai 2012 angenommen und im Juli 2012 als Neuausgabe EN ISO 14971:2012 veröffentlicht wurde. Durch die europäische Neuausgabe war auch die vorliegende Neuausgabe der DIN EN ISO 14971 notwendig. Sie enthält gegenüber der Ausgabe vom Oktober 2009 das geänderte europäische Vorwort und die geänderten Anhänge Z.

Der Arbeitsausschuss NA 063-01-13 AA hat dieser Abstimmungsvorlage bezüglich der Anhänge Z nicht zugestimmt. Dies begründet der Ausschuss wie folgt:

Die Erwägungen in den Präambeln der Medizinprodukterichtlinien über die Anwendung von Normen zur Erfüllung der grundlegenden Anforderungen wurden in den Anhängen Z nicht berücksichtigt. So hat der Arbeitsausschuss u. a. Bedenken, dass das auch juristisch

> bewährte Prinzip der beschreibenden Sicherheitstechnik als risikomindernde Maßnahme nicht mehr akzeptiert werden soll oder dass Risiken unabhängig von ihrer Tragweite unter Ausschöpfung aller denkbaren technischen Möglichkeiten maximal reduziert werden müssen, auch über das Maß an Sicherheit, das dem Stand der Technik entspricht, hinaus.
>
> Dies stellt aus Sicht des Arbeitsausschusses die Umsetzbarkeit der in den Anhängen Z dargestellten Auslegungen der Richtlinien in der Praxis in Frage.
>
> **Es wird an dieser Stelle explizit angemerkt, dass die im Kern dieser Europäischen Norm eingebettete ISO 14971:2007 (korrigierte Fassung 2007-10-01) von der europäischen Neuveröffentlichung unberührt bleibt. Die festgelegten Anforderungen wurden gegenüber den vorherigen Ausgaben**
> - **DIN EN ISO 14971:2009-10 und**
> - **DIN EN ISO 14971:2007-07 mit Berichtigung 1:2007-10**
>
> **nicht geändert.**
>
> Die Fußnote „1)" der ISO-Norm ist entfallen, da das ISO-Vorwort nicht in die EN-ISO-Norm übernommen wurde. Die aus der ISO-Norm übernommenen Fußnoten zum Begriff 2.27 „Benutzungsfehler" und zu den Literaturhinweisen entsprechen dem Stand der ISO-Veröffentlichung 2007-03. Im Nachgang haben sich folgende Änderungen ergeben:
> - die zum Begriff 2.27 „Benutzungsfehler" referenzierte bzw. mit [30] in den Literaturhinweisen gekennzeichnete IEC 62366 wurde in 2007-10 veröffentlicht;
> - die mit [16] in den Literaturhinweisen gekennzeichnete ISO 17593 wurde in 2007-04 veröffentlicht.

Der im zweiten Absatz herangeführte schwedische Einspruch im Februar 2011 ist insofern nennenswert, als dass Schweden (SIS) – neben Deutschland (DIN) – bei der Abstimmung zur Annahme der EN ISO 14971:2012 mit NEIN stimmte.

Das nationale DIN-Regelwerk erlaubt jedoch, dem zuständigen Normungsgremium seine Ablehnung im Falle einer nachfolgenden Überstimmung zu begründen. Diese Begründung findet sich daher auch im nationalen Vorwort wieder. Der Arbeitsausschuss äußert darin deutliche Bedenken gegen die in den informativen Anhängen Z angebrachten Bestimmungen. Diese Bedenken sind in einer nachfolgenden Veröffentlichung im Medizinproduktejournal [4] eingehend erläutert, in der der Verfasser darlegt und feststellt, dass bei näherer Betrachtung (mit einer Ausnahme) keine der vorgebrachten ‚inhaltlichen Abweichungen' in dem Anhang ZA Stand halten.

Es wird des Weiteren im nationalen Vorwort explizit hervorgehoben, dass die Norm sonst inhaltlich nicht geändert wurde. Hieraus kann man wenigstens für in Deutschland ansässige Hersteller die Schlussfolgerung herleiten, dass bestehende unternehmensinterne Umsetzungen der Norm in ihren wesentlichen Bestandteilen nicht geändert werden müssen. Gleichwohl empfiehlt es sich, etwaige Begrifflichkeiten wie ALARP behutsam in Abstimmung mit den Benannten Stellen den Bestimmungen in Anhang Z – unter Hinweis auf das nationale Vorwort – anzupassen.

> **Ergebnis**
> Es erscheint durchaus angebracht, die Bedenken des DIN-Arbeitsauschusses als aktuellen Stand der Wissenschaft und Technik anzusehen, da die Norm seit 2012 unwidersprochen besteht. Als Grundsatz gilt außerdem, dass eine Norm keinen Anspruch auf Rechtsverbindlichkeit hat, auch wenn sie harmonisiert ist.

Im Vorwort zur Norm wird der Bezug zur Anwendung der Norm im Rahmen des Konformitätsbewertungsverfahrens für die CE-Kennzeichnung dargelegt.

> **Vorwort**
>
> Der Text von ISO 14971:2007, korrigierte Fassung 2007-10-01, wurde vom Technischen Komitee ISO/TC 210 „Quality management and corresponding general aspects for medical devices" der Internationalen Organisation für Normung (ISO) erarbeitet und als EN ISO 14971:2012 durch das Technische Komitee CEN/CLC/TC 3 „Quality management and corresponding general aspects for medical devices" übernommen, dessen Sekretariat vom NEN gehalten wird.
>
> Diese Europäische Norm muss den Status einer nationalen Norm erhalten, entweder durch Veröffentlichung eines identischen Textes oder durch Anerkennung bis Januar 2013, und etwaige entgegenstehende nationale Normen müssen bis Januar 2013 zurückgezogen werden.
>
> Dieses Dokument ersetzt EN ISO 14971:2009

Es wird auf die Möglichkeit hingewiesen, dass einige Texte dieses Dokuments Patentrechte berühren können. CEN [und/oder CENELEC] sind nicht dafür verantwortlich, einige oder alle diesbezüglichen Patentrechte zu identifizieren.

Dieses Dokument wurde unter einem Mandat erarbeitet, das die Europäische Kommission und die Europäische Freihandelszone dem CEN erteilt haben, und unterstützt grundlegende Anforderungen der EU-Richtlinien 93/42/EWG über Medizinprodukte, 90/385/EWG über aktive implantierbare medizinische Geräte und 98/79/EG über In-vitro-Diagnostika.

Zum Zusammenhang mit EU-Richtlinien siehe informative Anhänge ZA, ZB und ZC, die Bestandteil dieses Dokuments sind.

Entsprechend der CEN/CENELEC-Geschäftsordnung sind die nationalen Normungsinstitute der folgenden Länder gehalten, diese Europäische Norm zu übernehmen: Belgien, Bulgarien, Dänemark, Deutschland, die ehemalige Republik Mazedonien, Estland, Finnland, Frankreich, Griechenland, Irland, Island, Italien, Kroatien, Lettland, Litauen, Luxemburg, Malta, Niederlande, Norwegen, Österreich, Polen, Portugal, Rumänien, Schweden, Schweiz, Slowakei, Slowenien, Spanien, Tschechische Republik, Türkei, Ungarn, Vereinigtes Königreich und Zypern.

Anerkennungsnotiz

Der Text von ISO 14971:2007, korrigierte Fassung 2007-10-01, wurde vom CEN als EN ISO 14971:2012 ohne irgendeine Abänderung genehmigt.

Das Vorwort in der Fassung von 2013 ist im Vergleich zu der früheren programmatischen Version inhaltlich erheblich verkürzt. Das aktuelle Vorwort behandelt lediglich einige formale Aspekte im Zusammenhang mit der Erarbeitung und Veröffentlichung der Norm. Es bedarf deswegen keiner weiteren Kommentierung.

> **Ergebnis**
>
> Dieses Vorwort ist in den Anhängen Z nicht behandelt und hat somit nichts von seiner Gültigkeit verloren.

> **Einleitung**
>
> Die in dieser Internationalen Norm enthaltenen Anforderungen stellen den Herstellern einen Rahmen zur Verfügung, innerhalb dessen Erfahrung, Verständnis und Beurteilung zum Management der mit der Verwendung von Medizinprodukten verbundenen Risiken systematisch eingesetzt werden.
>
> Diese Internationale Norm wurde spezifisch für die Hersteller von Medizinprodukten und medizinischen Systemen entwickelt, die festgelegte Prinzipien des Risikomanagements anwenden. Durch andere Hersteller, z. B. in anderen für das Gesundheitswesen arbeitenden Industrien, kann diese Internationale Norm als informative Anleitung bei der Entwicklung und Aufrechterhaltung eines Systems und Prozesses des Risikomanagements angewendet werden.
>
> Diese Internationale Norm behandelt Verfahren zum Management von Risiken, in erster Linie für den Patienten, aber auch für den Anwender, weitere Personen, sonstige Ausstattungen und die Umwelt.
>
> Allgemein gesehen können Tätigkeiten, an denen eine Einzelperson, eine Organisation oder eine Behörde beteiligt ist, diese selbst oder andere Beteiligte Gefährdungen aussetzen, die den Verlust oder einen Schaden an ihrerseits anerkannten Werten verursachen können. Das Risikomanagement ist ein komplexer Gegenstand, weil jeder Beteiligte der Wahrscheinlichkeit eines auftretenden Schadens und seiner Schwere einen unterschiedlichen Wert beimisst.
>
> Es ist eine anerkannte Tatsache, dass in ein Risiko zwei Bestandteile eingehen:
> a) die Wahrscheinlichkeit des Auftretens eines Schadens;
> b) die Auswirkungen dieses Schadens, d. h., wie schwer er sein könnte.

Leider wird diese Einleitung zur Norm wenig berücksichtigt. Abgesehen von den einführenden Abschnitten ist sie nicht wie üblich eine programmatische Vorbemerkung. Sie begründet viel mehr eine Besonderheit im Risikomanagement von Medizinprodukten.

Das Konzept des Risikomanagements ist besonders wichtig im Hinblick auf Medizinprodukte wegen der Vielfalt der Beteiligten einschließlich praktizierender Ärzte, Dienstleister im Gesundheitswesen, Behörden, der Industrie, Patienten und der Öffentlichkeit.

Alle Beteiligten müssen verstehen, dass die Anwendung eines Medizinprodukts einen gewissen Grad eines Risikos mit sich bringt. Die Annehmbarkeit eines Risikos für einen Beteiligten wird durch die oben aufgeführten Bestandteile und die Wahrnehmung des Risikos durch den Beteiligten beeinflusst. Die Wahrnehmung des Risikos durch die jeweiligen Beteiligten kann in Abhängigkeit von deren kulturellen Hintergrund, sozioökonomischen Hintergrund und des Bildungsstandes der betreffenden Gesellschaft, des tatsächlichen und empfundenen Gesundheitszustands des Patienten und vieler anderer Faktoren sehr unterschiedlich sein. Die Art und Weise, wie ein Risiko wahrgenommen wird, berücksichtigt zum Beispiel auch, ob die Exposition gegenüber einer Gefährdung unabsichtlich scheint, vermeidbar, von Menschen verursacht, auf Nachlässigkeit zurückzuführen ist, ob sie aus einer schlecht verstandenen Ursache herrührt oder auf eine verletzliche Gruppe innerhalb der Gesellschaft gerichtet ist. Die Entscheidung, ein Medizinprodukt im Rahmen eines besonderen klinischen Verfahrens anzuwenden, erfordert die Abwägung der Restrisiken gegenüber dem voraussichtlichen Nutzen des Verfahrens. Solche Beurteilungen sollten die Zweckbestimmung, die Leistungsmerkmale des Medizinprodukts und die mit ihm verbundenen Risiken ebenso berücksichtigen wie die mit dem klinischen Verfahren verbundenen Risiken und Nutzen oder die Umstände der Anwendung. Einige dieser Beurteilungen können nur durch qualifiziertes medizinisches Fachpersonal erfolgen, das den Gesundheitszustand des einzelnen Patienten kennt, und sie können auch Meinungen der Patienten selbst einschließen.

Viele Faktoren, wie die individuelle Situation bzw. sozio-ökonomische Standortfaktoren beeinflussen die Wahrnehmung und Akzeptanz von Risiken. Ein Produkt, dass in einer Ultima-ratio-Situation eingesetzt werden soll, z. B. ein Defibrillator, kann nicht mit den gleichen Maßstäben bemessen werden wie ein Produkt, das eher für Zwecke der kosmetischen Chirurgie eingesetzt wird. Die Vertretbarkeit eines Medizinproduktes, d. h. das Verhältnis Nutzen zu Risiko, hat mit dem Absolutwert des mit dem Produkt verbundenen Risikos keinen direkten Bezug. Die Vertretbarkeit eines Risikos entstammt einem anderen Prozess als die Akzeptanz eines Risikos.

> Als einer der Beteiligten erstellt der Hersteller unter Berücksichtigung des anerkannten Standes der Technik Beurteilungen über die Sicherheit eines Medizinprodukts einschließlich der Akzeptanz von Risiken, um die Eignung eines Medizinprodukts zum Inverkehrbringen für seine Zweckbestimmung festzulegen. Diese Internationale Norm legt ein Verfahren für den Hersteller eines Medizinprodukts zur Feststellung der mit diesem und seinen Zubehörteilen verbundenen Gefährdungen fest; sie dient weiter seiner Einschätzung und Bewertung der mit diesen Gefährdungen verbundenen Risiken, zur Beherrschung dieser Risiken und der Überwachung der Wirksamkeit von Maßnahmen zur Risikobeherrschung.
>
> Für ein bestimmtes Medizinprodukt ist es möglich, dass andere Internationale Normen besondere Methoden zum Risikomanagement fordern könnten.

Der letzte Absatz weist z. B. auf den Stellenwert von Normen wie ISO 10993-1 hin.

> Die Einhaltung dieses Abschnitts wird nicht überprüft. Trotzdem können Auszüge aus der Einleitung in einem Vorspann zu eventuellen internen Verfahrensanweisungen durchaus erfolgreich verwendet werden.

1 Anwendungsbereich

> Diese Internationale Norm legt einen Prozess für einen Medizinproduktehersteller fest zur Identifizierung der mit Medizinprodukten verbundenen Gefährdungen, einschließlich Produkte für die In-vitro-Diagnostik (IVD). Er dient der Einschätzung und der Bewertung zugehöriger Risiken, zur Beherrschung dieser Risiken und der Überwachung der Wirksamkeit von Maßnahmen zur Risikobeherrschung.
>
> Die Anforderungen dieser Internationalen Norm gelten für alle Phasen des Lebenszyklus eines Medizinprodukts.
>
> Diese Internationale Norm gilt nicht für die klinische Entscheidungsfindung.
>
> In dieser Norm werden keine vertretbaren Risikobereiche festgelegt.
>
> Diese Norm fordert nicht, dass der Hersteller über ein Qualitätsmanagementsystem verfügt. Das Risikomanagement kann jedoch ein Bestandteil eines Qualitätsmanagementsystems sein.

Was in diesem Abschnitt kritisiert werden kann, ist, dass das Auswählen und die Implementierung von Maßnahmen zur Risikobeherrschung als Bestandteil der Norm nicht explizit genannt sind, sondern nur mit dem Begriff „Beherrschung dieser Risiken" bzw. im Nachfolgenden mit „Überwachung der Wirksamkeit von Maßnahmen zur Risikobeherrschung" indirekt angesprochen werden.

Bei der Diskussion zur zweiten Ausgabe der Norm entstand der Wunsch, das Risikomanagement nicht nur auf die Phase des Designs/der Auslegung zu beschränken, sondern auf alle Phasen des Lebenszyklus, wie im zweiten Absatz proklamiert wird. Als Folge wurde der Begriff Risikominderung durch den Begriff Risikobeherrschung ersetzt. Siehe hierzu auch die Kommentare zum Abschnitt 2 „Begriffe".

Die letzten drei Absätze stellen die Schlussfolgerungen aus dem Vorwort der früheren Version (EN ISO 14971:2007) dar. Ohne das Vorwort gelesen und verstanden zu haben, können die Schlussfolgerungen Anlass zu Fragen geben, die vermutlich zum Teil gewisse Formulierungen in den Anhängen Z begründen. Insbesondere ist anzumerken, dass es grundsätzlich keinen ‚Bereich für die Vertretbarkeit' geben kann. Die Vertretbarkeit ist das Ergebnis einer Entscheidung, die auf einer Bewertung der Risiken und des Nutzens beruht, ist also als singuläres Ergebnis einer JA/NEIN-Entscheidung zu betrachten.

Sehr zu begrüßen in diesem Zusammenhang ist, dass bei der bevorstehenden Überarbeitung der ISO 13485, das ‚alte' Format beibehalten werden darf. Das neue ‚High level structure'-Format [ISO/IEC Directives, Part 1, Consolidated ISO Supplement, 2014; Appendix 2 ‚High level structure, identical core text, common terms and core definitions'], wie es derzeit bei der neuen Ausgabe der ISO 9001:2015 zur Anwendung kommt, würde das oben angeführte integrierte Managementsystem erschweren.

Erläuterung zur Anwendung der Norm in einem regulatorischen Kontext

Es ist wichtig für sowohl Hersteller, benannte Stellen und Behörden zu verstehen, dass die richtlinienkonforme und damit gesetzlich geforderte Umsetzung der Anforderungen der DIN EN ISO 14971:2012 von der Art des Medizinprodukts sowie von dem gewählten Konformitätsbewertungsverfahren, d. h. welche Qualitätssicherungssysteme (in den Richtlinien verwendeter Begriff!) verwendet wurde(n), abhängig ist.

Hersteller, die für die CE-Kennzeichnung ihrer Produkte kein Qualitätssicherungssystem benötigen (im Wesentlichen Klasse-I-Medizinprodukte nach Anhang VII, Sonderanfertigungen und für klinische Prüfungen bestimmte Medizinprodukte nach Anhang VIII der Richtlinie 93/42/EWG über Medizinprodukte bzw. entsprechende In-vitro-Diagnostika nach Anhang III der Richtlinie 98/79/EG) müssen kein Risikomanagementsystem entsprechend der DIN EN ISO 14971:2012 einrichten und auf aktuellem Stand halten, hierfür fehlt die gesetzliche und regulatorische Grundlage. Für Medizinprodukte müssen gemäß Anhang VII der Medizinprodukterichtlinie lediglich die Ergebnisse der Risikoanalyse und die gewählten Lösungen gemäß der Grundlegenden Anforderung 2 dokumentiert werden. Jedoch ist es auch für Medizinprodukte der Klasse I empfehlenswert, ein System zu unterhalten, auch um spätere Haftungsansprüche abwenden zu können.

Das in beiden Richtlinien geforderte

> „… *systematisches Verfahren einrichten und auf dem neuesten Stand halten, das es ermöglicht, Erfahrungen mit Produkten in den der Herstellung nachgelagerten Phasen auszuwerten und in geeigneter Weise erforderliche Korrekturen zu veranlassen, wobei die Art des Produkts und die von ihm ausgehenden Risiken zu berücksichtigen sind.*"

ist grundsätzlich nach dem in Deutschland geltenden Medizinproduktegesetz (MPG) und der Medizinprodukte-Sicherheitsplan-Verordnung (MPSV) über die Erfassung, Bewertung und Abwehr von Risiken bei Medizinprodukten vom 24. Juni 2002, zuletzt geändert durch die Verordnung über die Abgabe von Medizinprodukten und zur Änderung medizinprodukterechtlicher Vorschriften vom 25. Juli 2014) einzurichten.

Die DIN EN ISO 13485, die für die Zertifizierung der Qualitätssicherungssysteme der Hersteller meistens zu Grunde gelegt wird, fordert in Abschnitt 7.1, dass

> *Die Organisation muss dokumentierte Anforderungen für das Risikomanagement während der gesamten Produktrealisierung erarbeiten. Es müssen Aufzeichnungen geführt werden, die sich aus dem Risikomanagement ergeben (siehe 4.2.4).*
>
> ….
>
> *ANMERKUNG 3   Siehe ISO 14971 zu einer Anleitung über das Risikomanagement.*

Der Hersteller kann also sein Risikomanagement eigentlich beliebig gestalten, denn der Hinweis auf ISO 14971 ist nur in Gestalt einer Anmerkung und normativ gesehen unverbindlich.

Für Private-Label-Hersteller in sogenannten OEM-/PLM-Vertragsverhältnissen kann sich die normenkonforme Umsetzung von der des Originalproduktherstellers unterscheiden. Zumeist sind Private-Label-Hersteller eher stark im Vertrieb und nicht mit ausreichenden Kompetenzen/Ressourcen ausgestattet, um selbst ‚initiale' Gefährdungsanalysen durchzuführen. Meistens sind sie wohl in der Lage, Gefährdungen einzuschätzen, vor allem um Meldungen von Vorkommnissen aus dem Markt machen zu können, aber nicht, um Risikobeherrschungsmaßnahmen festzulegen, zumal diese Hersteller oft keinen tieferen Zugang zu Konstruktionsunterlagen oder auch technischen Daten/Spezifikationen bekommen.

> **Zusammenfassung**
>
> Für Klasse-I-Medizinprodukte und In-vitro-Diagnostika, die auf Grundlage einer EG-Konformitätserklärung in Verkehr gebracht werden, d. h. nach Anhang VII bzw. Anhang III, können alle Anforderungen der Norm angewendet werden. Allerdings, wie später im Text dargelegt, sind nur einige wenige davon gesetzlich vorgeschrieben.
>
> Das Gleiche trifft zu für alle Produkte, unabhängig ihrer Klassifizierung, die gemäß
> - 93/42/EWG Anh. III + Anh. IV (Medizinprodukte)
> - 98/79/EG Anh. V + Anh. VI (In-vitro-Diagnostika)
> - 90/385/EWG Anhang 3 + Anhang 4 (Aktive implantierbare medizinische Geräte)
>
> ihre CE-Kennzeichnung erhalten haben.
>
> Für alle anderen Medizinprodukte und In-vitro-Diagnostika empfiehlt es sich, die Anforderungen der DIN EN ISO 14971, soweit zutreffend, normenkonform umzusetzen und zu erfüllen.

2 Begriffe

Für die Anwendung dieses Dokuments gelten die folgenden Begriffe.

Mit der ISO/IEC Guide 51 wurde eine systematische Begriffsbestimmung eingeführt, die als Grundlage für das in der EN 1441 eingeführte Risikoanalyseverfahren diente und durch die ISO 14971 übernommen wurde. Unklare oder mehrdeutige Ursache-Wirkungs-

Konzepte haben bei den Übertragungen aus den Ursprungssprachen in die weiterführende internationale Normung und dann zurück in die jeweiligen Nationalsprachen zu einer beinahe babylonischen Begriffsverwirrung geführt.

Um die unterschiedlichen Risikoanalyseverfahren, deren Anwendung während der verschiedenen Phasen des Lebenszyklus erforderlich ist, effizient und zielgerichtet einsetzen zu können, ist es von fundamentaler Bedeutung, die Risikobegriffe richtig ‚sortiert' zu haben. Ein Softwarefehler ist z. B. keine ‚potentielle Schadensquelle', vielmehr die Ursache für einen Schaden, da der Softwarefehler eine ‚potentielle Schadensquelle' nur aktivieren kann.

Die in der deutschen Gesetzgebung üblichen und verwendeten Begriffe unterscheiden sich zum Teil grundlegend von den für die DIN EN ISO 14971 verwendeten Übersetzungen, z. B. ‚Gefährdung' für englisch ‚Hazard' bzw. ‚Gefährdungsituation' für englisch ‚Hazardous situation'. In den Verkehrsmitteilungen des Rundfunks wird ja durch eine „Gefahrenmitteilung" gewarnt, nicht ‚Gefährdungsmitteilung'. Wenn ein Geisterfahrer in entgegengesetzter Richtung auf der A1 fährt, sind nur die Autofahrer auf der A1 betroffen, erleben also eine manifeste Gefährdung, alle anderen nicht. Siehe auch Kommentar zu der Begriffsbestimmung 2.13 in der Norm.

Die Norm verwendet für viele Begriffsbestimmungen Begriffe, die aus anderen Normenwerken übernommen worden sind, datierte Referenzen, meistens aus ISO/IEC Guide 51:1999 bzw. ISO 9000:2005. Seit Mitte 2014 ist der ISO/IEC Guide 51:2014 gültig und hat einige Begriffe von grundsätzlicher Bedeutung neu definiert. Die Einführung der neuen Begriffe bei einer kommenden Überarbeitung der ISO 14971 wird jedoch von dem zuständigen Normungsgremium ISO/TC 210 abgelehnt und ein neues Normungsvorhaben, das als Ersatz von ISO/IEC Guide 51 für die Zwecke der Medizintechnik dienen soll, ist unter dem Arbeitstitel ISO DGUIDE 63 „Guide to the development and inclusion of aspects of safety in International Standards for medical devices" in Arbeit. Es ist davon auszugehen, dass sich die in der ISO 14971 verwendeten Begriffe in einer nächsten Überarbeitung nicht grundlegend ändern werden, ggf. können einige neue hinzukommen.

Im Folgenden werden einige der dem Risikomanagement direkt zuzuordnenden Begriffe kommentiert.

2.2
Schaden
physische Verletzung oder Schädigung der menschlichen Gesundheit oder Schädigung von Gütern oder der Umwelt

harm
physical injury or damage to the health of people, or damage to property or the environment

Wie im BGB § 823 und ProdHG ist der Schadensbegriff der Ausgangspunkt für die Begriffsbestimmungen in ISO/IEC Guide 51 und ISO 14971. Während der Arbeiten zu EN 1441 wurde von dem (damaligen) Vertreter der Kommission der Schadensbegriff weiter verfeinert, auch um die Medizinprodukte gegenüber anderen Produktarten wie Arzneimittel abzugrenzen. Ein Schaden soll deswegen als eine Verletzung der strukturellen oder funktionellen Integrität einer Person oder eines Gegenstandes/Produkts aufgefasst werden [abgeleitet aus GHTF/SG2/N54R8:2006 ‚serious injury']. Die Aufnahme von psychischen Schäden wurde vom Normengremium aufgrund der international sehr uneinheitlichen Rechtsprechung in diesem Bereich abgelehnt.

> **Ergebnis**
> Es empfiehlt sich, wie im Späteren dargelegt, die naheliegenden und aus der Erfahrung bekannten Schäden an Patienten, Anwendern und Dritten mit den Produkten nach ihrem Schweregrad zu katalogisieren.

2.3
Gefährdung
potentielle Schadensquelle

hazard
potential source of harm

Ein Schaden kann nur dann entstehen, wenn ein verletzbares Objekt oder eine verletzbare Person in direkten Kontakt mit der Schadensquelle (z. B. Hitze, Toxine, elektrischer Strom) oder in den Wirkungsbereich der Schadensquelle (z. B. ionisierende Strahlung, Magnetfelder) durch eine ‚Gefahr bringende Bewegung' oder ‚Gefahr bringende Funktion' gebracht wird (Begriffe aus dem Bereich des Arbeitsschutzes).

Ausgehend von dem Schadensbegriff braucht man deswegen, um einen Personenschaden zu erzeugen:

a) um die „strukturelle anatomische Integrität" zu verletzen,

a.1) ausreichende physikalische Energien in der Form von:
- elastischer Energie durch Verformung wie Drehen, Biegen, Ziehen, Scheren, Stauchen, Drücken,
- kinetischer Energie bzw. potentielle Energie, die in solche umgewandelt werden kann,
- nicht ionisierender bzw. ionisierender Strahlung,
- elektrischer Energie,
- Magnetfeldern, oder
- thermischer Energie (Wärme/Kälte),

a.2) chemische Energie, wie ätzende Säuren und Laugen, oder

a.3) „biologische" Energie, typischerweise in Form von Parasiten, die menschliches Zellgewebe fressen oder auf andere Weise zerstören (Schistosoma Spezies, die verschiedene Formen von Bilharziose hervorrufen, Plasmodien als Verursacher verschiedener Formen von Malaria usw.).

Die Anzahl solcher Gefahren ist durch die Physik relativ überschaubar. In der nachfolgenden Abbildung 4 befindet sich eine graphische Übersicht der bei der Anwendung von Medizinprodukten relevanten potentiellen energetischen Schadensquellen (siehe Abbildung 4).

b) um die „funktionelle physiologische Integrität" zu stören oder zu verletzen,

b.1) Stoffe, die eine toxische, metabolische oder immunologische Wirkung haben (bio-aktive Stoffe). Es ist zu unterscheiden, ob diese Stoffe durch eine
- Überdosierung, d. h. zu viel, oder
- Unterdosierung bzw. Mangel

ihre Wirkung erzielen. Aber auch Werkstoffe, wie Nickel, die Allergien oder andere Bioinkompatibilitäten auslösen, gehören dazu.

b.2) Krankheitserreger wie z. B. Viren, Bakterien, Pilze oder

b.3) elektrische Energie (insbesondere für die Herz- und Muskelfunktion).

Auch hier ist die Anzahl solcher Gefahrenarten überschaubar. In der nachfolgenden Abbildung 5 befindet sich eine graphische Übersicht dieser in der Medizintechnik begegneten potentiellen Schadensquellen (siehe Abbildung 5).

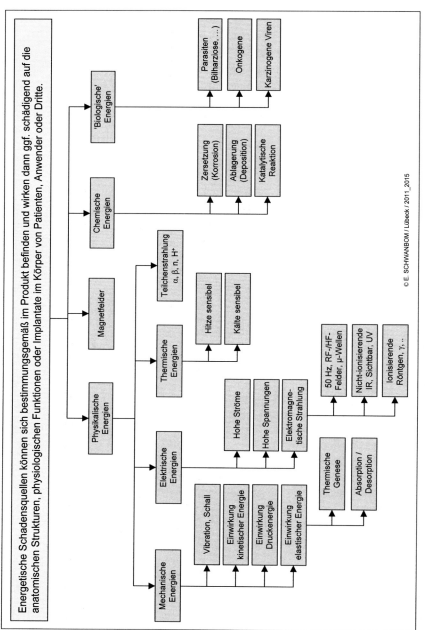

Abbildung 4: Potentielle physikalische Schadensquellen für Menschen

Kommentierung der Abschnitte der Norm

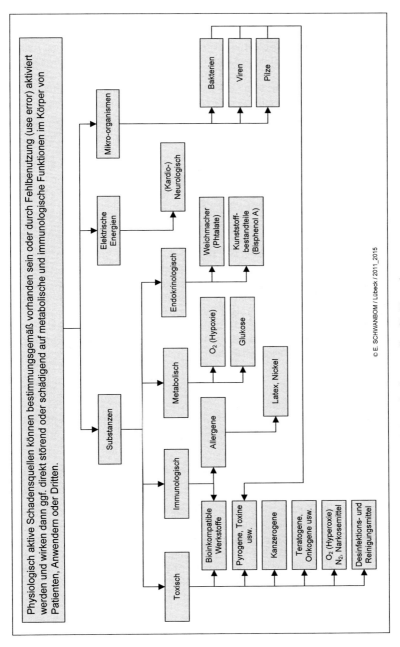

Abbildung 5: Potentielle physiologisch aktive Schadensquellen für Menschen

Die Art, Größe bzw. Intensität (übertragbare Energiedichte oder Wirkungsdichte) der Schadensquelle bestimmen damit die Art und den Schweregrad des daraus entstehenden möglichen Schadens. Dieser Umstand ist bei innovativen Produktentwicklungen oder Anwendung neuer Technologien von hoher Bedeutung, denn nur zwischen der ‚Gefährdung' im Sinne der Definition und den daraus resultierenden möglichen Schäden besteht eine direkte Korrelation.

In der Tabelle E.1 im Anhang E zur Norm sind in den beiden ersten Spalten solche ‚Gefährdungen' aufgelistet. In den nächsten Spalten sind Ereignisse und andere beitragende Faktoren, die zu einer ‚Gefährdungssituation' führen können, exemplarisch aufgeführt. Sie stellen also keine ‚potentiellen Schadensquellen' dar. Wie in der Einleitung bereits erwähnt, werden die informativen Anhänge nicht mit der gleichen Sorgfalt wie die normativen erarbeitet.

Bei Innovationen und/oder Anwendung neuer Technologien hat die normenkonforme Anwendung des Begriffes ‚Gefährdung' für die Risikoanalyse gemäß ISO 14971 einen hohen Stellenwert. Bei allgemein üblichen Weiter- oder Variantenentwicklungen von bewährten Produktkonzepten ist die Anwendung des Begriffes eher als akademisch zu betrachten, da hier erfahrungsgemäß die relevanten ‚Gefährdungen' und Folgen hinlänglich bekannt sind.

> Im Annex A zum Buch befindet sich eine exemplarische Liste der in der Medizintechnik bekannteren ‚Gefährdungen'.[1]

2.4
Gefährdungssituation
Umstände, unter denen Menschen, Güter oder die Umwelt einer oder mehreren Gefährdungen ausgesetzt sind

hazardous situation
circumstance in which people, property, or the environment are exposed to one or more hazard(s)

Der Ablauf von einer Schadensquelle bis zum manifesten Schaden ist selten unmittelbar und beruht auf vielen sogenannten beitragenden Faktoren, wie das Ausmaß der Exponierung, die Dauer des Kontakts, die Wirksamkeit der Schutzmaßnahmen und die Abwendbarkeit des zu erwartenden Schadens (schließt Erkennbarkeit und Kenntnis der Ursache-Wirkung-Beziehung mit ein).

---

[1] Siehe hierzu auch Annex M Glossar.

Diese beitragenden Faktoren wiederum werden durch die Folgen menschlichen Handelns stark beeinflusst. Hierzu zählen vor allem der Fehlgebrauch (‚reasonably foreseeable misuse') und der Benutzungsfehler (‚use error'). Obwohl Benutzungsfehler in vielen Fällen als Schadensquellen betrachtet werden, sind sie eigentlich sicherheitstechnisch eher als Ursachen (Englisch: ‚root causes') zu behandeln, da sie nur bedingt einigen der oben genannten Schadensquellen direkt zugeordnet werden können, z. B. Anwendung ‚übermäßiger physischer Gewalt' direkt an dem Patienten. Das erklärt auch, weshalb das in der Norm, ab Abschnitt 4, beschriebene Risikoanalyseverfahren bei der Analyse von Software und Benutzungsfehlern manchmal Probleme verursacht.

Als logische Folgerung ihrer Definition stellt die ‚Gefährdungssituation' eine zeitliche und räumliche Überschneidung (im Sinne der Exponierung oder des direkten Kontakts) zwischen dem Wirkungsbereich der Schadensquelle und Personen, Gegenständen oder Umwelt dar. Noch ist kein Schaden entstanden, ob und wann ist von dem Zusammenwirken von verschiedenen beitragenden Faktoren abhängig. Diese beitragenden Faktoren bestimmen dann im Wesentlichen, mit welcher Wahrscheinlichkeit und Geschwindigkeit eine ‚Gefährdungssituation' auftreten und daraus nachfolgend ein bestimmter Schaden entstehen kann.

Mit der Abbildung 6 kann das Entstehen eines Risikos graphisch dargelegt werden, um die Definition von Risiko als Kombination der Wahrscheinlichkeit des Eintretens eines Schadens und des Schweregrades dieses Schadens zu visualisieren.

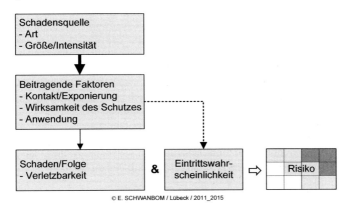

Abbildung 6: Vereinfachte Darlegung der Beziehung der Risikobegriffe (vereinfacht aus dem Vorlesungsskript ‚Sicherheitstechnik' der FH Lübeck, FB Angewandte Naturwissenschaften).

Im Anhang E der DIN EN ISO 14971 ist dieser Zusammenhang mit Hilfe des folgenden Bilds dargelegt:

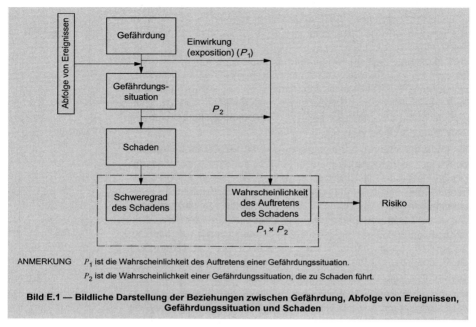

Abbildung 7: Auszug aus DIN EN ISO 14971, Anhang E.

Beitragende Faktoren bzw. Ursachen wirken somit prinzipiell, indem sie die Schadensquellen aktivieren und/oder den Kontakt bzw. die Exponierung zur Schadensquelle direkt oder indirekt herstellen. Sind mehrere Einflussfaktoren beteiligt, spricht man bezeichnenderweise von einer „tragischen Verkettung unglücklicher Ereignisse". Der Startpunkt solch einer Verkettung wird mit ‚root cause' oder sinngemäß ‚auslösender Ursache' bezeichnet. Abbildung 1 enthält eine ausführlichere Beschreibung und Erklärung über diese Zusammenhänge, die auch als Leitfaden für eine hierarchische Vorgehensweise bei der Anwendung der unterschiedlichen Risikoanalysetechniken, die im Anhang G der Norm kurz dargelegt sind, dienen kann.

Beispiel: Ein Raum enthält eine 5%ige Mischung von Methan in Luft. Die Gasmischung hat, wenn zur Explosion gebracht, die zerstörerische physikalische Kraft (Druckwelle und Hitze), schwere Schäden zu verursachen. Dagegen nicht der kleine Zündfunke des Lichtschalters, der beim Betreten des Raumes betätigt wurde, denn der kleine Funke besitzt selbst bei weitem nicht so viel Kraft. Aber indirekt „Potential"! Er löst die der Gasmischung innewohnende zerstörerische Kraft aus. Im Englischen wird dafür häufig der Begriff „trigger" verwendet.

In der Risikoanalyse kann der Hersteller die subjektiv empfundene Folge für die betroffene Person, die von der Verletzbarkeit und der sozio-ökonomischen Situation der Person bestimmt wird, kaum bewerten. Der Verlust des kleinen Fingers wäre für den Finanzbeamten schmerzhaft und vielleicht ärgerlich, für die Klaviervirtuosin möglicherweise das Ende ihrer Karriere und damit katastrophal. Diese Bewertung wäre die Aufgabe des behandelnden Arztes. Es ist also recht schwierig, eine schlüssige und reproduzierbare Skala für alle denkbaren Szenarien festzulegen.

> Bei den Weiter- oder Variantenentwicklungen von bewährten Produktkonzepten stellen sich heute die Analyse und die Beherrschung der ‚Gefährdungssituationen' durch z. B. Benutzungsfehler, Fehlfunktionen oder Funktionsfehler (siehe hierzu die Spalten 3 und 4 in der Tabelle E.1 des Anhangs E der Norm) mit ihren Ursachen als ein pragmatischer Ausgangspunkt für das Risikomanagementkonzept dar, unter der Voraussetzung, dass die grundlegenden Gefährdungsanalysen noch gültig sind.

2.16
Risiko
Kombination der Wahrscheinlichkeit des Auftretens eines Schadens und des Schweregrades dieses Schadens

Die in der DIN EN ISO 14971 verwendete Definition von ‚Risiko' lehnt sich eng an die in der Technik und im Versicherungswesen verwendeten Definitionen an. Der Begriff ‚Kombination' wurde bewusst gewählt, vor allem um darzulegen, dass bzgl. Risiken technischer Herkunft die einfache Multiplikation (wie es im Versicherungswesen üblich ist) häufig weder von der Gesellschaft, noch von der einzelnen Person hingenommen wird. Außerdem sollte berücksichtigt werden, dass diese Definition nur darlegt, aus welchen grundsätzlichen Faktoren ein Risiko zusammengesetzt ist. Das Risiko in sich selbst ist situativ zu sehen, d. h. bezieht sich auf eine bestimmte Situation oder ein Szenario. Mehr dazu unter dem Begriff 2.21 ‚Risikobewertung'.

ISO 14971 geht bewusst nicht auf andere Arten von Risiken ein, wie z. B. ökonomische oder sozio-politische, und grenzt sich mit der Schaffung eines neuen Dachdokuments ISO Guide 63 ‚Guide to the development and inclusion of aspects of safety in International Standards for medical devices' von dem Trend, das Risikomanagement zu verallgemeinern, ab. Die folgende Definition von ‚safety' aus ISO/IEC Guide 51:2014 ‚Safety aspects – Guidelines for their inclusion in standards' war der auslösende Faktor hierzu:

3.14
safety
freedom from risk (3.9) which is not tolerable

3.15
tolerable risk
level of risk that is accepted in a given context based on the current values of society

ISO/IEC Guide 73:2009 „Risk management – Vocabulary" enthält eine abstrakte Definition für den Begriff ‚Risiko', auf den die ISO 9001:2015 ‚Quality management systems – Requirements' Bezug nimmt. Dieser Risikobegriff ist damit Bestandteil der Norm, die ein Managementsystem, das auf ‚risk-based thinking' basiert, beschreibt.

3.1
risk
effect of uncertainty (3.3.5.1) on objectives

NOTE 1 An effect is a deviation from the expected – positive and/or negative.

NOTE 2 Objectives can have different aspects such as financial, health and safety, and environmental goals and can apply at different levels such as strategic, organization-wide, project, product, and process.

NOTE 3 Risk is often characterized by reference to potential events, consequences, or a combination of these and how they can affect the achievement of objectives.

NOTE 4 Risk is often expressed in terms of a combination of the consequences of an event or a change in circumstances, and the associated likelihood of occurrence.

Diese Definition spiegelt den gegenwärtigen Standpunkt der Gesellschaft zum Thema Risiko wider, siehe hierzu auch eine aktuelle Zusammenstellung der Literatur auf diesem Gebiet in [22]. Es sollte bemerkt werden, dass der Begriff ‚health and safety' in der NOTE 2 sich auf die Belange des Arbeitsschutzes bezieht.

> Für Hersteller von Klasse-I-Medizinprodukten, die gegebenenfalls für diese Produkte ein Qualitätsmanagementsystem nach ISO 9001 eingeführt haben, sollte das Konfliktpotential zwischen der zukünftigen ISO 9001 und der DIN EN ISO 14971 berücksichtigt werden.

2.15
Restrisiko
Risiko, das nach der Durchführung von Maßnahmen zur Risikobeherrschung verbleibt

In der Technik verstehen sich im Allgemeinen Risikobeherrschungsmaßnahmen wie Schutzmaßnahmen/-vorkehrungen/-einrichtungen als präventive Maßnahmen. In der Medizin und im Objektschutz werden häufig die Gegenmaßnahmen (Diagnose- und Therapiemöglichkeiten bzw. Brandmelder mit Feuerlöschsystemen) mit berücksichtigt.

Bei der Ermittlung von Restrisiken sollte man die Zuverlässigkeit der Risikobeherrschungsmaßnahmen berücksichtigen. Zwar kann der Hersteller vorschreiben, dass alle Risikobeherrschungsmaßnahmen der indirekten und hinweisenden Sicherheitstechnik, wie Warnungen und Anweisungen in der Gebrauchsanweisung bzw. Wartung zu befolgen sind, er darf aber nicht davon ausgehen, dass dies in der Praxis so der Fall ist.

Zum Beispiel liegt bei normalen Handlungsvorgaben eines Anwenders die Wahrscheinlichkeit, dass die beabsichtigte Handlung richtig ausgeführt wird, im Schnitt bei nur 95 %. Gegen diese Art Fehler ist der Hersteller meistens machtlos. In dem Punkt kommt der Gesetzgeber den Herstellern insoweit entgegen, indem er vorschreibt, dass der Hersteller die Anwender klar und unmissverständlich über die Folgen einer Nicht-Befolgung in den beigefügten Instruktionen informiert.

2.19
Risikobeherrschung
der Prozess, in dem Entscheidungen getroffen und Maßnahmen implementiert werden, durch die Risiken auf festgelegte Bereiche verringert oder auf diesen gehalten werden

Der Begriff ‚Beherrschung' wurde explizit im Hinblick auf das Ziel, die Risiken während aller Phasen des Lebenszyklus des Produkts zu erfassen, gewählt, denn gemäß allgemein gültiger Rechtsauffassung, haftet der Hersteller gem. ProdHaftG § 1 bzw. BGB § 823 ff. für durch sein Handeln entstandene Produktfehler, d. h. Fabrikationsfehler, Konstruktionsfehler, Instruktionsfehler und Produktbeobachtungsfehler.

In dieser Definition ist ‚levels' leider mit ‚Bereiche' übersetzt worden, was Anlass zu einigen begrifflichen Schwierigkeiten geben könnte. Jedoch ist mit der ursprünglichen englischen Version nur gemeint, dass das (nach Implementierung der Risikobeherrschungsmaßnahmen) sich ergebende Restrisiko festgestellt wird und dass sich dieses im Laufe des Lebenszyklus nicht (nachteilig) verändern sollte.

2.17
Risikoanalyse
systematische Verwendung von verfügbaren Informationen zur Identifizierung von Gefährdungen und Einschätzung von Risiken

ANMERKUNG Zur Risikoanalyse gehört die Untersuchung unterschiedlicher Auswirkungen von Ereignissen, die Gefährdungssituationen und Schäden bewirken können. Siehe Anhang E.

2.20
Risikoeinschätzung
der Prozess, in dem Werte für die Wahrscheinlichkeit des Auftretens eines Schadens und für die Schwere dieses Schadens zugeordnet werden

Es ist sinnvoll, diese beiden Begriffe zusammen zu kommentieren. Die Identifizierung von ‚Gefährdungen', das heißt die Identifizierung von potentiellen Schadensquellen, basiert auf der Frage, ob eine Schadensquelle im oder am Produkt vorhanden bzw. nicht vorhanden ist.

Für die Einschätzung der mit der Schadensquelle verbundenen Risiken sind gemäß der Definition 2.20 in der Norm Werte für die Schadensschwere der möglichen Folge(n) bzw. für ihre Auftretenswahrscheinlichkeit(en) festzulegen, mit denen das Risiko in dem späteren Schritt ‚Risikobewertung' bewertet werden kann. Unter ‚Werte' versteht man im Allgemeinen eher numerische als qualitative Deskriptoren. Im Anhang D zur Norm ist das der Ausgangspunkt für eine längere Ausführung zu diesem Thema.

Die Darlegung des Risikos findet meistens in Form einer Matrix statt. In anderen Bereichen, insbesondere im Bereich des Arbeits- und Explosionsschutzes sowie des Maschinenbaus wird eher die Technik des Risikographen angesetzt.

Die Anmerkung zur Definition 2.17 weist auf den Umstand hin, dass eine Schadensquelle unterschiedliche Folgen je nach untersuchter Gefährdungssituation mit sich bringen kann. Die Verwendung von 230 V Netzspannung zum Betrieb eines Medizinprodukts kann bei dem Szenario ‚Kontakt mit Anwender/Patient' die Folge ‚Elektrischer Schlag/Todesfall' haben bzw. in einem anderen Szenario ‚Kurzschluss und Feuer' mit mehrfachen Brandverletzten/Todesfällen' als primäre Einschätzungen der ‚worst case'-Risiken haben.

Wenn man dagegen den Begriff ‚Gefährdung' aus der „Tabelle E.1 – Beispiele von Gefährdungen" in der Norm unkritisch verwendet, findet man z. B. bei der ‚Gefährdung' *„Verlust oder Abbau der Funktion"* in der Tat eine Vielzahl unterschiedlicher möglicher Schäden.

Auf Einzelheiten in der Methodik zur Risikoanalyse und -einschätzung wird im Kapitel 4.4 der Norm näher eingegangen.

2.21
Risikobewertung
Prozess des Vergleichs des eingeschätzten Risikos mit gegebenen Risikokriterien, um die Akzeptanz des Risikos zu bestimmen

Die Definition von Risikobewertung wurde während der Ausarbeitung der Norm intensiv diskutiert. Die Risikokriterien sollen vom Zweck her eine Entscheidung hinsichtlich der ‚Akzeptanz' des Risikos ermöglichen. Als Erstes fällt auf, das hier nicht ‚Vertretbarkeit' verwendet wird, sondern ‚Akzeptanz', ein Begriff, der sehr unterschiedlich interpretierbar, ist zumal er in der Richtlinie 93/42/EWG über Medizinprodukte nicht vorkommt.

Dieser Umstand ist insofern unglücklich, da die Risikobewertung doch den zentralen abschließenden Prozess im Risikomanagement darstellt. Im englischen Originaltext ist das Problem nicht so gravierend, da zwischen ‚acceptance' (das übrigens in der Richtlinien auch nicht vorkommt) und ‚acceptable' (in den Richtlinien enthalten) eher eine direkte Verwandtschaft existiert. Eine pragmatische Lösung wäre deswegen alles der Übersetzung zuzuschreiben und eine diesbezügliche firmeninterne Festlegung zu treffen, was man unter ‚Akzeptanz', der ‚Vertretbarkeit' bzw. einer ‚bedingten Vertretbarkeit' zu verstehen hat.

Wenn über die Vertretbarkeit entschieden werden soll, muss als Voraussetzung eine Vergleichbarkeit zwischen den beiden Wertebereichen ‚Risiken' und ‚Nutzen' hergestellt werden. Demzufolge müssten dann theoretisch die Werteskalen, die bei der Risikoeinschätzung angewendet werden, einen negativen Nutzen darlegen können, womit man im Bereich des HTA (Health Technology Assessment) mit hypothetischen Werten wie QUALY (Quality-Adjusted Life Years) oder DALY (Disability-Adjusted Life Years) landet (siehe z. B. http://www.cochrane.de/hta oder http://www.hsph.harvard.edu/hcra/).

Zusammenfassung

In der Richtlinie wird ‚vertretbar' als Ergebnis einer singulären finalen Entscheidung bzgl. des Nutzen-Risiko-Verhältnisses verwendet. Damit wären ‚unvertretbar', ‚bedingt vertretbar' und ‚vertretbar' regulatorisch konforme Begriffe, die das Ergebnis dieser Entscheidung beschreiben können. Das Attribut ‚akzeptabel' sollte soweit möglich vermieden werden.

Im Gültigkeitsbereich der Richtlinie 93/42/EWG über Medizinprodukte müssen außerdem die Risikokriterien auf klinischen Daten basieren, die den Nutzen für den Patienten darlegen und nachweisen. Die klinischen Daten werden bekanntlich gemäß der Klinischen Bewertung im Anhang X der Richtlinie gesammelt und bewertet. Außerhalb des Geltungsbereiches der Richtlinien über Medizinprodukte besteht dagegen die Möglichkeit, als Risikokriterien vergleichbare Risiken heranzuziehen, z. B. das Lebensrisiko, das Risiko, durch eine Naturkatastrophe zu Schaden zu kommen usw. Siehe hierzu Kapitel 5.1.

2.24
Sicherheit
Freiheit von unvertretbaren Risiken

safety
freedom from unacceptable risk

Im Originaltext steht: "Freedom from unacceptable risk". ‚unacceptable' und ‚unvertretbar' sind nicht gleichbedeutende Begriffe! Die Übersetzung weicht von dem üblichen Gebrauch dieser Begriffe ab, nämlich, dass ein Risikogeber das Einwirken eines Risikos auf einen Risikonehmer zu vertreten hat, der Risikonehmer jedoch das auf ihn einwirkende Risiko annehmen oder ablehnen kann. Vertretbar wird im Englischen am ehesten mit ‚justifiable' übersetzt. Die deutsche Übersetzung ist diesmal allerdings sinnfälliger, denn die Haftung für das Produkt trägt der Hersteller alleine und damit hat er die damit verbundenen Risiken zu tragen und die damit einhergehenden Folgen zu vertreten. Die Verwendung des Verbums ‚akzeptieren' hieße, allen gerecht zu werden, ein beinahe unmögliches Unterfangen in einer pluralistisch demokratischen Gesellschaft.

Damit geht einher, dass vertretbare Risiken sehr wohl vorhanden sein dürfen, und trotzdem herrscht ‚Sicherheit', ein Zustand, den viele – insbesondere Juristen in Brüssel – nur schwer nachvollziehen können. Einer der Gründe könnte sein, dass in den Medien häufig und in gewissen politischen Kreisen gezielt ein Postulat kolportiert wird, dass nur der fiktive Idealzustand ‚Nullrisiko' mit Sicherheit gleichgestellt werden darf. Kann das Nullrisiko nicht erreicht werden, gibt es deswegen keine Sicherheit, *ergo* – jegliche Veränderung, insbesondere technischer Art, die mit einem ‚Restrisiko' behaftet ist, sei abzulehnen. Eine These, welche konsequent zu Ende gedacht, die Zivilisation zu ihrem neolithischen Urzustand zurückführen würde oder paradoxerweise zur Maximierung des Lebensrisikos.

Zusammenfassung
Der Hersteller sollte mit dem Begriff ‚Sicherheit' in den Begleitpapieren und seiner Werbung sehr umsichtig umgehen und diesen Begriff möglichst sparsam verwenden. „Schützt zuverlässig vor ..." wäre z. B. eher geeignet, denn jeder weiß, dass es eine 100-%-Sicherheit nicht geben kann.

2.25
Schweregrad
Maß der möglichen Auswirkungen einer Gefährdung

Man darf die Pluralform dieser Definition nicht zu wörtlich nehmen. Wie oben unter 2.17 bereits angeführt, kann eine ‚Gefährdung' mehrere Auswirkungen haben. Näheres hierzu, wie über die Festlegung von Werten für die – bedauerlicherweise in der Norm nicht definierte – Auftretenswahrscheinlichkeit, wird in 4.4 dargelegt.

3 Allgemeine Anforderungen an das Risikomanagement

Dieses Kapitel ist durch die Erkenntnis entstanden, dass die damaligen Normen ISO 14971-1 bzw. EN 1441 ohne die in der RL 93/42/EWG auf der ISO/IEC Guide 51 dargelegte Managementstruktur nicht als eigenständige internationale Risikomanagementnormen anwendbar waren.

Nichts lag also näher, als die entscheidenden Passagen aus der Richtlinie zu extrahieren, ‚internationalisieren' und mit Hilfe der in der ISO 13485 dargelegten Managementstruktur als Vorspann zum Kern der Norm in den Kapiteln 4, 5 und 6 abzubilden.

Bei der Umsetzung dieses Abschnitts in der Norm ist zwischen den durch die Norm aufgestellten (normativen) und den durch die Richtlinien und das Medizinproduktegesetz (MPG) gestellten gesetzlichen Anforderungen zu unterscheiden. In Deutschland und in dem Europäischen Wirtschaftsraum EWR sind die Letzteren vorrangig. Im außereuropäischen Raum ist eher den normativen Anforderungen zu folgen. Im Weiteren wird der Schwerpunkt auf die Umsetzung im EWR-Raum gelegt.

In den Begründungen zu diesem Abschnitt (siehe Anhang A der Norm) wird darauf hingewiesen, dass

„Zusätzlich zu diesen Elementen betont diese Internationale Norm, dass der Risikomanagement-Prozess nicht mit dem Design und der Herstellung eines Medizinprodukts (einschließlich im gegebenen Fall von Sterilisation, Verpackung, Kennzeichnung, Lagerung, Handhabung/Transport und Vertrieb) endet, sondern sich in den der Herstellung nachgelagerten Phasen fortsetzt."

Dies verlangt eine eher ganzheitliche Betrachtung des Risikomanagementprozesses, also auch der unterschiedlichen Risiken, die bei der Herstellung, dem Vertrieb, der Anwendung, der Instandhaltung und der Entsorgung des Produktes entstehen können, z. B. Prozessrisiken bei der Wartung. In der DIN EN ISO 14971 wird aber hierauf nicht näher eingegangen, ein Relikt aus der ursprünglichen EN 1441, wo nur das Inverkehrbringen unter dem Aspekt des freien Marktzugangs für die Normenschreiber zur Disposition stand.

3.1 Risikomanagement-Prozess

Der Hersteller muss für den gesamten Lebenszyklus einen fortlaufenden Prozess festlegen, dokumentieren und aufrechterhalten, um die mit einem Medizinprodukt verbundenen Gefährdungen zu identifizieren, die damit verbundenen Risiken einzuschätzen und

zu bewerten, diese Risiken zu beherrschen und die Wirksamkeit der Beherrschung zu überwachen. Dieser Prozess muss folgende Elemente enthalten:
- Risikoanalyse;
- Risikobewertung;
- Risikobeherrschung;
- Informationen aus der Herstellung und der Herstellung nachgelagerten Phasen.

Die vier Elemente des Risikomanagement-Prozesses haben ihre jeweiligen Entsprechungen in den Richtlinien, z. B. in der Richtlinie 93/42/EWG über Medizinprodukte:
- **Risikoanalyse:** Entspricht dem in der Richtlinie ‚vergessenen' Element Risikoanalyse, das mit der Erarbeitung der EN 1441 als harmonisierte Norm nachgeholt wurde und nunmehr im Abschnitt 4 der Norm verankert ist,
- **Risikobewertung:** Entspricht den Grundlegenden Anforderungen 1 bzw. 6,
- **Risikobeherrschung:** Entspricht der Grundlegenden Anforderung 2,
- **Informationen aus der Herstellung und der Herstellung nachgelagerten Phasen:** Dies ist ein Hinweis auf die Forderung (z. B. aus Anhang VII der Richtlinie 93/42/EWG) über die Einrichtung eines systematischen Verfahrens[2], das es ermöglicht, Erfahrungen mit Produkten in den der Herstellung nachgelagerten Phasen auszuwerten (Marktbeobachtung, ‚Post Market Surveillance' PMS und ‚Post Market Clincal Follow-up' PMCF).

Wo ein dokumentierter Prozess für die Produktrealisierung vorliegt, wie der in ISO 13485:2003, Abschnitt 7 [8] beschriebene, muss er die entsprechenden Teile des Risikomanagement-Prozesses enthalten.

---

[2] „... der Hersteller muss unter Berücksichtigung der in Anhang X enthaltenen Bestimmungen ein systematisches Verfahren einrichten und auf dem neuesten Stand halten, das es ermöglicht, Erfahrungen mit Produkten in den der Herstellung nachgelagerten Phasen auszuwerten und in geeigneter Weise erforderliche Korrekturen zu veranlassen, wobei die Art des Produkts und die von ihm ausgehenden Risiken zu berücksichtigen sind." [Anhang VII der Richtlinie 93/42/EWG über Medizinprodukte]

Hersteller, die ein vollständiges Qualitätssicherungssystem nach Anhang 2 (RL 90/385/EWG über aktive implantierbare medizinische Geräte), Anhang II (RL 93/42/EWG über Medizinprodukte) bzw. Anhang IV (RL 98/79/EG über In-vitro-Diagnostika) auf Grundlage der DIN EN ISO 13485 pflegen, haben weder mit den nachstehenden Integrationsanforderungen noch mit den Dokumentationsanforderungen größere Probleme zu erwarten. Im Annex B befindet sich ein Überblick der Integrationsmöglichkeiten als Hilfestellung.

> Die ersten drei Elemente Risikoanalyse, Risikobewertung und Risikobeherrschung werden üblicherweise mit einer zusammenfassenden Verfahrensanweisung umgesetzt, mit der die entsprechenden Formblätter als quasi Arbeitsanweisungen und Dokumentation/Aufzeichnung der Ergebnisse aufgeführt und zusammen mit den Zuständigkeiten usw. verwaltet werden.

Das vierte Element ist im Kapitel 7.2.3 der DIN EN ISO 13485 „Kommunikation mit den Kunden" mit den Punkten c) und d) in Hinblick auf ihre Bedeutung z. B. in den USA etwas kurz geraten.

> c) *Rückmeldungen von Kunden einschließlich Kundenbeschwerden (siehe 8.2.1), und*
>
> d) *Maßnahmenempfehlungen (siehe 8.5.1).*

Es ist meistens zweckmäßiger, die Umsetzung dieser Anforderung getrennt von Kapitel 7 in DIN EN ISO 13485 mit einer eigenständigen Verfahrensanweisung zu realisieren. Hiermit lassen sich die Verknüpfungen zu dem behördlichen Meldesystem nach MPG und MPSV bzw. das CAPA-System leichter umsetzen, auch um ggf. den Anforderungen aus FDA 21 CFR 803 und 806 leichter zu entsprechen.

Da viele Hersteller von Medizinprodukten, nicht nur Produkte der Klasse I in ihrem Produktportfolio haben, sondern gleichzeitig auch höher klassifizierte Medizinprodukte, ergeben sich durch eine abgekoppelte Verfahrensbeschreibung Vorteile, sollte eine Zuständige Behörde ihrer Aufgabe gerecht werden wollen und die Unterlagen für z. B. ein Klasse-I-Medizinprodukt einsehen wollen. Somit ist es dann möglich, der Behörde nur eine Verfahrensbeschreibung zu zeigen, ohne dass gleich alle QM-Dokumente mit den Risikoanalyseverfahren usw., die in Kapitel 7 in DIN EN ISO 13485 gefordert sind, gezeigt werden müssen.

Im EWR-Raum benötigen Klasse-I-Produkte – abgesehen vom oben angeführten Verfahren – weder ein dokumentiertes Qualitätsmanagementsystem noch ein dokumentiertes Risikomanagementsystem, um die Konformität mit den Richtlinien zu belegen. Der Richtlinientext verlangt lediglich, dass die Ergebnisse dieser Aktivitäten dokumentiert werden müssen, vor allem um die Einhaltung der Grundlegenden Anforderungen nachzuweisen.

Diesbezüglich ist auf eine wichtige Änderung durch die Novellierung der Richtlinie 93/42/EWG in 2007 hinzuweisen. Mit dem Spiegelstrich „ *– die in Anhang I Kapitel I Abschnitt 2 getroffenen Lösungen;"* wurden die Anforderungen bezüglich der bisherigen Darlegung der Ergebnisse der Risikoanalyse insoweit verschärft, als dass jetzt auch aufgezeigt werden muss, wie der Anforderung entsprochen wurde: *„Bei der Wahl der angemessensten Lösungen muß der Hersteller folgende Grundsätze anwenden, ...".*

Die Konformität von Klasse-I-Medizinprodukten mit den Anforderungen der Richtlinie wird, wie vorher angeführt, nicht durch eine Benannte Stelle geprüft, sondern durch die zuständige Behörde. Sollte die zuständige Behörde nun verlangen, dass der Hersteller hierfür ein vollständiges Risikomanagementsystem nach den Anforderungen der ISO 14971, z. B. auf Grundlage des Argumentes, „es ist ja schließlich eine harmonisierte Norm für Medizinprodukte", einzuführen und vorzulegen hat, haben sich beide ein Problem eingehandelt. Einerseits kann der Hersteller dieses Anliegen ablehnen, da diese Forderung weitergehender wäre als das, was aus den Richtlinien abgeleitet werden kann. Andererseits kann eine juristische Auseinandersetzung mit der zuständigen Behörde zu diesem Punkt nicht nur kostspielig werden, sondern auch weitere Probleme zu Tage fördern. Letztendlich kann das Risikomanagementsystem, wenn es nach minimalistischen Grundsätzen ausgelegt wird, sogar nutzbringend für den Hersteller werden.

Für alle anderen Klassen muss der Hersteller zusätzlich zu den oben skizzierten Anforderungen ein dokumentiertes Qualitäts- und Risikomanagementsystem einführen und aufrechterhalten, Letzteres dann nach den Vorgaben der DIN EN ISO 14971. Diese Systeme werden von den Benannten Stellen sach- und fachkundig auditiert.

Folgerung für Hersteller mit zertifizierten Qualitätssicherungssystemen, die auch Klasse-I-Medizinprodukte und entsprechende IVD-Produkte im Produktportfolio haben:

Die Konformität von Klasse-I-Medizinprodukten mit den Anforderungen der Richtlinie wird nicht durch eine Benannte Stelle geprüft, sondern durch die Zuständige Behörde. Aus diesem Grund ist eine Trennung des vierten Elements vom Rest des Kapitels 7 der EN ISO 13485 durchaus sinnvoll.

Zusammenfassung
Um die gesetzlichen Anforderungen bzgl. des Überwachungssystems im Markt effizient zu gestalten, empfiehlt es sich, die entsprechenden Dokumentationen für den Umgang mit den Informationen aus der Herstellung und den der Herstellung nachgelagerten Phasen getrennt von den übrigen Dokumenten des Risikomanagementsystems zu verwalten, z. B. mit einer eigenen Verfahrensanweisung, die die Anforderungen des MPG und der MPSV abdeckt.

ANMERKUNG 1 Ein dokumentierter Prozess des Qualitätsmanagementsystems kann verwendet werden, um die Sicherheit systematisch zu behandeln, und insbesondere, um die frühe Feststellung von Gefährdungen und Gefährdungssituationen in komplexen Medizinprodukten und -systemen zu ermöglichen.

Diese Anmerkung weist lediglich auf die Möglichkeit der Implementierung des Risikomanagement-Prozesses in das Qualitätsmanagementsystem hin.

ANMERKUNG 2 Eine schematische Darstellung des Risikomanagement-Prozesses ist in Bild 1 dargestellt. Abhängig von der besonderen Phase des Lebenszyklus können einzelne Elemente des Risikomanagements unterschiedlich betont werden. Tätigkeiten des Risikomanagements können je nach dem Medizinprodukt als Iterationen oder in mehreren Schritten durchgeführt werden. Anhang B enthält eine detailliertere Übersicht der Schritte im Risikomanagement-Prozess.

Die Einhaltung der Anforderungen wird durch Inspektion in die entsprechenden Dokumente überprüft.

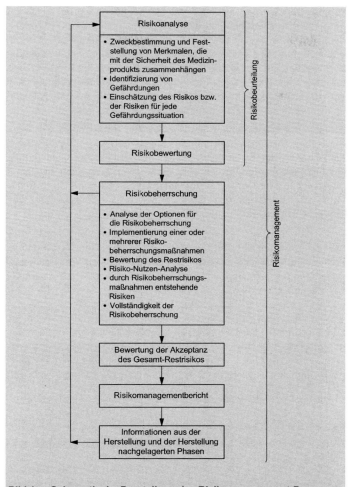

Bild 1 — Schematische Darstellung des Risikomanagement-Prozesses

Der Zweck des Bildes war ursprünglich als ‚Auflockerung' des Textes gedacht, in dem die Leser die wichtigsten Inhalte der Norm in sachlogischer Folge illustriert bekommen.

In der Praxis läuft es jedoch meistens anders als in Bild 1 der Norm dargestellt. Der wesentliche Schritt im Risikomanagement-Prozess, die Erstellung des Risikomanagementplans, bleibt unberücksichtigt, ebenso die Frage, wie und wann die Risikokriterien festgelegt werden sollten. Der Schritt ‚Risikobewertung' ist als eine primäre Risikobewertung zu verstehen, um eine erste Entscheidung treffen zu können, inwieweit das eingeschätzte Risiko so signifikant ist, dass es durch Implementierung von Risikobeherrschungsmaßnahmen gemindert werden müsste. Einige Risiken sind in der Praxis so klein, dass sie ohne Nutzenzusatzgewinn hingenommen werden können, man spricht auch von Alltagsrisiken oder Trivialrisiken. Im Annex C wird eine entsprechend modifizierte Version des Bilds 1 gezeigt.

Die erweiterte Darstellung im Anhang B der Norm (Bild B.1 – Überblick über die Tätigkeiten des auf Medizinprodukte angewendeten Risikomanagements) ist häufig, auch in Expertenkreisen, als unübersichtlich und wenig hilfreich kritisiert worden. Außerdem sei darauf hingewiesen, dass es z. T. fehlerbehaftet ist. Da der Anhang B rein informativ ist, hat es, wie bereits erläutert, so oder so keinen verbindlichen Charakter.

Des Weiteren wurde die Norm unter der Prämisse entwickelt, eine weltweite Akzeptanz und Anwendung zu erreichen. Nicht immer konnten dabei spezifische Belange der europäischen bzw. deutschen Gesetzgebung in Form der Richtlinien bzw. des MPG mit der MPSV berücksichtigt werden.

> Nichtsdestoweniger sollte das Ablaufschema den Risikomanager daran erinnern, dass es sehr wohl nützlich sein kann, den in seinem Unternehmen einzurichtende Risikomanagement-Prozess mit seinen zum Teil iterativen Abläufen als ein Ablaufschema darzustellen und zu erläutern. Als Grundlage hierfür kann das im Annex C gezeigte überarbeitete Ablaufschema dienen.

3.2 Verantwortung der Leitung

Die oberste Leitung muss den Nachweis ihrer Verpflichtung zum Risikomanagement-Prozess liefern durch:
- Sicherstellung der Verfügbarkeit geeigneter Ressourcen;

Was soll man unter Ressourcen für das Risikomanagement verstehen? Eine erste Antwort darauf wirkt ernüchternd:

„Zeit und Geld!"

Zeit, weil die Verifizierung der Risikobeherrschungsmaßnahmen sehr viel Zeit in Anspruch nehmen kann, insbesondere wenn Anforderungen bezüglich der Gebrauchsdauer und der Zuverlässigkeit entsprochen werden muss.

Geld, da für viele Verifizierungen Dienstleistungen durch externe Laboratorien in Anspruch genommen werden müssen, u. a. hinsichtlich klinischer Bewertung/Leistungsbewertungsprüfung, Biokompatibilität, elektrischer Sicherheit und EMV-Störfestigkeit. Diese Prüfungen kosten nicht nur Zeit, sie müssen rechtzeitig eingeplant werden und sind zum Teil auch sehr teuer.

Da die Aufgaben für Verifizierungen und Validierungen recht oft an externe Dienstleister vergeben werden müssen, sind die damit verbundenen Kosten häufig Gegenstand für kritische Fragen seitens der Geschäftsleitung. Die Logik der Bilanzierung der Kosten für das Risikomanagement gegen den Gewinn für das Unternehmen funktioniert nicht, denn diese Tätigkeiten generieren keinen substantiellen Gewinn. Eine Benannte Stelle führte dies mit dem bekannten Satz „If you think safety is expensive – then try without!" vor.

In einigen Fällen können Gewinne aber virtuell generiert werden, indem man in Zusammenarbeit mit einem verständigen Versicherer aufzeigt, inwieweit die Kosten für die Produkt- bzw. Produzentenhaftung nach BGB § 823 durch das Risikomanagementsystem reduziert werden.

- Sicherstellung der Beauftragung qualifizierten Personals (siehe 3.3) für das Risikomanagement.

Diese Anforderung wird im Weiteren unter 3.4.3 ausführlich kommentiert. Der Begriff ‚qualifiziert' impliziert, dass eine Person einen adäquaten Wissensgrad, z. B. in Form einer Ausbildung, erworben hat. Ob diese Person mit diesem Wissen im dem speziellen Fall umgehen kann und für die Aufgabe geeignet ist, steht auf einem anderen Blatt.

Eine weitere Hürde hinsichtlich des Ressourcenmanagements im Bereich Personal zeigt sich auch speziell bzgl. der Zusammensetzung des Risikomanagement-Teams. Die Erfahrung zeigt, dass von Seiten der benannten Stellen immer mehr In-house-Fachkompetenz verlangt wird. Hier „leiden" insbesondere Private-Label-Hersteller, die häufig rein marketing- und vertriebsorientierte Mitarbeiter beschäftigen, die zum Teil kaum in der Lage sind, Risikomanagementaufgaben wie z. B. die vom Originalhersteller ggf. gelieferte Risikoanalyse zu lesen, zu verstehen und zu bewältigen.

> Die oberste Leitung muss:
> – Ihre Politik zur Festlegung von Kriterien für die Akzeptanz von Risiken festlegen und dokumentieren. Diese Politik muss sicherstellen, dass Grundlage der Kriterien anwendbare nationale oder regionale Bestimmungen und relevante Internationale Normen sind und dass verfügbare Informationen wie der allgemein anerkannte Stand der Technik und bekannte Vorbehalte der Beteiligten berücksichtigt werden.

Diese Anforderung sollte zusammen mit der Anmerkung 3 des Abschnittes 3.4 ‚Risikomanagementplan' gelesen werden. Unter der Darlegung einer Risikopolitik eines Unternehmens versteht man im Allgemeinen langfristige Vorgaben im Hinblick auf die Erwartungen des Marktes und der Gesellschaft bezüglich u. a.

– der regulativen Inhalte, insbesondere der Erfüllung gesetzlicher und gesellschaftlicher Vorgaben und Anforderungen, wie Normen usw., und

– der marktbezogenen Ziele, z. B. der Ermittlung der Kundenerwartungen über die Produktsicherheit.

Die Norm schränkt jedoch diese übergeordnete Auffassung ein, indem sie sich auf die Festlegung von den Risikokriterien bezieht. In der Regel wird dieser Anforderung am ehesten entsprochen, indem der Hersteller die anzuwendenden Schweregrade bzw. Auftretenswahrscheinlichkeiten für seine Produkte festlegt und die Ergebnisse der Risikoanalyse mit Hilfe einer Matrix einschätzt. In dieser Matrix werden Risikobereiche – meistens farblich – ausgewiesen. Für diese Risikobereiche können unterschiedliche Handlungsvorgaben für den Umgang mit dem eingeschätzten Risiko festgelegt werden. Diese Vorgehensweise wird durch Anmerkung 3 zum Abschnitt 3.4 ‚Risikomanagementplan' der Norm untermauert.

Vereinzelt trifft man hier auf Auditoren, die eine Farbkennzeichnung der Risikobereiche nicht akzeptieren, da hierdurch angeblich von dem heute politisch korrekten Schwarz/weiß-Denkschema abgewichen wird, entweder ist das Risiko vertretbar oder nicht. Diese Meinung der Auditoren ist jedoch willkürlich, da nirgendwo normativ oder gesetzlich verankert ist, wie Risikobereiche dargestellt werden müssen. Weiterhin können Farbkennzeichnungen auch zur Kennzeichnung von Handlungsvorgaben bei Zwischenschritten der Risikoanalysen dienen, siehe hierzu die exemplarischen Risikoanalysevorlagen in den Annexen E bis I.

> – Die Eignung des Risikomanagement-Prozesses in geplanten Abständen überprüfen, um dessen fortlaufende Wirksamkeit sicherzustellen, und alle Entscheidungen und ergriffenen Maßnahmen dokumentieren. Falls der Hersteller über ein Qualitätsmanagementsystem verfügt, darf diese Überprüfung Teil der Systemüberprüfung des Qualitätsmanagementsystems sein.

Diese Anforderung wurde aus der ISO 13485 abgeleitet. Leider lässt sie sich nicht ohne weiteres auf das Thema Risikomanagement übertragen. Erstens benötigen Hersteller von Medizinprodukten und In-vitro-Diagnostika ein Qualitätssicherungssystem, nicht ein Qualitätsmanagementsystem (die Anhänge zu den Richtlinien bilden erst im Zusammenwirken mit den Anforderungen aus der jeweiligen Richtlinie ein Managementsystem. So gesehen sind die entsprechenden Anhänge zu den Richtlinien – auch deswegen so tituliert – Qualitätssicherungssysteme). Zweitens wird für z. B. für Klasse-I-Medizinprodukte oder auch diverse In-vitro-Diagnostika-Produkte weder ein Qualitätsmanagementsystem noch ein Risikomanagementsystem benötigt.

> **Folgerung**
> Durch die Pflicht zur Marktbeobachtung und Einhaltung der MPSV kann die Bestätigung der Eignung des Risikomanagementsystems in dem regelmäßig zu erarbeitenden Bericht zur Marktbeobachtung mit eingebaut werden. Dieser Bericht umfasst z. B. (wie im späteren Abschnitt des Buchs dargelegt) den Stand der Technik für das Produkt, gemeldete Ereignisse und korrektive Maßnahmen im Markt, wie im Kommentar zu 3.4 Risikomanagementplan näher beschrieben.

3.3 Qualifikation des Personals

Personen, die Aufgaben des Risikomanagements bearbeiten, müssen das Wissen und die Erfahrung haben, das für die ihnen erteilten Aufgaben angemessen ist. Dies muss gegebenenfalls Wissen und Erfahrungen über das besondere Medizinprodukt (oder ähnliche Medizinprodukte) und dessen Anwendung, die verwendeten Technologien und/oder die Methoden des Risikomanagements umfassen. Es sind geeignete Aufzeichnungen über die Qualifikation zu führen.

ANMERKUNG Aufgaben des Risikomanagements können durch Vertreter mehrerer Funktionen erfüllt werden, wobei jeder mit seinem speziellen Wissen dazu beiträgt.

Die Einhaltung der Anforderungen wird durch Inspektion in die entsprechenden Aufzeichnungen überprüft.

Für einen regulierten Bereich ist es erstaunlich, dass es keine zertifizierten Berufsprofile für z.B. ‚Regulatory Affairs Manager' oder ‚Risk Manager' gibt, die als Grundlage für eine entsprechende Ausbildung dienen könnten. Generell sollte eine naturwissenschaftliche oder ingenieurtechnische Ausbildung, als auch die Hinzuziehung von medizinischem Fachpersonal aus Anwenderkreisen bei speziellen Medizinprodukten gefordert werden.

Für die in der ISO 14971 beschriebenen Aufgaben müssen Kenntnisse im Bereich Qualitätsmanagement und Qualitätssicherung vorhanden sein. Da ein ganzheitliches Risikomanagement für den ganzen Lebenszyklus eines Produktes die Anwendung verschiedener Techniken für Risikoanalysen verlangt, sollten zusätzlich gute Kenntnisse in den unterschiedlichen Risikoanalyseverfahren (siehe Kapitel 3.2 der Kommentare) und wie diese in den jeweiligen Phasen bzw. für den jeweiligen Zweck angewendet werden, vorausgesetzt werden. Es ergibt z.B. wenig Sinn, die in Abschnitt 4 der ISO 14971 beschriebene Methode der Risikoanalyse für die Analyse von Benutzungsfehlern oder Softwarefehlern anzuwenden.

Weiterhin sollte Wissen von den Technologien der Risikobeherrschungsmaßnahmen, d.h. der technischen Sicherheitstechnik, für die verschiedenen Gefahrenarten (‚Gefährdungen') vorhanden sein. Eine noch so gute Ausbildung in Biochemie mit Vertiefung Toxikologie befähigt nicht zur Beurteilung von Risikobeherrschungsmaßnahmen gegen elektrische Schadensquellen. Gleiches kann auch auf die Betrachtung von Risiken, die sich aus dem Herstellprozess ergeben, übertragen werden.

Etwas Wissen über und Erfahrung mit statistischen Methoden der Qualitätssicherung ist für einige Aufgaben von Vorteil, aber keine zwingende Voraussetzung.

Die Nachfrage nach geeigneten Fachkräften ist in den letzten 10 Jahren stark gestiegen, sowohl in der Industrie als auch bei den Behörden und Benannten Stellen. Obwohl viele Fortbildungskurse und andere Qualifizierungsmaßnahmen angeboten werden, werden diese Angebote nicht von allen Interessenvertretern wahrgenommen, manchmal aus Zeit und leider auch aus Kostengründen. Hierbei ist hervorzuheben, dass vor allem mittelständische und große Industrieunternehmen sehr viel Wert auf die Qualifizierung ihrer Mitarbeiter legen.

Wünschenswert wäre, dass das erforderliche Wissensprofil in diesem regulierten Bereich inhaltlich, und zwar allgemein abgestimmt, konkret festgelegt wird. Das gilt auch für die angebotenen Hochschulabschlüsse. Seit Mitte der 90er Jahre des letzten Jahrhunderts bieten einige Hochschulen (anfangend mit der FH Lübeck) in Deutschland eine entsprechende Ausbildung z. B. zum Regulatory Affairs Manager mit Bachelor- und auch Master-Abschlüssen an.

Kombiniert mit einer entsprechenden Berufserfahrung können dann die in den verschiedenen Regularien sehr allgemein geforderten Qualifikationen (siehe z. B. Anhang XI der Richtlinie 93/42/EWG über Medizinprodukte) für das mit solchen Aufgaben betraute Personal mit entsprechend den für das Wissensprofil festgelegten Kriterien nachgewiesen werden.

> **Folgerung**
>
> Idealerweise sollte der Hersteller für die Bereiche Entwicklung und Konstruktion, Fertigung, Qualitätsmanagement, Marketing, Produktmanagement und Anwendungstechnik entsprechende Stellen-/Funktionsbeschreibungen für Personal, das mit Aufgaben aus dem Risikomanagement beauftragt werden könnte, erstellen.
>
> Die tatsächlichen Qualifikationen des Personals brauchen nicht in der Risikomanagementakte gepflegt zu werden, sollten jedoch als Grundlage für die Fortbildung dienen. Die Erfahrung zeigt, dass einige größere Unternehmen einen solchen Ansatz bereits verfolgen.
>
> Im Risikomanagementplan sollten auch die erforderlichen Stellen-/Funktionen (ohne Namensnennung) aufgeführt werden.

A.2.3.3 Qualifikation des Personals

Es ist von größter Bedeutung, Personal mit der erforderlichen Sachkunde für die Durchführung von Aufgaben des Risikomanagements zu gewinnen. Der Risikomanagement-Prozess erfordert Personen mit Sachkunde auf Gebieten wie:
- wie das Medizinprodukt aufgebaut ist;
- wie das Medizinprodukt funktioniert;
- wie das Medizinprodukt hergestellt wird;
- wie das Medizinprodukt gegenwärtig verwendet wird;
- wie der Risikomanagement-Prozess anzuwenden ist.

Im Allgemeinen sind hierfür mehrere Vertreter unterschiedlicher Funktionsgebiete oder Disziplinen erforderlich, die jeder ihr jeweiliges Spezialwissen einbringen. Der gegenseitige Ausgleich und der Zusammenhang zwischen Personen, die Aufgaben des Risikomanagements durchführen, sollten berücksichtigt werden.

Um objektive Nachweise zu erbringen, sind Aufzeichnungen der entsprechenden Qualifikationen erforderlich. Um Doppelaufzeichnungen zu vermeiden und aus Gründen der Vertraulichkeit und des Datenschutzes fordert diese Internationale Norm nicht, diese Aufzeichnungen in der Risikomanagementakte abzulegen.

3.4 Risikomanagementplan

Tätigkeiten des Risikomanagements müssen geplant werden. Deshalb muss der Hersteller für das jeweilige Medizinprodukt einen Risikomanagementplan entsprechend dem Risikomanagement-Prozess erarbeiten und dokumentieren. Der Risikomanagementplan muss Teil der Risikomanagementakte sein.

Für Medizinprodukte der Klasse I bzw. für einige In-vitro-Diagnostika, die nur die Anforderungen der Anhänge VII der Medizinprodukterichtlinie bzw. Anhang III der In-vitro-Diagnostika-Richtlinie erfüllen müssen, könnte man herleiten, dass ein dokumentiertes Risikomanagementsystem nicht eingeführt werden muss, da die Zertifizierung dieser Produkte nicht auf der Grundlage eines Qualitätssicherungssystems nach DIN EN ISO 13485 durchgeführt wird, und dass dann diese Anforderung nicht anwendbar sei.

In den entsprechenden Abschnitten der Anhänge VII bzw. III über die technische Dokumentation werden lediglich Ergebnisse verlangt, keine Darlegung von Prozessen mit Ausnahme der Tätigkeiten unter Buchstabe f) dieser Anforderung!

Im Sinne eines Managementsystems ist aber ein Plan als Grundstein für die effektive und effiziente Durchführung von zugeordneten Aufgaben von zentraler Bedeutung. Auf diesen Grundsatz achtet die FDA bei ihren Inspektionen erfahrungsgemäß gerne. Es gilt „no plan = no control" – auch für Klasse-I-Medizinprodukte, die in den USA vermarktet werden sollen.

> Dieser Plan muss mindestens Folgendes enthalten:
> a) den Aufgabenbereich der geplanten Tätigkeiten des Risikomanagements, wobei das Medizinprodukt und die Phasen seines Lebenszyklus, für die jedes Element des Plans gilt, festzulegen und zu beschreiben sind;

Bei der Umsetzung dieses Abschnittes der Norm sollte möglichst genau überlegt werden, welche Aufgaben mit welchen Inhalten in welchem Abschnitt des Lebenszyklus des Produktes zutreffend, sinnvoll bzw. obligatorisch sind.

Das heißt, es sind nicht nur die Entwicklung und Konstruktionsphase zu berücksichtigen, sondern auch alle anderen relevanten Phasen im Lebenszyklus wie Fertigung, Verpackung, Montage und ggf. Inbetriebnahme.

Im Anhang F zur Norm wird darauf hingewiesen, dass

> „ein (kann) Hersteller über verschiedene Pläne verfügen, die unterschiedliche Teile des Lebenszyklus abdecken. Indem verdeutlicht wird, welchen Aufgabenbereich jeder Plan hat, wird es möglich zu bestätigen, dass der gesamte Lebenszyklus abgedeckt ist."

Für Hersteller von CE-gekennzeichneten Produkten sind die mit dem Risikomanagementplan verknüpften/assoziierten Aufgaben recht umfangreich, da die Richtlinien einen großen Freiraum für verschiedene Auslegungen ermöglichen.

Für die Phase vor dem Inverkehrbringen sind u. a. folgende Aufgaben je nach Art des Produkts und Ziel des Risikomanagementplans denkbar.

– Literaturrecherchen über Daten zur klinischen Anwendung und Sicherheit der klinischen Methode (z. B. OP-Technik), ggf. Vorgängerprodukte und vergleichbare Wettbewerbsprodukte.
– Analyse und Auswertung von Reklamationen über Vorkommnisse mit ggf. Vorgängerprodukten und vergleichbaren Wettbewerbsprodukten.

- Analyse und Auswertung von Service- und Reparaturberichten mit ggf. Vorgängerprodukten
- Normrecherche, ggf. Recherche regionaler gesetzlicher Vorschriften
- Ausarbeitung der anzuwendenden Risikokriterien für die Risikobewertung
- Risikoanalyse und -bewertung nach ISO 14971, IEC 62366 und IEC 62304
- Präklinische Prüfungen, z. B. nach EN ISO 10993-1
- Design-/Konstruktions-FMEA
- Prozessrisikoanalyse
- Verifizierung der Risikobeherrschungsmaßnahmen
- Klinische Prüfung
- Klinische Bewertung
- Beurteilung der Vertretbarkeit.

Ein Risikomanagementplan ist nicht nur anlässlich einer Neuentwicklung zu erstellen. Vielmehr und häufiger wird er bei wesentlichen Produktänderungen (zur Definition von ‚wesentlich' kann als Kriterium der von der FDA eingeführte Begriff „significant change" herangezogen werden, dessen Auslegung die FDA klar in einer entsprechenden Guideline „When to submit a new 510(k)" darlegt), Änderungen in Produktionsprozessen oder durch den Stand der Technik (siehe hierzu das ZLG Papier 3.5 A1) erforderlich. Je nach Art des Anlasses können dann ggf. einige der standardmäßig vorgesehenen Aktivitäten im Plan ausgelassen werden.

Im Annex K des Buchs findet sich ein Vorschlag, wie ein Plan strukturiert werden kann:

> b) die Zuordnung von Verantwortlichkeiten und Befugnissen;
> c) Anforderungen an die Überprüfung der Tätigkeiten des Risikomanagements;

Einhergehend mit jedem Plan ist die Notwendigkeit, diesen regelmäßig zu überprüfen und ggf. zu aktualisieren.

Mit der Auswahl der Aktivitäten werden die Wahl und Festlegung der Verantwortlichkeiten für die Durchführung, Prüfung und Freigabe der Ergebnisse quasi automatisch festgelegt, da wohl kein Hersteller diese Aufgaben ohne solche vorher festgelegten Zuständigkeiten in seiner Organisation planen dürfte. Um größtmögliche Flexibilität zu gewährleisten, sollten keine Namen im Plan aufgeführt werden (wie unter Abschnitt 3.4.3 aufgeführt), sondern die zuständigen Stellen/ Funktionen im Unternehmen. Dagegen sollten in den Aufzeichnungen durchaus die Namen mit Unterschrift aufgeführt werden.

> d) Kriterien für die Akzeptanz der Risiken auf der Grundlage der Politik des Herstellers zur Festlegung akzeptabler Risiken, einschließlich der Kriterien für die Akzeptanz von Risiken, wenn die Wahrscheinlichkeit des Auftretens eines Schadens nicht eingeschätzt werden kann;

In diesem Zusammenhang tritt ein inhärentes und erkanntes Problem mit der DIN EN ISO 14971 in Erscheinung. Weder der Begriff „akzeptabel" noch „Akzeptanz" sind definiert und werden – leider ohne direkt erkennbar zu sein – inhaltlich je nach Situation flexibel verwendet. Manchmal bezieht sich der Begriff auf die eingeschätzten inhärenten Risiken im Produkt, die ohne Risikobeherrschungsmaßnahmen vorhanden sind, manchmal auf die bewerteten Restrisiken bzw. das ‚Gesamtrestrisiko'.

Da die Richtlinie 93/42/EWG über Medizinprodukte nur eine Beurteilung der Vertretbarkeit der Risiken, basierend auf einer Risiko-Nutzen-Abwägung, fordert, sollte der Hersteller – auch im Hinblick auf die Aussagen in dem Anhang ZA zur Norm – die Verwendung der Begriffe ‚akzeptabel' oder ‚Akzeptanz' möglichst vermeiden.

Viel wichtiger, als die faktische Größe des Risikos mit einem Begriff zu charakterisieren, ist die Festlegung der erforderlichen Handlungsoptionen bezogen auf die Ergebnisse der Risikoanalysen aus den jeweiligen Phasen des Lebenszyklus. Damit vermeidet man eine doppelte nur schwer zu erklärende Belegung des Begriffes „akzeptabel" und lässt die letztendlich für die CE-Kennzeichnung entscheidende Beurteilung über die Vertretbarkeit des Produkts unbelastet.

Solche Handlungsoptionen können z. B. sein:
- „Das Risiko muss unbedingt mit Risikobeherrschungsmaßnahmen weiter herabgesenkt werden."
- „Wenn weitere Risikobeherrschungsmaßnahmen zu keiner signifikanten Risikominderung führen, muss eine Abwägung gegen den Nutzen für den Patienten über die Vertretbarkeit des Risikos entscheiden."
- „Über die verbleibende Restrisiken und die eingeführten Risikobeherrschungsmaßnahmen muss in der Gebrauchsanweisung informiert werden."

> - „Unter keinen Bedingungen vertretbar – eine Neuentwicklung/Konzeptänderung ist erforderlich."
> - usw.

Planung bei Varianten und Änderungen

Grundsätzlich sollte eine neue Variante eines Produktes eine andere Artikelnummer erhalten und einen entsprechenden eigenen Risikomanagementplan bekommen – auch wenn einem dies auf den ersten Blick als zu bürokratisch erscheint. Andere Vorgehensweisen werden leicht sehr unübersichtlich.

> Werden entsprechende Änderungen an den Inhalten der Risikomanagementakte notwendig, werden diese in der Regel über ein Change-Control-/Änderungsformular adressiert. Das bedeutet, dass ein Risikomanagementplan *de facto* erstellt wird, häufig aber nicht als solcher benannt wird. Hier kann eine Beschreibung in der entsprechenden Verfahrensanweisung zum Änderungsmanagement ggf. Klarstellung schaffen.

e) Tätigkeiten der Verifizierung;

Wie im Späteren dargelegt, müssen die Implementierung und die Wirksamkeit der Risikobeherrschungsmaßnahmen nicht nur verifizierbar sein, sondern auch mit den zur Verfügung stehenden Ressourcen durchgeführt werden können. Dabei sollte berücksichtigt werden, dass eine Verifizierung manchmal einen langen Vorlauf benötigt, z. B. bei Gebrauchstauglichkeitsuntersuchungen, die ggf. nur unter Heranziehung auswärtiger Experten oder Ressourcen durchgeführt werden sollten. Ggf. sind solche Verifizierungen so umfangreich, dass hierfür ein gesonderter Plan erstellt werden sollte, auf den dann im Risikomanagementplan hingewiesen werden kann. Eine der Nebenaufgaben bei der Erstellung und Ausarbeitung des Risikomanagementplans ist es, gerade hierauf ausreichende Hinweise rechtzeitig zu erhalten, damit realistische Zeit- und Kostenpläne erstellt und überprüft werden können, siehe 3.2 der Norm.

f) Tätigkeiten im Zusammenhang mit der Erfassung und Überprüfung relevanter Informationen aus der Herstellung und der Herstellung nachgelagerten Phasen des Produkts.

Im Kommentar zum Abschnitt 3.1 Risikomanagement-Prozess der Norm wurde darauf hingewiesen, dass die für alle Medizinprodukte und In-vitro-Diagnostika geltende Forderung aus den Richtlinien:

> *„Der Hersteller muss ein systematisches Verfahren einrichten und auf dem neuesten Stand halten, das es ermöglicht, Erfahrungen mit Produkten in den der Herstellung nachgelagerten Phasen auszuwerten und in geeigneter Weise erforderliche Korrekturen zu veranlassen, wobei die Art des Produkts und die von diesem ausgehenden Risiken zu berücksichtigen sind"*

bevorzugt als ein eigenständiges Verfahren zu erstellen und verwalten sei, da diese Anforderung inhaltlich für alle Arten von Medizinprodukten obligatorisch ist. Siehe auch Abbildung 8.

Im Anhang F wird darauf hingewiesen, dass der Umfang und die Detailliertheit des Plans dem ‚Risikograd' des Produkts entsprechen sollten. Dies trifft insbesondere auf die Anforderung an eine Produkt-/Marktüberwachung nach dem Inverkehrbringen zu.

> Hier fällt der Begriff ‚Risikograd' auf, der nicht definiert ist. Es gibt aber in der Richtlinie Entsprechungen, die eventuell hilfreiche Hinweise geben können. So spricht z. B. der Anhang IX Klassifizierungskriterien in Abschnitt II. ANWENDUNGSREGELN: 2.4. vom „höchsten Gefährdungspotential" und z. B. in Regel 9 von „aufgrund der Merkmale des Produkts eine potentielle Gefährdung darstellen". Vorausgehend dazu sind in den Vorbemerkungen zur Richtlinie „Für die Produkte der Klassen IIb und III, die ein hohes Gefahrenpotential darstellen, ..." angeführt. Somit kann man unter ‚Risikograd' auch ‚Gefährdungspotential', ‚Potentielle Gefährdung' und ‚Gefahrenpotential' als Synonyme verstehen.

Von grundsätzlicher Bedeutung bei der Erstellung des Risikomanagementplans ist die in den Vorbemerkungen zur Richtlinie angeführte Anforderung:

> *„... Die grundlegenden Anforderungen müssen mit der nötigen Sorgfalt angewandt werden, um dem Stand der Technik zum Zeitpunkt der Konzeption ..."*.

In der Richtlinie 93/42/EWG über Medizinprodukte gibt es drei definierte Zeitpunkte im Lebenslauf eines Produktes: der Zeitpunkt der Konzeption, der des Inverkehrbringens und der der Inbetriebnahme. Der erste kann grundsätzlich nicht vor der Freigabe des Risikomanagementplans liegen. Je später er liegt, umso besser, allerdings sollte er vor dem sogenannten Design-Transfer festgelegt werden.

Bei der Anwendung des Produkts in der Phase nach dem Inverkehrbringen – in der Norm als in der Phase der Produktion und der Produktion nachgelagerten Phasen definiert – sind die Gültigkeit der Ergebnisse der Risikobewertungen und daraus resultierende Folgerungen regelmäßig zu überprüfen.

Aus drei Gründen können sich die Gültigkeiten der Ergebnisse ändern:

- Rückmeldungen aus dem Marktgeschehen deuten darauf hin, dass vorgenommene Einschätzungen über Häufigkeiten und/oder Annahmen über ‚Gefährdungen' nicht zutreffend sind,
- der eingeschätzte Nutzen der klinischen Anwendung hat sich durch neuere klinische Daten geändert, oder
- der Stand der Technik, die Normenlage oder die Gesetzeslage (z. B. neue Vorgaben durch die Zentralstelle der Länder für Gesundheitsschutz ZLG) haben sich geändert.

Hierzu ist das gezielte Sammeln und Auswerten von Informationen über die Erfahrungen mit dem Produkt in der Anwendung, in der Produktion und im Service wichtig. Dazu gehören insbesondere:

- Berichte über Vorkommnisse
- Service- und Reparaturberichte
- Kundenreklamationen
- Verbrauchs-/Ersatzteilebedarf
- Stand der regulatorischen Dokumente (z. B. Mitteilungen des EK-Med), angewendeten Normen
- klinische Daten (z. B. vom PMCF (Post Market Clinical Follow-up)).

Alle diese Informationen sollten mit geeigneten Methoden auf Trend überwacht werden, um rechtzeitig vorbeugend korrigierend eingreifen zu können. Eine Trendauswertung und -überwachung ist für die FDA unabdingbar, wie sich unschwer aus diversen „Warning Letters" herauslesen lässt.

> Der Hersteller sollte sich bei der Auswahl der Quellen und Häufigkeit der Auswertung der Daten, wie oben angeführt, nach dem Risikograd des Produktes und bei älteren Produkten nach der Historie richten, ähnlich der bekannten Strategie der AQL-Prüfpläne in DIN ISO 2859-1.

KOMMENTIERUNG DER ABSCHNITTE DER NORM

> ANMERKUNG 3 Die Kriterien für die Akzeptanz von Risiken sind für die endgültige Wirksamkeit des Risikomanagement-Prozesses wesentlich. Für jeden Risikomanagementplan sollte der Hersteller geeignete Kriterien zur Akzeptanz von Risiken auswählen.
> Wahlmöglichkeiten könnten unter anderem einschließen:
> - Aufzeigen in einer Matrix, wie in Bild D.4 und Bild D.5, welche Kombinationen der Schadenswahrscheinlichkeit und des Schweregrades eines Schadens sind akzeptabel oder nicht akzeptabel;
> - weitere Unterteilung der Matrix (z. B. vernachlässigbar, akzeptabel bei Risikominimierung) und Anforderung, dass Risiken zuerst, soweit vernünftigerweise möglich, verringert werden, bevor festgestellt wird, dass sie akzeptabel sind (siehe D.8).
>
> Welche Wahlmöglichkeit auch gewählt wird, sollte diese entsprechend der Politik des Herstellers zur Bestimmung der Kriterien zur Akzeptanz von Risiken bestimmt werden und folglich auf anwendbaren nationalen oder regionalen Vorschriften und zutreffenden Internationalen Normen beruhen und zur Verfügung stehende Informationen berücksichtigen, wie z. B. den allgemein anerkannten Stand der Technik und bekannte Vorbehalte der Beteiligten (siehe 3.2). Zu einer Anleitung zur Festlegung solcher Kriterien siehe D.4.

Diese Anmerkung 3 weist auf mehrere Umstände hin, die eingehend diskutiert werden müssen. Es ist klar, dass für jedes Produkt ein eigener, dem ‚Risikograd' des Produkts entsprechender Plan erstellt werden muss. Da die Norm den Begriff ‚Vertretbarkeit' nicht kennt und dass das im EWR vorgeschriebene Verfahren der Klinischen Bewertung nicht direkt herangezogen wird, ist der zweite Satz in diesem Fall kaum anwendbar und glücklicherweise nur als eine nicht mandatorische Anmerkung in der Norm aufgeführt.

Vor der Anwendung attributiver Begriffe als Risikokriterien wird ausdrücklich von den Verfassern gewarnt. Alleine am Anhang ZA zur DIN EN ISO 14971 wird aufgezeigt, zu welchen interpretativen Missverständnissen die unkritische Anwendung solcher Begriffe (wie in der o. a. Anmerkung 3) führen kann.

> **Folgerung**
>
> Für Hersteller, die ein zertifiziertes Qualitätssicherungssystem nach Anhang 2 (90/385/EWG), Anhang II (93/42/EWG) bzw. Anhang IV (98/79/EG) auf Grundlage der DIN EN ISO 13485 aufrechterhalten, hat der Risikomanagementplan eine zentrale Bedeutung für das Risikomanagementsystem, in dem hiermit alle relevanten Aktivitäten eingeplant und überwacht werden und entsprechend den Notwendigkeiten auch angepasst werden können und müssen.

> Diese Anforderungen können in den o. a. Qualitätsmanagementsystemen in dem Abschnitt 7.1 der EN ISO 13485 integriert werden. Für Hersteller ohne ein zertifiziertes Qualitätssicherungssystem (im Wesentlichen Klasse-I-Medizinprodukte und entsprechende In-vitro-Diagnostika) ist die Ausarbeitung, Dokumentation und Verwaltung eines Risikomanagementplans, so wie in der Norm festgelegt, gesetzlich (mit Ausnahme Buchstabe f)) nicht gefordert.

Im Anhang F der Norm befindet sich eine lesenswerte Ergänzung und Begründung.

F.1 Allgemeines

Der Risikomanagementplan kann ein gesondertes Dokument oder in andere Dokumentationen eingearbeitet sein, z. B. in die Dokumentation des Qualitätsmanagementsystems. Er kann die Unterlagen selbst enthalten oder auf andere Dokumente verweisen, um die in 3.4 beschriebenen Anforderungen zu erfüllen.

Darstellung und Grad der Einzelheiten für den Plan sollten dem Risikograd angemessen sein, der mit dem Medizinprodukt verbunden ist. Die in 3.4 festgelegten Anforderungen sind die Mindestanforderungen für einen Risikomanagementplan. Der Hersteller kann weitere Punkte wie Zeitplan, Mittel der Risikoanalyse oder eine Begründung für die Wahl spezifischer Risikoakzeptanzkriterien aufnehmen.

F.2 Aufgabengebiet des Plans

Das Aufgabengebiet identifiziert und beschreibt das Medizinprodukt und die Phasen des Lebenszyklus, für die jedes Element des Plans anwendbar ist.

Alle Elemente des Risikomanagement-Prozesses sollten nach dem vom Hersteller festgelegten Lebenszyklus des Produkts eingeteilt sein. Einige der Elemente des Risikomanagement-Prozesses werden für die Phasen des vom Hersteller aufgestellten Prozesses der Produktrealisierung (siehe zum Beispiel ISO 13485:2003 [8]) wie Design- und Entwicklungskontrolle gültig sein. Die restlichen Elemente werden während der anderen Phasen des Lebenszyklus bis hin zur Außerbetriebnahme des Produkts auftreten. Der Risikomanagementplan liefert diese Einteilung für ein bestimmtes Produkt entweder direkt oder durch Verweis auf andere Dokumente.

Obwohl sämtliche Risikomanagementaktivitäten geplant werden müssen, kann ein Hersteller über verschiedene Pläne verfügen, die unterschiedliche Teile des Lebenszyklus abdecken. Indem verdeutlicht wird, welchen Aufgabenbereich jeder Plan hat, wird es möglich zu bestätigen, dass der gesamte Lebenszyklus abgedeckt ist.

F.3 Zuordnung von Verantwortlichkeiten und Befugnissen

Im Risikomanagementplan sollte das Personal mit Verantwortlichkeit für die Durchführung bestimmter Tätigkeiten des Risikomanagements festgelegt sein, zum Beispiel einer oder mehrere Überprüfer, einer oder mehrere Fachleute, einer oder mehrere unabhängige Spezialisten für die Verifizierung, eine oder mehrere Personen mit Befugnis zur Anerkennung (siehe 3.2). Diese Zuordnung kann in eine für das Gestaltungsprojekt festgelegte Unterlage über die Zuteilung von Ressourcen aufgenommen werden.

F.4 Anforderungen an die Überprüfung von Tätigkeiten des Risikomanagements

Im Risikomanagementplan sollte im Einzelnen festgelegt sein, wann und wie diese Managementüberprüfungen für ein bestimmtes Medizinprodukt vorgenommen werden. Die Anforderungen an die Überprüfung von Tätigkeiten des Risikomanagements könnten Teil anderer Anforderungen an die Überprüfung des Qualitätsmanagementsystems sein (siehe zum Beispiel ISO 13485:2003, 7.3.4) [8].

F.5 Kriterien für die Akzeptanz von Risiken einschließlich von Kriterien für die Akzeptanz von Risiken, wenn die Wahrscheinlichkeit des Auftretens eines Schadens nicht abgeschätzt werden kann

Die Kriterien für die Akzeptanz von Risiken werden aus der Politik des Herstellers für die Festlegung vertretbarer Risiken abgeleitet (siehe D.4). Die Kriterien können für ähnliche Kategorien von Medizinprodukten gemeinsam sein. Die Kriterien für die Akzeptanz von Risiken können Teil des festgelegten Qualitätsmanagementsystems des Herstellers sein, auf die im Risikomanagementplan verwiesen wird (siehe zum Beispiel ISO 13485:2003, 7.1) [8].

F.6 Tätigkeiten zur Verifizierung

Im Risikomanagementplan wird festgelegt, wie die beiden durch diese Internationale Norm geforderten gesonderten Tätigkeiten zur Verifizierung durchgeführt werden (siehe auch A.2.6.3). Die Verifizierung der Wirksamkeit von Risikobeherrschungsmaßnahmen kann die Sammlung klinischer Daten, Studien zur Gebrauchstauglichkeit usw. (siehe auch 2.28) erfordern. Im Risikomanagementplan können diese Einzelheiten über die Tätigkeiten zur Verifizierung entweder direkt oder durch Verweis auf den Plan für sonstige Tätigkeiten zur Verifizierung enthalten sein.

F.7 Ein oder mehrere Verfahren zur Gewinnung sachdienlicher Informationen aus den der Herstellung nachgelagerten Phasen

Das oder die Verfahren zur Gewinnung von Informationen aus den der Herstellung nachgelagerten Phasen kann/können Teil der erarbeiteten Verfahrensweisen für das Qualitätsmanagementsystem sein (siehe zum Beispiel ISO 13485:2003, 8.2.1) [8]. Die Hersteller sollten allgemeine Verfahrensweisen zur Sammlung von Informationen aus unterschiedlichen Quellen wie Anwender, Wartungspersonal, Personalausbildung, Berichte über Zwischenfälle und Kundenrückmeldungen festlegen. Während in den meisten Fällen eine Verweisung auf die Verfahrensweisen des Qualitätsmanagementsystems ausreichen kann, sollten mögliche produktspezifische Anforderungen direkt in den Risikomanagementplan eingefügt werden.

Der Risikomanagementplan sollte eine Dokumentation über Entscheidungen auf der Grundlage einer Risikoanalyse enthalten, welche Art der Überwachung nach dem Inverkehrbringen für das Produkt geeignet ist; zum Beispiel, ob eine Überwachung durch Reaktionen angemessen ist oder ob aktive Studien erforderlich sind. Die Einzelheiten aller ins Auge gefassten klinischen Studien sollten festgelegt sein.

Die folgende Abbildung veranschaulicht die oben beschriebenen Zusammenhänge von der Planung in der Entwicklungsphase über die Durchführung, Überwachung in der Vermarktungsphase und Rückführung in das Änderungsmanagement mit entsprechenden Berichterstellungen zum Risikomanagement in der jeweiligen Phase. Siehe hierzu auch Annex K mit Beispiel-Formblättern.

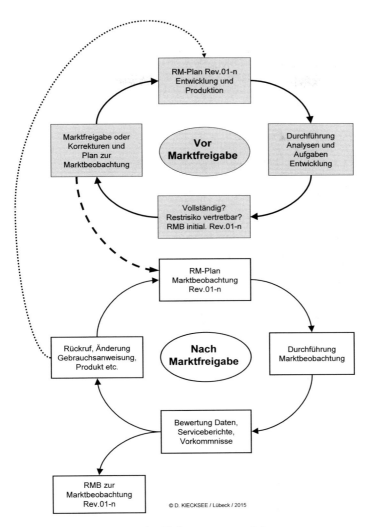

Abbildung 8: Umsetzung der Risikomanagementplanung vor und nach der Vermarktung

3.5 Risikomanagementakte

Für das jeweilige betrachtete Medizinprodukt muss der Hersteller eine Risikomanagementakte anlegen und aufrechterhalten. Zusätzlich zu den Anforderungen anderer Abschnitte dieser Internationalen Norm muss die Risikomanagementakte für jede festgestellte Gefährdung die Rückverfolgbarkeit auf folgende Punkte ermöglichen:

- die Risikoanalyse;
- die Risikobewertung;
- die Implementierung und Verifizierung der Maßnahmen zur Risikobeherrschung;
- die Beurteilung der Akzeptanz jedes Restrisikos.

ANMERKUNG 1 Die Aufzeichnungen und sonstigen Dokumente, die die Risikomanagementakte bilden, dürfen Teil anderer Dokumente oder Akten sein, die zum Beispiel für das Qualitätsmanagementsystem eines Herstellers erforderlich sind. Die Risikomanagementakte muss nicht sämtliche Dokumente physisch enthalten; sie sollte jedoch mindestens Referenzen oder Hinweise auf alle geforderten Dokumente enthalten. Der Hersteller sollte in der Lage sein, die als Verweis in der Risikomanagementakte enthaltenen Angaben in angemessener Zeit zusammenzustellen.

ANMERKUNG 2 Die Risikomanagementakte kann in jeder Form oder Art eines Mediums realisiert sein.

Während der Risikomanagementplan durchaus als ein sinnvolles Instrument für die effiziente Umsetzung eines wirkungsvollen Risikomanagementsystems betrachtet werden darf, ist das Kapitel Risikomanagementakte kritischer zu betrachten.

Ursprünglich wurde sie auf Verlangen der Vertreter verschiedener Behörden eingeführt, um einen schnellen Einstieg in die Auditierung bzw. Inspektion des Risikomanagementsystems zu ermöglichen. Nach einigen Diskussionen einigte man sich auf die jetzige Fassung, in der die Akte dezentral geführt werden kann. Eine Voraussetzung ist allerdings, dass sie „in angemessener Zeit zusammenzustellen" ist. In der Praxis, z. B. anlässlich eines ‚unangekündigten Audits', müssen demnach die zutreffenden Akten zur Einsicht und Prüfung sehr zeitnah bereitgestellt werden.

Die Norm überlässt dem Hersteller die freie Entscheidung, in welcher Form die Akte vorgelegt wird, auf Papier oder z. B. in elektronischer Form als pdf-Dokument auf einem Bildschirm. Größere Unternehmen haben häufig verschiedene Standorte für die Entwicklung, Produktion bzw. Vertrieb des Produkts, d. h. die jeweiligen Risikomanagementergebnisse müssen meistens standortbezogen geführt werden.

Hersteller, die mit OEM- oder PLM-Produkten[3] arbeiten, sollten diesen Umstand bei der Erarbeitung der entsprechenden Qualitätsvereinbarungen berücksichtigen, insbesondere da der Zeitunterschied zwischen Fernost und Europa länger als der übliche Arbeitstag in Europa ist. Aus diesem Grund ist der von vielen Benannten Stellen geäußerte Wunsch, die Risikomanagementakten für die schnelle Einsicht vor Ort zusammen- und/oder abrufbar zu halten, durchaus nachvollziehbar. Ebenso nachvollziehbar ist es, dass der Lieferant seine Analysen ungern aus der Hand geben wird, da zum einen Spezifikationen enthalten sein können, die dem Betriebsgeheimnis unterliegen, und zum anderen sich die Lenkung der Dokumente als sehr aufwendig gestalten würde, wenn jedes Update an die entsprechenden Kunden weitergeleitet werden müsste.

Die Risikomanagementakte kann zweckmäßigerweise bereits bei der Erstellung des Plans für die Risikomanagementaktivitäten für das Produkt bzw. das Projekt mit angelegt werden. Dazu können in dem Plan Verweise wie die Namen der Dokumente und der Ablageort usw. der jeweiligen Ergebnisse der Risikoanalyse und/oder sonstige zuzuordnende Dokumente mit aufgeführt werden. Siehe hierzu auch Annex K mit Beispiel-Formblättern.

Somit erhält der Risikomanagementplan sowohl die Rolle der Fundstelle als auch die des Inhaltsverzeichnisses für die Risikomanagementakte. Damit wird auch sichergestellt, dass sie quasi automatisch regelmäßig auf Vollständigkeit, Richtigkeit und Aktualität überprüft wird.

Allerdings sollte der Hersteller diese Forderung nicht nur als ein bürokratisches Folterinstrument ansehen. Bei einem Zwischenfall mit seinem Produkt im Markt hat er hiermit auch einen schellen und lückenlosen Zugang zu allen relevante Referenzdokumenten, um den Zwischenfall adäquat bewerten und beurteilen zu können. Der Hinweis „für jede festgestellte Gefährdung die Rückverfolgbarkeit ... ermöglichen" sollte auf diesen Zweck bezogen und verstanden werden.

Für den zusammenfassenden Überblick über die sogenannte Risikomanagementakte würde es dann genügen, dass die Fundstellen für die in Arbeit befindlichen und abgearbeiteten Risikomanagement-

---

[3] Original Equipment Manufacturer bzw. Private Label Manufacturer, ein PLM übernimmt das komplette Produkt ohne technische Veränderungen voll in seine Verantwortung, d. h. er hat kaum Zugriff auf relevante Risikomanagementdokumente oder Spezifikationen außer Etikettierung und Gebrauchsanweisung, der OEM hat in diesem Falle das Originalprodukt entwickelt und hergestellt und ggf. auch die Etikettierung bereitgestellt.

pläne zentral mit entsprechenden Verweisen auf das Produkt, z. B. mit Hilfe einer geeigneten Datenbank, verwaltet werden.

Eine Voraussetzung für solch eine, an und für sich recht einfache Lösung ist jedoch, dass alle verschiedenen Risikoanalysen in den jeweiligen Phasen des Lebenszyklus die ersten Einschätzungen der potentiellen Schadensquelle in der ‚initialen' Gefährdungsanalyse bis zur letzten Verifizierung einer Risikobeherrschungsmaßnahme konsequent und einheitlich in nachvollziehbarer Weise umsetzen. Bei der Wahl der anzuwendenden Risikoanalyseverfahren ist darauf besonderer Wert zu legen. Sonst wird die Verwaltung der Risikomanagementakte aus diesem Aspekt heraus äußerst aufwendig und schwer darstellbar.

Insbesondere kleinere Unternehmen bedürfen dafür eines unverhältnismäßig hohen Aufwands, aber auch große Unternehmen, die standortübergreifend zusammenarbeiten, stehen vor vergleichbaren Herausforderungen, schon eine räumliche Trennung durch verschiedene Gebäude auf einem Werksgelände gefährdet diese stringente Arbeitsweise, die ein Höchstmaß an Disziplin erfordert.

Zum Schluss ist es bemerkenswert, dass dieses Kapitel der Norm zwar eine Forderung beschreibt, aber keine konkrete Prüfung gefordert wird. Damit wurde eine der eisernen Regeln in der Normung: „No requirement without a test" nicht eingehalten. Dies ist im Zweifelsfall eher als Nachteil für den Hersteller im Falle eines Audits anzusehen, denn somit sind Tür und Tor für willkürliche Auslegungen und andere Anforderungen seitens der Auditoren oder Behörden geöffnet.

> **Folgerung**
>
> Diese Anforderung gilt grundsätzlich für alle Hersteller von Medizinprodukten, unabhängig von der Art bzw. der Klassifizierung der Medizinprodukte. Dabei muss der Hersteller Folgendes berücksichtigen:
>
> Er muss die Fundstellen für die Ergebnisse der Risikoanalyse, die Implementierung und Verifizierung der Maßnahmen zur Risikobeherrschung sowie für die Klinischen Daten und die Bewertung der Vertretbarkeit des Medizinprodukts mit den Grundlegenden Anforderungen der Richtlinie kennen.
>
> Er muss diese Dokumente/Aufzeichnungen sehr zeitnah für ein Audit (insbesondere im Falle eines unangekündigten Audits) bereitstellen können.

4 Risikoanalyse
4.1 Prozess der Risikoanalyse
Die Risikoanalyse ist für das jeweilige Medizinprodukt wie in 4.2 bis 4.4 beschrieben durchzuführen. Die Implementierung der geplanten Tätigkeiten zur Risikoanalyse und deren Ergebnisse sind in der Risikomanagementakte zu dokumentieren.

Man überliest leicht, dass die in diesem Abschnitt 4.1 aufgeführten Tätigkeiten, wie im Abschnitt 3 der Norm gefordert, geplant sein müssen. Bzgl. der Inhalte der Risikomanagementakte handelt es sich um zwei Arten von Aufzeichnungen, erstens soweit zutreffend der Plan selbst und zweitens die Ergebnisse der im Plan festgelegten Aktivitäten. Diese Aufzeichnungen müssen jedoch nicht zwingend in zwei eigenständigen Dokumenten geführt werden, wie im Kommentar zum Abschnitt 3.4 der Norm ausführlich kommentiert wurde.

ANMERKUNG 1 Falls eine Risikoanalyse oder sonstige relevante Informationen für ein ähnliches Medizinprodukt vorliegen, kann/können diese als Ausgangspunkt für die neue Analyse verwendet werden. Der Grad der Relevanz hängt von den Unterschieden der Produkte ab, und ob diese neuen Gefährdungen oder erhebliche Veränderungen in den Ausgangsgrößen, Charakteristiken, Leistungsmerkmalen oder Ergebnissen bewirken. Der Umfang der Verwendung einer vorhandenen Risikoanalyse basiert auch auf einer systematischen Bewertung der Auswirkungen, die die Veränderungen auf die Entstehung der Gefährdungssituationen haben.

Mit diesem Hinweis wird eine Variantenentwicklung oder Änderung eines bestehenden Produktes angesprochen. Eine Variante kann z. B. eine Erweiterung der Zweckbestimmung sein, einhergehend mit einer technischen Änderung des Produktes, um die neue modifizierte Zweckbestimmung zu ermöglichen. Grundsätzlich ist bei der Änderung einer Zweckbestimmung immer auch Anhang X der Richtlinie 93/42/EWG über Medizinprodukte zu berücksichtigen, insbesondere die Validität und Vollständigkeit der klinischen Daten. Dem Ergebnis entsprechend ist ein neuer Risikomanagementplan zu erstellen!

Als Regelfall sollte eine neue Variante eines Produktes eine neue Artikelnummer erhalten – auch wenn einem dies auf den ersten Blick als zu bürokratisch vorkommt.

Bei vielen Varianten müsste der Hersteller ggf. viele Risikoanalysen parallel verwalten. Einige Hersteller bemühen sich daher um zusammenfassende/übergreifende Analysen. Dafür müssen in einem Risikomanagementsystem in jedem Fall die Revisions- und Variantenbezüge klar geregelt werden, ähnlich dem Konfigurationsmanagement bei der Software.

In der Praxis schaut man sich zunächst die bestehende Risikoanalyse an und prüft, welche Inhalte daraus unverändert übernommen werden können. Alle anderen Inhalte sollen vom Grundsatz her neu analysiert und bewertet werden, insbesondere hinsichtlich der Auswirkung auf bereits bewerteten Restrisiken, da dies für die Risiko-Nutzen-Beurteilung von Bedeutung sein kann.

> Da Risikoanalysen zumeist in Tabellenform gestaltet sind, sollte für den Zweck der Rückverfolgbarkeit der Varianten zunächst eine Spalte mit einer Artikel-/Identitäts-Nummer vorgesehen werden und eine Spalte mit der Geräteversion oder -variante. Eine unglücklichere Lösung ist es, nur eine Änderungshistorie hierfür zu verwenden.
>
> Für jede Änderung kann zusätzlich ein Pflichtenheft (Design Input) erstellt werden, welches auch einen Abschnitt zu den Maßnahmen zur Risikobeherrschung aus der Risikoanalyse enthält mit klarem Bezug zur Revision der Analyse. Bsp. Tabellen siehe Annexe E und F.

ANMERKUNG 2   Einige Hilfsmittel der Risikoanalyse werden in Anhang G beschrieben.

ANMERKUNG 3   Eine zusätzliche Anleitung zu Hilfsmitteln der Risikoanalyse bei Medizinprodukten zur In-vitro- Diagnostik findet sich in Anhang H.

ANMERKUNG 4   Eine zusätzliche Anleitung zu Hilfsmitteln der Risikoanalyse bei toxikologischen Gefährdungen findet sich in Anhang I.

Bezüglich der Anmerkungen 1 bis 3, siehe Kommentare zu den Anhängen selbst.

Zusätzlich zu den in 4.2 bis 4.4 geforderten Aufzeichnungen muss die Dokumentation über die Durchführung und die Ergebnisse der Risikoanalyse mindestens Folgendes enthalten:
a) eine Beschreibung und Identifizierung des Medizinprodukts, das analysiert wurde;

Dies kann durch einen Bezug auf eine Projektnummer, Artikelnummer oder den eindeutigen Produktnamen erfolgen, mit Hinweis, wo eine Beschreibung zu finden ist. Ggf. ist der Revisionsstand des Gerätedesigns bei Änderungen mit anzugeben.

b) die Identität der Person(en) und der Organisation, die die Risikoanalyse durchführte(n);

Die Identität ist durch Namen und Funktionsangabe festzulegen. Im Risikomanagementplan sollte lediglich die Funktionsangabe angegeben werden. Die/der für den Plan Verantwortliche zeichnet die Erledigung der Tätigkeit ab. Die Aufzeichnung der Risikoanalyse selbst enthält jedoch den Namen und die Funktionsangabe der/des Ausführende/n. Die Namen bzw. die Funktionen sollten dieselben sein, wie sie im Risikomanagementplan, sofern als gesondertes Dokument vorhanden, benannt sind. Ansonsten ist vermutlich eine Begründung für den Wechsel im Plan vorzunehmen, insbesondere für die FDA.

c) Aufgabenstellung und Datum der Risikoanalyse.

ANMERKUNG 5 Die Aufgabenstellung der Risikoanalyse kann sehr weit gefasst (wie z. B. für die Entwicklung eines neuen Gerätes, mit dem der Hersteller keine oder nur geringe Erfahrungen hat) oder eingeschränkt sein (wie z. B. bei der Analyse der Auswirkung einer Veränderung auf ein vorhandenes Gerät, zu dem in den Akten des Herstellers bereits umfangreiche Informationen vorliegen).

Die Aufgabenstellung sollte über ein Deckblatt dargelegt werden. Diese sollte nicht von der Aufgabenstellung im Risikomanagementplan abweichen.

Die Einhaltung der Anforderungen wird durch Inspektion in die Risikomanagementakte überprüft.

Ein Teil des Risikomanagementplanes, der die Anforderungen a–c im Abschnitt 3.4.4 der Norm ‚Risikomanagementplan' enthält, kann durch ein Formblatt abgedeckt werden, das entsprechende Positionen als auszufüllende Felder enthält. Jedoch benötigt es hierzu als Hilfe zum wieder Auffinden eine Matrix, die aufzeigt, in welchen Dokumenten welche Teile des geforderten Planes enthalten sind.

> **4.2 Zweckbestimmung und Identifizierung von Merkmalen, die sich auf die Sicherheit des Medizinprodukts beziehen**
>
> Für das jeweilige Medizinprodukt muss der Hersteller die Zweckbestimmung und den vernünftigerweise vorhersehbaren Missbrauch dokumentieren. Der Hersteller muss alle qualitativen und quantitativen Merkmale feststellen und dokumentieren, die die Sicherheit des Medizinprodukts beeinträchtigen könnten, und im gegebenen Fall ihre festgelegten Grenzwerte. Diese Dokumente sind in der Risikomanagementakte aufrechtzuerhalten.
>
> ANMERKUNG 1 In diesem Zusammenhang ist beabsichtigt, dass der Begriff Missbrauch eine fehlerhafte oder ungeeignete Anwendung des Medizinproduktes bedeutet.
>
> ANMERKUNG 2 Anhang C enthält Fragen, die sich auf den Gebrauch beziehen, die als nützliche Anleitung bei der Identifizierung von Merkmalen der Medizinprodukte dienen können, die sich auf die Sicherheit auswirken könnten.
>
> Die Einhaltung der Anforderungen wird durch Inspektion in die Risikomanagementakte überprüft.

Die hier in der Norm beschriebene(n) Risikoanalyse(n) soll(en) als Input für die Produktauslegung/Konstruktion dienen, sie wird daher früh in der Konzeptphase begonnen. Der Begriff Merkmal ist aus dem Englischen ‚characteristics' hergeleitet und wäre richtigerweise mit ‚Eigenschaften' – wie übrigens in Anhang C der Norm verwendet – übersetzt worden, da hier auf die Fragen in Anhang C Bezug genommen wird. Daher ist Anhang C durchaus von Relevanz für den Input zur Entwicklungsphase des Produkts.

Des Weiteren sollte ‚Missbrauch' gegen ‚Fehlgebrauch' ausgetauscht werden, da der Begriff Missbrauch in der deutschen Rechtsprechung meistens in Zusammenhang mit Straftatbeständen genannt wird und hier deswegen unangebracht erscheint. In der DIN EN 62366 wurde der Begriff ‚Benutzungsfehler' eingeführt, der den ‚vernünftigerweise vorhersehbaren Fehlgebrauch' mit einschließt.

Die endgültige Festlegung der Zweckbestimmung und auch der aus den Fragen in Anhang C hervorgehende bestimmungsgemäße Gebrauch sollten in nicht mehr als zwei Dokumenten festgelegt sein, um eventuell widersprüchliche Duplikate zu vermeiden, wovon eines der Dokumente die Gebrauchsanweisung (als Teil des ‚Labeling') sein sollte. Unter Berücksichtigung der pragmatischen Definition, dass die Befolgung der Gebrauchsanweisung sicherstellen soll, dass die Zweckbestimmung erfüllt werden kann, erkennt man, dass diese beiden Dokumente mit einander eng gekoppelt sind.

Im einfachsten Fall kann die Liste aus Anhang C als Formblatt mit Fragen gestaltet werden, welches fortlaufend während der Realisierung ergänzend ausgefüllt wird. Viele der Fragen können bei einer vollständigen Neuentwicklung ablaufbedingt nur mit z. B. „Ist zz. nicht bekannt, „Ist später bei dem ‚Meilenstein 4' zu berücksichtigen" beantwortet werden.

Zur Konzeptphase ist die Idee für ‚Missbrauch' oder wie es richtigerweise heißen sollte ‚Fehlgebrauch' nicht zu dem Grad identifizierbar, der eine sinnvolle Gebrauchstauglichkeitsanalyse rechtfertigen würde. Z. B. ist bei einem softwaregesteuerten Gerät das „User Interface" bei vielen Geräten noch gar nicht entwickelt bzw. konzeptioniert, hierfür muss ebenfalls ein Entwurf für die Bedienung des Gerätes und ggf. simulierte Mensch-Maschine-Schnittstellen vorliegen. Bei einer Variantenentwicklung kann es aber ganz anders aussehen.

> Dieses Dokument sollte in der Entwicklungsakte geführt werden, da es ggf. nur Input liefert und nicht fortlaufend revidiert, sondern höchstens ergänzt werden muss. Es ist nach dem jetzigen Stand der Technik daher als eine Entwicklungsaufzeichnung zu verwalten. Die Ergebnisse der Fragen aus Anhang C können auch in Form von Vorgaben für das erste Pflichtenheft mit verwertet werden.

Für Medizinprodukte, deren Auslegung nach Anhang VII der Richtlinie 93/42/EWG über Medizinprodukte dokumentiert wird, sollte berücksichtigt werden, dass Anhang VII nur die Darlegung der Zweckbestimmung verlangt, nicht wie sie erarbeitet wurde. Unter Umständen kann dieser Hinweis für die zuständige Behörde zur Erleichterung ihrer Aufgabe hilfreich sein.

Bzgl. der Dokumentation vom „vernünftigerweise vorhersehbaren Fehlgebrauch" sollte zu einem frühestmöglichen Zeitpunkt eine Risikoanalyse der Gebrauchstauglichkeit anhand des vorliegenden Entwurfs zur Gebrauchsanweisung und eines Prototypen durchgeführt werden und die Ergebnisse entsprechend den Anforderungen der DIN EN 62366 dokumentiert werden, siehe hierzu Annex I.

Es war bisher nicht üblich, die Gebrauchsanweisung in einem frühen Entwurfsstadium des Produkts zu entwerfen. Jedoch zeigt die Erfahrung aus anderen Bereichen, insbesondere der Konsumenten- und Kommunikationsprodukte, dass hierdurch häufig später marktführende Innovationen entstehen können. Daher sind die Grundlagen der Gebrauchstauglichkeit bereits in einem frühen Stadium sowohl für Hardware wie für Software zu berücksichtigen. Die hierfür vorgesehene Norm DIN EN 62366 zeigt jedoch keine prospektiv anzuwendenden Lösungswege auf, sondern konzentriert sich auf retrospektive Verifizierungen von im Endeffekt meistens heuristisch festgelegten Vorgaben, d. h. im Endeffekt ein recht teurer Weg.

An dieser Stelle darf wiederholt kritisiert werden, dass weder die DIN EN 62366 noch DIN EN ISO 14971 konkrete umsetzbare Hinweise für die Durchführung von sowohl prospektiven wie retrospektiven Analysen der Gebrauchstauglichkeit geben.

4.3 Identifizierung von Gefährdungen

Der Hersteller muss eine Dokumentation über bekannte und vorhersehbare Gefährdungen zusammenstellen, die mit dem Medizinprodukt sowohl unter Normal- wie unter Fehlerbedingungen in Zusammenhang stehen.

Diese Dokumentation ist in der Risikomanagementakte aufrechtzuerhalten.

ANMERKUNG Die Beispiele möglicher Gefährdungen in E.2 und H.2.4 können vom Hersteller als Anleitung zur Einführung in die Identifizierung von Gefährdungen verwendet werden.

Die Einhaltung der Anforderungen wird durch Inspektion in die Risikomanagementakte überprüft.

Es ist eine gute Möglichkeit, einige ‚Gefährdungen' in E2 und H2.4 als erste Spalte für eine grundlegende Gefährdungsanalyse zu verwenden, da diese die Gedanken anregen, mögliche Quellen für diese ‚Gefährdungen' im und am Produkt zu identifizieren.

Die Liste umfasst die meisten typischen ‚Gefährdungen', ist aber keinesfalls für alle Arten von Produkten vollständig. Der Hersteller sollte die Liste für seine Produkte entsprechend konfigurieren, jedoch nicht kürzen, damit im Zweifelsfalle nachgewiesen werden kann, dass der Hersteller nicht fahrlässig gewisse ‚Gefährdungen' übersehen hat.

Es empfiehlt sich, Hauptüberschriften (z. B. physikalische, chemische und biologische) zu definieren und darunter sinnvolle ‚Gefährdungen' aus der Liste im Annex A zu implementieren.

Die sogenannten ‚Gefährdungen', die in den Anhängen E2 und H2.4 zur Norm dargelegt sind, sind in einem Brainstorming der Experten im Normungsgremium und den Spiegelgremien entstanden. Das Hauptaugenmerk der Normengremien liegt vor allem auf den normativen Inhalten einer Norm, da die Inhalte eines informativen Anhangs nicht als verbindlich angesehen werden. Beim Verfassen und Übersetzen des informativen Teils wird aus diesem Grund manchmal etwas freier, mit weniger Berücksichtigung der normativen Teile gearbeitet. Dies bezieht sich u. a. auf Begriffsverwendung und auf die Struktur. Im Nachhinein hat sich diese Vorgehensweise als ausgesprochen negativ auf die Umsetzung der Norm erwiesen, wie der im Jahr 2012 veröffentlichte Anhang ZA offenbarte, siehe [4].

Somit sind die hier dargelegten ‚Gefährdungen' nicht alle tatsächlich ‚Gefährdungen' im Sinne der Norm, teilweise sind Dopplungen enthalten, teilweise sind die Gedanken, die sich ein Hersteller machen sollte, vorweggenommen. Im Endeffekt ist dies nicht der kleinste gemeinsame Nenner der Experten, sondern eine spontane Gedankensammlung verschiedenster Art, die eine Überschrift bekommen hat. Im Annex E ist ein Vorschlag zur Risikoanalyse von ‚Gefährdungen' hinterlegt.

Der Bezug auf Fehlerbedingungen ist ein aus der EN 1441 durchgeschlüpfter, nie korrigierter Fehler in der DIN EN ISO 14971. Bevor die Konstruktion feststeht, können naturgemäß Fehlerbedingungen nicht identifiziert werden. Siehe hierzu Abbildung 1 und auch die Kommentare zum Abschnitt 2 der Norm ‚Begriffe'.

4.4 Einschätzung des Risikos bzw. der Risiken für jede Gefährdungssituation

Vernünftigerweise vorhersehbare Abfolgen oder Kombinationen von Ereignissen, die eine Gefährdungssituation bewirken können, müssen berücksichtigt und die sich so ergebenden Gefährdungssituationen aufgezeichnet werden.

ANMERKUNG 1 Zur Identifizierung vorher nicht erkannter Gefährdungssituationen können systematische Methoden angewendet werden, die die bestimmte Situation behandeln (siehe Anhang G).

ANMERKUNG 2 Beispiele von Gefährdungssituationen finden sich in H.2.4.5 und E.4.

ANMERKUNG 3 Gefährdungssituationen können durch Aufmerksamkeitsfehler, Erinnerungsfehler und Irrtum entstehen.

Üblicherweise werden die relevanten Folgen nacheinander eingeschätzt und bewertet. Aus dem obigen Beispiel erkennt man auch warum, denn um den unterschiedlichen Auswirkungen entgegenzuwirken, müssen unterschiedliche Maßnahmen zur Risikobeherrschung eingeführt werden.

Für den Schweregrad sind mehrere anerkannte Werteskalen eingeführt, z. B. die im FDA, Center for Devices and Radiological Health, ausgegebene Health Hazard Evaluation Form:
- Life-threatening (death has or could occur)
- Results in permanent impairment of body function or permanent damage to a body structure.

- Necessitates medical or surgical intervention.
- Temporary or reversible (without medical intervention).
- Limited (transient, minor impairment or complaints).
- No adverse health consequences.
- Hazard cannot be assessed with the data currently available.

Meistens ist eine Abfolge von Schritten („events') erforderlich, bevor sich ein Schaden manifestieren kann. Die Wahrscheinlichkeit für das Eintreten dieses Schadens bezieht sich dabei auf das Produkt der Wahrscheinlichkeiten der jeweiligen davorliegenden Schritte. Damit wird die Schwierigkeit der Einschätzung eines Risikos erkennbar. Außerdem können sich aus einer Schadensquelle unterschiedliche Folgen ergeben, die zu den unterschiedlichsten Schäden führen können. Nicht jeder Autounfall als Folge überhöhter Geschwindigkeit (Quelle: kinetische Energie) ist bekanntlich tödlich, nicht jeder Stromschlag endet mit Herzstillstand usw.

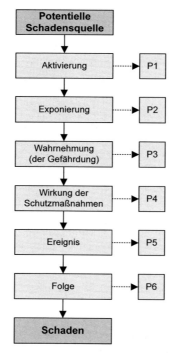

© E. SCHWANBOM / Lübeck / 2011_2015

Abbildung 9: Die Ereigniskette

Bei Naturereignissen hat man inzwischen gelernt, dass die möglichen Schweregrade der Folge und ihre Auftretenswahrscheinlichkeiten Weibull-verteilt sind.

Die prospektive Einschätzung eines Risikos ausgehend von einem postulierten Schweregrad eines spezifischen Schadens kann somit sehr unsicher werden und ob die getroffene Auswahl des Schadens bzw. der Folge repräsentativ und charakteristisch für die Schadensquelle ist, ist eine weitere quasi ungelöste Fragestellung.

Wichtig zu wissen ist, dass die Wahrscheinlichkeiten unterschiedlich ausgedrückt werden können, entweder als

- Ereignis pro Zeit,
- Ereignis pro Anwendung oder
- Ereignis pro Patient/Person.

Erfahrungsgemäß stellt die Umrechnung zwischen diesen Einheiten viele Hersteller vor gewisse Probleme, da in der Vergangenheit häufig versäumt wurde, Daten wie Anwendungen pro Patient, Dauer der Anwendung usw. zu erfassen, zu überwachen und statistisch auszuwerten.

An dieser Stelle lässt sich auch erkennen, wie wichtig die Festlegung des Produktlebenszyklus ist bzw. die Festlegung des Zeitpunktes, an dem das Produkt aus Sicht des Herstellers nicht mehr verwendet/angewendet werden sollte.

Für die Auftretenswahrscheinlichkeit gibt es nur für Nebenwirkungen von Arzneimitteln bzw. für die erforderliche Zuverlässigkeit von sicherheitsrelevanten Steuerungen bei Maschinen entsprechende Werteskalen (z. B. DIN EN ISO 13849-1). Für Medizinprodukte existieren keine validierten Werteskalen. Möglicherweise könnte man ausgehend von dem Wert für das Kontaminationsrisiko bei sterilen Produkten, d.h. 10^{-6} pro Anwendung, eine Werteskala rekonstruieren wie im Kapitel 5 dargelegt. Aber über diese Fragestellung herrscht – auch in den Expertenkreisen – Unsicherheit, die sich im Anhang D zur Norm mit den ausführlichen Diskussionen über qualitative bzw. semiquantitative Werteskalen widerspiegelt.

In der Praxis hat sich aber herausgestellt, dass, unabhängig davon, welche Art Werteskala bei der ersten Risikoeinschätzung angewendet wird, diese zu nicht mehr als zwei Einschätzungen führt:

1. Das Risiko ist so klein verglichen mit anderen, insbesondere alltäglichen Lebensrisiken, dass eine weitere Herabsenkung durch Risikobeherrschungsmaßnahmen unzweckmäßig ist.

2. Das Risiko kann nicht vernachlässigt werden und muss durch Anwendung von Risikobeherrschungsmaßnahmen gemindert werden.

Mehrere Hersteller verwenden für die erste Einschätzung zusammenfassende Begriffe wie z. B. „vernachlässigbar klein", die unter Umständen missverstanden werden können.

Der erste Absatz dieses Abschnitts ist lediglich ein Hinweis darauf, dass eine ‚Gefährdung' im Sinne der Definition als potentielle Schadensquelle zu unterschiedlichen ‚Gefährdungssituationen' führen kann, aber nicht muss. Das Betreiben des Produkts mit 230 V Netzspannung kann z. B. einerseits über einen internen Kurzschluss zur Hitzeentwicklung mit Feuer und anschließendem Freiwerden von toxischen Brandgasen führen oder andererseits über den Kontakt zu spannungsführenden Teilen zu einem Stromschlag führen. Auch Sauerstoff als ‚lebenserhaltender Gefahrstoff' kann sogar zu drei ‚Gefährdungssituationen' führen, die Hypoxie mit irreversibler Hirnverletzung, die Hyperoxie mit akut oder chronisch toxischer Wirkung und die verbrennungsfördernde Wirkung im Falle eines Brandes gekoppelt mit schwersten Folgen für Gesundheit und Güter. Tabelle E.3 der Norm enthält einige einfachere Beispiele hierzu.

Die Anmerkung 1 mit dem Hinweis auf Anhang G ist leicht irreführend. Bis auf die FTA eignen sich alle beschriebenen Methoden hierfür. Hierbei sei bemerkt, dass im Normenkontext Anmerkungen als unverbindliche Hinweise zu behandeln sind.

Die dritte Anmerkung mit dem Hinweis auf „Aufmerksamkeitsfehler, Erinnerungsfehler und Irrtum" als Ursachen von Gefährdungssituationen weist auf die oben angesprochene Notwendigkeit, eine Risikoanalyse der Gebrauchstauglichkeit in geeigneten Stadien des Lebenszyklus des Medizinprodukts durchzuführen.

> Für jede identifizierte Gefährdungssituation ist das zugehörige Risiko bzw. sind die zugehörigen Risiken unter Verwendung verfügbarer Informationen oder Daten einzuschätzen. Für Gefährdungssituationen, bei denen die Wahrscheinlichkeit des Auftretens eines Schadens nicht eingeschätzt werden kann, ist eine Aufstellung der möglichen Auswirkungen zur Verwendung bei der Risikobewertung und Risikobeherrschung zu erarbeiten. Die Ergebnisse dieser Tätigkeiten müssen in der Risikomanagementakte aufgezeichnet werden.

Für diese Einschätzung(en) müssen der (die) Schweregrad(e) und die Auftretenswahrscheinlichkeit(en) des Schadens ermittelt werden. In der Norm wird darauf hingewiesen, dass, um diese Ermittlung systematisch durchführen zu können, vorher die möglichen Schweregrade bzw. die Auftretenswahrscheinlichkeiten im Rahmen der Risikopolitik festgelegt worden sein müssen.

Festlegung der Schweregrade

Im Anhang D wird hinsichtlich der möglichen Schweregrade Folgendes angeführt:

„Zur Einstufung des Schweregrades des möglichen Schadens sollte der Hersteller Deskriptoren verwenden, die für das Medizinprodukt geeignet sind. Beim Schweregrad handelt es sich in Wirklichkeit um einen kontinuierlichen Begriff, in der Praxis vereinfacht die Verwendung einer Anzahl von Einzelniveaus des Schweregrades jedoch die Analyse. In solchen Fällen entscheidet der Hersteller, wie viele Kategorien (Stufen) erforderlich sind und wie sie zu definieren sind. ...."

Hier gilt der Satz „Weniger ist mehr". Die FDA führt in 21 CFR 7.3 zwei Schweregrade ein (Temporary or medically, reversible health consequence bzw. serious adverse health consequence), die zu einem Rückruf führen können.

	Adverse health consequences	
	Temporary or medically, reversible health consequence	Serious adverse health consequence
Reasonable probability	Class II	Class I
Remote probability	Class II or III	Class II
Not likely	Class III	Class III

Abbildung 10: Klassifizierung vom Rückruf entsprechend dem Risikograd, abgeleitet aus FDA 21 CFR 7.3

In der Praxis können diese mit zwei weiteren Schweregrade ergänzt werden, „none or insignificant" bzw. „minor", um bei den englischen Begriffen zu bleiben. Im Weiteren wird gefordert:

> Es wird erforderlich sein, dass der Hersteller die Schweregrade für ein bestimmtes Medizinprodukt unter klar definierten Anwendungsbedingungen wählt und begründet.

Die übliche Interpretation dieses Abschnittes ist, dass für diese Schweregrade produkt- und anwendungstypische Beispiele gegeben werden müssen. Diese Beispiele sind nicht als statisch anzusehen, sondern sollten regelmäßig auf Aktualität und Relevanz überprüft werden, z. B. durch Abgleich mit Erfahrungen aus dem Markt (siehe Abbildung 14). Hierbei sind u. a. folgende Faktoren zu berücksichtigen:

– Die Art der direkten Verletzung/Schädigung der Gesundheit
– Die Art der daraus resultierenden Behinderung
– Die Dauer der Behinderung (in Anlehnung an RL 93/42/EWG über Medizinprodukte):
  – vorübergehend: Unter normalen Bedingungen ein Zeitraum von weniger als 60 Minuten
  – kurzzeitig: Unter normalen Bedingungen ein Zeitraum von bis zu 30 Tagen
  – langzeitig: Unter normalen Bedingungen ein Zeitraum von mehr als 30 Tagen
  – dauerhaft: Auch nicht teilweise umkehrbar, verbleibend

Die beispielhaften Bewertungskriterien sollten unter Zuhilfenahme von medizinischer Fachkompetenz erarbeitet werden und vom „Topmanagement" unterschrieben werden.

Die letzte Anmerkung hierzu ist, dass die häufig zu sehende Kategorie „katastrophal" auf nur wenige Medizinprodukte anwendbar ist, d. h. solche Produkte, die den Tod mehrerer Personen gleichzeitig verursachen können, z. B. Überdruckkammer oder die brandfördernde Wirkung von Sauerstofftherapiegeräten.

Festlegung der Auftretenswahrscheinlichkeit:

Für die Auftretenswahrscheinlichkeiten ist die Ermittlung schwieriger. Eigentlich sind die Umstände, die von der potentiellen Schadensquelle zu einem manifesten Schaden führen, eine Abfolge von vielen Schritten, angefangen mit der Aktivierung der identifizierten Schadensquelle, über die Faktoren, die den Kontakt zur Schadensquelle herstellen (Auftreten einer ‚Gefährdungssituation'), bis hin zum Versagen der letzten Risikobeherrschungsmaßnahme, wie in Abbildung 9 gezeigt.

Fragt man erfahrene Konstrukteure über deren Einschätzungen von Auftretenswahrscheinlichkeiten, begnügen sie sich meistens mit Antworten wie „Sehr gering, kam eigentlich nie vor", „Ist schon möglich, haben wir einige Male erlebt" bzw. „Weiß nicht, kann ich nicht beurteilen". Mit diesen drei Deskriptoren, die man als „Klein", „Mittlerer" und „Hoch" übertragen kann, macht man keine größeren Fehler. Aber leider scheint es so zu sein, dass je mehr Deskriptoren verwendet werden, desto eindrucksvoller erscheint die Matrix zur Einschätzung der Risiken. In der Literatur und in der Praxis findet man Matrizen mit bis zu 5 Schweregraden und 7 Auftretenswahrscheinlichkeiten!

Den richtigen Deskriptor zwischen bis zu 7 unterschiedlichen Wahrscheinlichkeiten auszuwählen, ist eine Aufgabe, die insbesondere im frühen Entwicklungsstadium von neuartigen Produkten eine gewisse Herausforderung darstellt.

In der Arzneimittelindustrie werden vier Deskriptoren für die Angabe der Auftretenswahrscheinlichkeit von unerwünschten Nebenwirkungen bei Arzneimitteln verwendet:

Häufig = 1:100 bis 1:10 Patienten,

Gelegentlich = 1:1 000 bis 1:100 Patienten,

Selten = 1:1 000 bis 1:10 000 Patienten,

Sehr selten < : 10 000 Patienten

21 CFR 7.3 begnügt sich z. B. mit drei Deskriptoren, die sich auf die Wahrscheinlichkeit des Wiederauftretens ('recurrence') eines festgestellten Schadens im Markt beziehen.

In der FDA CDRH Health Hazard Evaluation Form Version 3-1 01/12/2007 werden folgende Deskriptoren empfohlen:

Level	Description
4	Occurs 'every time'
3	'Reasonable probability' that use will cause harm; good chance/considerable certainty to cause harm
2	'Remote probability' that use will cause harm; expected to cause harm rarely/from time to time (e.g., with no clear trend)
1	'Not likely' that use will cause harm; possible but improbable
0	Inconceivable; not possible

Mit einem Risikographen, wie z. B. in der DIN EN ISO 13849-1 oder IEC 61508-5 [siehe DIN EN 61508-5 (VDE 0803-5)] verwendet (siehe Abbildung 11), wird die Bestimmung der Eintrittswahrscheinlichkeit in mehrere Schritte zerlegt. Jeder Schritt wird mit wenigen leichter auszuwählenden Deskriptoren beschrieben, die hierarchisch aufeinander bestimmt werden und damit zu einer systematisch ermittelten Eintrittswahrscheinlichkeit bei höherer Reproduzierbarkeit des Ergebnisses zusammengefasst werden.

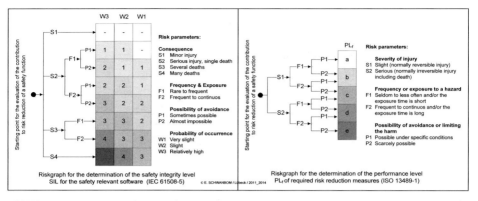

Abbildung 11: Risikographen für die Auslegung von sicherheitsrelevanten Steuerungen von Maschinen

Weitere Vorschläge zu Risikographen sind z. B. in [17] veröffentlicht.

Hiermit können auch relativ gut semiquantitative Werte für die Eintrittswahrscheinlichkeit eines Schadens ermittelt werden, z. B.: Die Auftretenswahrscheinlichkeit einer Gefährdungssituation bei einer Anwendung wird mit „hoch", d. h. 1 bis max. 10 % eingeschätzt. Die vorhandenen Risikobeherrschungsmaßnahmen vermeiden mit 99,99 % Wahrscheinlichkeit, dass ein Schaden auftritt. Die kumulierte Eintrittswahrscheinlichkeit liegt dann bei ca. 0,00001 pro Anwendung oder < 1 Schaden pro 10 000 Anwendungen.

Bei der Wahl der Begriffe für die Deskriptoren sollte möglichst Wert auf die semantische Logik gelegt werden, d. h. die Begriffe müssen zu ihrer Bezugsgröße passend gewählt werden. Wahrscheinlichkeiten beziehen sich auf

- die Wiederholungsrate eines Ereignisses während einer gewissen Zeit, z. B. 8 Todesfälle pro Jahr, oder

- die Auftretenswahrscheinlichkeit eines Ereignisses z. B. 8 ‚nonconformities' pro Charge von 1000 Produkten.

> Für die Übertragung eines Wertes aus dem einen Bereich in den anderen müssen Faktoren wie die Anzahl Ereignisse (meistens Anwendungen) pro Patient bzw. pro Jahr, Anzahl Produkte im Markt und die Häufigkeit der Anwendung usw. bekannt sein oder eingeschätzt werden.

Liegen keine belastbaren Daten vor oder sind die Eintrittswahrscheinlichkeiten mit den o. a. Methoden nicht sicher zu ermitteln, wie z. B. bei Software, sollte man zu dem sogenannten „precautionary principle" greifen und die zweithöchste Eintrittswahrscheinlichkeit ansetzen.

> Jedes System, das für die qualitative oder quantitative Einteilung der Wahrscheinlichkeit des Auftretens oder des Schweregrades eines Schadens benutzt wird, muss in der Risikomanagementakte aufgezeichnet werden.

Die Kriterien für die Einschätzung der Schwere und Eintrittswahrscheinlichkeit sind Teile der in Abschnitt 3.2 der Norm geforderten Festlegung einer Risikopolitik. Die Kriterien sind je nach Art des Produktes individuell festzulegen, dürfen sich aber nicht verändern, wenn zu einem späteren Zeitpunkt die ergänzenden Risikoanalysetechniken für das Produkt zur Anwendung kommen.

> ANMERKUNG 4 Die Einschätzung des Risikos schließt eine Analyse der Wahrscheinlichkeit des Auftretens und der Auswirkungen ein. Abhängig von der Anwendung ist es möglich, dass nur bestimmte Elemente des Prozesses der Risikoeinschätzung berücksichtigt werden müssen. Es wird zum Beispiel in einigen Fällen nicht erforderlich sein, über eine vorläufige Analyse der Gefährdung und ihrer Auswirkungen hinauszugehen. Siehe auch D.3.

Eine in Anbetracht der Eindeutigkeit der vorangehenden Anforderung überflüssige Anmerkung und dadurch irritierend. Mit dem Begriff ‚einleitende Analyse der Gefährdung und ihrer Auswirkungen' ist lediglich die Verknüpfung der ‚Gefährdung', d. h. potentiellen Schadensquelle mit dem durch die ‚Gefährdungssituation' entstehenden möglichen Schaden gemeint. Siehe hierzu die Anmerkungen zum Abschnitt 2.3 der Norm ‚Begriffe'.

> ANMERKUNG 5 Die Risikoeinschätzung kann quantitativ oder qualitativ erfolgen. Methoden der Risikoeinschätzungen einschließlich derer, die sich aus systemischen Fehlern ergeben, werden in Anhang D beschrieben. Anhang H gibt nützliche Informationen für die Risikoeinschätzungen bei Medizinprodukten zur In-vitro-Diagnostik.

Grundsätzlich ist eine quantitative Einschätzung der Auftrittswahrscheinlichkeit zu bevorzugen, wobei als niedrigster Wert (unwahrscheinlich), wie auch im Anhang dargelegt, 10^{-6} als Auftrittswahrscheinlichkeit pro Ereignis gewählt werden sollte. Dieser Wert ist in der Literatur z. B. als ‚Sterility Assurance Level' SAL für Sterilprodukte festgelegt. Zu bedenken ist auch, dass solche Werte teilweise zu validieren sind. Da eine Validierung immer mit einer statistischen Unsicherheit gekoppelt ist, sollte der Vorgabewert unter Berücksichtigung der Validierungsmethode gewählt werden, z. B. mit einem „Sicherheitsfaktor". Erschwerend hinzu kommt, dass eine Validierung immer aufwendiger bzw. teils fast nicht mehr wirtschaftlich vertretbar wird, je kleiner die Vorgabewerte gewählt werden. Hier muss auch berücksichtigt werden, dass sich diese Werte auch auf die Prozessrisikoanalyse u. a. für Fertigungsprozesse wie eine Reinigung beziehen, bei denen die Einhaltung der Spezifikation unter Berücksichtigung dieser Zahlenwerte nachgewiesen werden sollte.

ANMERKUNG 6 Informationen oder Daten für die Risikoeinschätzungen können zum Beispiel entnommen werden aus:
a) veröffentlichten Normen;
b) wissenschaftlich-technischen Daten;
c) Marktdaten von ähnlichen bereits in Anwendung befindlichen Medizinprodukten einschließlich veröffentlichter Berichte über Vorkommnisse;
d) Gebrauchstauglichkeitsuntersuchungen mit typischen Anwendern;
e) klinischen Nachweisen;
f) Ergebnissen geeigneter Untersuchungen;
g) Gutachten;
h) externen Qualitätsbeurteilungsprogrammen.

Zu Punkt a) empfiehlt es sich, eine nachweisbar regelmäßige Überwachung der Normenlage mit z. B. einem Abonnement einzurichten[4].

Zu Punkt b): Solche Daten werden meistens aus anerkannter technisch-wissenschaftlicher Fachliteratur und Veröffentlichungen gewonnen. Die benannten Stellen interessieren sich manchmal sehr für diesen Punkt, insbesondere in Zusammenhang mit den klinischen Daten. Es ist darauf zu achten, dass nur anerkannte Literaturquellen verwendet werden und dass Daten aus Publikationen in weniger gängigen Sprachen kritisiert werden können, da die Richtigkeit der Übersetzungen in Frage gestellt werden kann; „Wer hat die Übersetzung gemacht, war er/sie akkreditiert?" usw.

Zu Punkt c): Hier kann die Authentizität der Daten kaum hinterfragt werden. Berichte über bereits veröffentlichte Vorkommnisse sind in vielen leicht zugänglichen Datenbanken der FDA und BfArM/DIMDI

---

[4] Geeignete Möglichkeiten bieten, z. B. DIN, über Perinorm oder auf den Seiten der Benannten Stellen die jeweiligen ‚Newsletter' zu abonnieren. Einige anerkannte Zeitschriften wie Medizinproduktejournal MPJ verfolgen auch die Normenentwicklung, jedoch nur für den Bereich Medizintechnik.

zugänglich. Wenn sich z. B. ein Hersteller neu im Markt mit einem sogenannten „me too"-Produkt etablieren möchte, d. h. vergleichbare Produkte sind bereits im Markt vorhanden, dann würde dieser in Datenbanken wie z. B. „Manufacturer and User Facility Device Experience Database" MAUDE der FDA entdecken, dass es nahezu bei allen bereits etablierten Herstellern von diesen Produkten gleichlautende Probleme oder Meldungen über Vorkommnisse gibt. Weiter würde der neue Hersteller bei einer Literaturrecherche in den Literaturdatenbanken oder bei der Recherche auf den Seiten des RKI entdecken, dass diese Produkte z. B. nicht einfach zu reinigen sind und daher eine gewisse Gefahr der Infektionsübertragung mit sich bringen.

Alle diese Daten geben dem Hersteller Input für die Identifizierung und Einschätzung von Gefährdungssituationen und zugehörigen Risiken. Daten aus der Presse sollten mit Vorsicht behandelt werden.

Punkt d) weist auf die Umsetzung der Anforderungen der DIN EN 62366 hin, worauf bereits an früheren Stellen hingewiesen wurde, siehe Kapitel 3.2.2 System-FMEA (Funktionsrisikoanalyse) und 3.2.4.1 Anwendung auf Benutzungsfehler (‚Use error' HAZOP).

Unter Punkt e) hat man primär die Ergebnisse klinischer Prüfungen nach dem MPG zu verstehen.

Unter Punkt f) wären z. B. die Biokompatibilitätsprüfungen nach DIN EN ISO 10993-1 und andere Tests auf z. B. Zuverlässigkeit von Komponenten nach Weibull.

Bezüglich Punkt g) empfehlen wir, auf ein Gutachten zu verzichten. Auch in der Klinischen Bewertung werden derartige einzelne Expertenmeinungen durch die Benannten Stellen bzw. Behörden häufig in Frage gestellt.

Bezüglich Punkt h) ist zunächst unklar, was hiermit gemeint ist: Sucht man aber nach dem englischen Normtext „external quality assessment schemes", wird klar, dass es sich hierbei um Daten aus Ringversuchen, wie sie in Laboren üblich sind, handelt.

External quality assurance assessment scheme (EQAAS) is a coordinating scheme organized by WHO with the assistance of the European Directorate for the Quality of Medicines & HealthCare (EDQM) with a view to evaluating the technical performance of pharmaceutical quality control laboratories designated by WHO.

EQAAS gives each participating laboratory the opportunity to measure its performance through a confidential system of testing of blind samples and to determine its ability to perform a given analytical procedure within a network of national or regional quality control laboratories. Its aim is to continue the promotion of quality assurance in pharmaceutical quality control laboratories in WHO Member States.

Die Einhaltung der Anforderungen wird durch Einsichtnahme in die Risikomanagementakte überprüft.

> Die Einhaltung der Anforderungen wird durch Inspektion in die Risikomanagementakte überprüft.

5 Risikobewertung

> Für jede identifizierte Gefährdungssituation muss der Hersteller unter Anwendung der im Risikomanagementplan festgelegten Kriterien entscheiden, ob eine Risikominderung erforderlich ist. Falls diese nicht erforderlich ist, gelten die Anforderungen nach 6.2 bis 6.6 nicht für diese Gefährdungssituation (d. h. fortfahren mit 6.7). Die Ergebnisse dieser Risikobewertung müssen in der Risikomanagementakte aufgezeichnet werden.

Die Problematik bei der Festlegung von Kriterien wurde unter 3.4 Risikomanagementplan, Buchstabe d) ausführlich kommentiert.

> ANMERKUNG 1 Eine Anleitung zur Entscheidung über die Akzeptanz von Risiken findet sich in D.4.

Die Befolgung des Hinweises auf die Anleitung im Anhang D.4 ist unter Berücksichtigung des in 2012 erschienenen Anhangs ZA nicht mehr ratsam. Eigentlich darf – mit Ausnahme der Risiken, die in der Anmerkung 4 zum Abschnitt 4.4 der Norm angesprochen werden – an dieser Stelle nur entschieden werden, ob weitere Schritte der Bewertung und Risikobeherrschung im Sinne einer zielführenden Risikominderung machbar sind oder nicht. Dies wird durch den programmatischen Abschnitt 6.1 im Folgenden unterstützt.

Bereits an früheren Stellen wurde darauf hingewiesen, dass der Begriff ‚Akzeptanz' in der Norm relativ unkritisch verwendet wird und leicht Anlass zur Kritik geben kann. Hier sollte das Risikomanagement-Team die Frage kritisch beleuchten, ob weitere risikomindernde Maßnahmen das betrachtete Risiko effektiv mindern oder ob nicht durch die weiteren Maßnahmen neue Risiken indirekt geschaffen werden, d. h. ob eine ‚Verschlimmbesserung' droht.

Die in der ISO 14971:2007 praktizierte Anwendung des ALARP-Konzeptes (As Low As Reasonably Practicable) stellt in Anbetracht der im EN ISO 14971 aufgestellten Aufforderung im Anhang ZA „… ohne dass dabei Raum für ökonomische Erwägungen gelassen wird" nunmehr leider eine ‚politische Unkorrektheit' dar und sollte deswegen aus den Dokumenten ferngehalten werden. In Brüssel zeichnet sich ein Trend zum ALARA-Konzept (As Low As Reasonably Achievable) ab, d. h. die zur Verfügung stehenden technischen Möglichkeiten müssen ausgeschöpft werden, „ohne dass dabei Raum für ökonomische Erwägungen gelassen wird" (Zitat aus dem Anhang ZA der Norm). Ob diese Politik mit den Zielen des Gesundheitswesens vereinbar ist, bleibt abzuwarten.

> ANMERKUNG 2 Die Anwendung einschlägiger Normen als Teil der Kriterien für das Design des Medizinprodukts könnte eine Aktivität zur Risikobeherrschung darstellen, wodurch die Anforderungen nach 6.3 bis 6.6 erfüllt werden.

Die Anmerkung an dieser Stelle ist inhaltlich richtig, gehört aus editoriellen Gesichtspunkten eher zum Abschnitt 6.2.

> Die Einhaltung der Anforderungen wird durch Inspektion in die Risikomanagementakte überprüft.

6 Risikobeherrschung

6.1 Risikominderung

> Wenn eine Risikominderung erforderlich ist, müssen Aktivitäten zur Risikobeherrschung, wie in 6.2 bis 6.7 beschrieben, durchgeführt werden.

6.2 Analyse der Wahlmöglichkeiten zur Risikobeherrschung

> Der Hersteller muss eine oder mehrere Maßnahmen der Risikobeherrschung festlegen, die sich eignen, um das Risiko bzw. die Risiken auf einen akzeptablen Bereich zu mindern.

In diesem Stadium der Risikoanalyse darf man eigentlich nicht von einem ‚akzeptablen Bereich' reden. Da die Begriffe ‚Akzeptanz' und ‚akzeptabel' sehr unkritisch verwendet werden, kann diese Anforderung leicht missverstanden werden. Für den fiktiven Endpunkt einer Risikobeherrschungsmaßnahme – unter der Annahme, sie funktioniert bestimmungsgemäß – gibt es nur drei Bewertungsmöglichkeiten für das Restrisiko:

a) Das erwartete Restrisiko ist so klein, dass es in dem allgemein vertretbaren Bereich liegen wird. Keine weiteren Maßnahmen sind erforderlich, da es sich um alltägliche Risiken handelt, die keiner gesonderten Risiko-Nutzen-Beurteilung bedürfen.

b) Das erwartete Restrisiko bleibt so hoch, dass es mit dem zu erwartenden Nutzen unvereinbar bleibt. Andere Maßnahmen zur Risikominderung sind erforderlich oder die Auslegung des Produkts muss erneuert werden oder die Anwendung eingeschränkt werden, um die Vertretbarkeit des Risikos mit einer entsprechenden Risiko-Nutzen-Beurteilung nachweisen zu können.

c) Ist das erwartete Restrisiko weder unter A) noch unter B) einzuordnen und die Einführung weiterer Risikobeherrschungsmaßnahmen nicht zielführend, muss ihre Vertretbarkeit mit einer entsprechenden Risiko-Nutzen-Beurteilung nachgewiesen werden.

> Der Hersteller muss eine oder mehrere der folgenden Wahlmöglichkeiten für die Risikobeherrschung in der aufgeführten Reihefolge benutzen:
> a) integrierte Sicherheit durch Design;
> b) Schutzmaßnahmen im Medizinprodukt selbst oder im Herstellungsprozess;
> c) Informationen zur Sicherheit.

Dies ist ein Paradebeispiel, wie aus der DIN 31000/VDE 1000/3.79 „Allgemeine Leitsätze für das sicherheitsgerechte Gestalten technischer Erzeugnisse" durch Übersetzungspannen, wohlgemeinten Vereinfachungen usw. eine recht unglückliche und interpretierbare Formulierung entsteht. Auch Anhang ZA zeigt, wie diese Formulierung für Nicht-Fachkundige, insbesondere die Wahlmöglichkeit c) einen zu großen Interpretationsspielraum bietet und schwerlich mit der Grundlegenden Anforderung 2 der Richtlinie 93/42/EWG über Medizinprodukte in Verbindung gebracht werden kann.

Dieser Abschnitt in der Norm ist etwas zu kurz gekommen. Aufgrund der zentralen Bedeutung im Risikomanagement wird hier ein kurzer Überblick über die Methoden, Techniken und Wirkungsweisen der Risikobeherrschungsmaßnahmen im Kontext der ‚Grundsätze der integrierten Sicherheit' gegeben. Bei den Diskussionen über den Anhang ZA zur Norm fiel auf, dass das Wissen über diese Grundsätze, wie in z. B. Grundlegende Anforderung 2 in der Richtlinie über Medizinprodukte bzw. Anmerkung 3 zu Punkt 6.2 der Norm angewendet, z. T. lückenhaft war.

1. Unter ‚integrierter Sicherheit durch Design' ist die Anwendung der sogenannten direkten (auch unmittelbaren) Sicherheitstechnik zu verstehen. Sie zielt auf die Eliminierung einer potentiellen Schadensquelle, ggf. unter Inkaufnahme einer anderen, d. h. durch Substitution.

- Helium statt Wasserstoff im Luftfahrtschiffen – eliminiert die Schadensquelle ‚Gefahrstoff" (Hindenburg-Katastrophe in Lake Hurst 1937).
- Runde Kanten statt scharfe Ecken – beseitigt die Schadensquelle für eine Schnittverletzung.
- 3-V-Batteriebetrieb statt 230-V-Netz – beseitigt die Schadensquelle ‚gefährliche elektrische Spannung'.

Die Sterilisation von medizinischen Instrumenten eliminiert in der Praxis die Schadensquelle ‚pathogene Keime', aber theoretisch wird nur die Eintrittswahrscheinlichkeit einer Verkeimung herabgesetzt.

2. Wenn solche Möglichkeiten nachweisbar nicht machbar sind (die andere ‚Gefährdung' stellt z. B. eine ‚Verschlimmbesserung' dar oder ist mit der Erfüllung der Zweckbestimmung nicht vereinbar), ist die indirekte (auch mittelbare) Sicherheitstechnik (an dem Produkt) durch zusätzliche Konstruktionen, Funktionen und/oder Verfahren, insbesondere Anwendung von Redundanzen und/oder Fail-safe-Funktionen anzuwenden.

Die Wirkungsweise ist, die Eintrittswahrscheinlichkeiten für einen möglichen ‚worst case'-Schaden zu verringern.

Für viele Schadensquellen stellen Absperrungen, Isolierungen und Abschirmungen bevorzugte Techniken dar. Diese sind aber unter Berücksichtigung von 5.16 in der DIN 31000/VDE 1000/3.79 auszulegen. In der DIN EN 60601-1 ist die doppelte Isolierung von Netzspannung führenden Stromleitungen ein Beispiel hierfür.

Eine bewährte Variante der indirekten Sicherheitstechnik ist die Anwendung von Redundanzen, z. B. durch die doppelte Isolierung von Netzkabeln. Eine Redundanz senkt die Auftretenswahrscheinlichkeit drastisch, der potentielle Schaden bleibt jedoch meistens unberührt. Die genauen Werte für die Ausfallwahrscheinlichkeit redundanter Systeme können durch die Aufstellung und Analyse der entsprechenden Fehlerbäume mit Hilfe der Fehlerbaumanalysetechnik berechnet werden.

Eine besondere Variante von Redundanzen stellt die Fail-Safe-Redundanz dar. Hier wird die potentielle Folge erheblich herabgesenkt (z. B. eine Überstromsicherung verhindert einen Kurzschluss mit Feuer und mehrfachen Todesfällen als Folge), aber die Auftretenswahrscheinlichkeit einer in Kauf zu nehmenden neuen ‚Ersatzfolge' (Ausfall der Energieversorgung) kann um mehrere Größenordnungen steigen! Gleiches gilt für Software, die zum Beispiel das Produkt in einen gesicherten Modus ‚herunterfährt'.

Bei lebenserhaltenden Systemen (Medizinprodukte, persönliche Schutzausrüstungen usw.) ist die Anwendung der indirekten Sicherheitstechnik systembedingt angebracht, vorausgesetzt, das System besitzt mehrere hierarchisch angeordnete Funktionsebenen, z. B. automatische Beatmung/manuelle Beatmung/Spontanatmung bei Langzeitbeatmungsgeräten.

Diese beiden Varianten der Redundanz sollten mit Überwachungs- und ggf. Alarmfunktionen gekoppelt werden, damit der Ausfall eines Kanals einer Redundanz oder der Sicherungskomponente für den Anwender/Benutzer erkennbar wird. Reine Alarme, die nur eine Gefährdungssituation anzeigen, werden häufig zu den indirekten Schutzmaßnahmen hinzugezählt. Eigentlich gehören sie aber zu den Maßnahmen der hinweisenden Sicherheitstechnik.

3. Wenn auch Maßnahmen der indirekten Sicherheitstechnik nachweisbar nicht realisierbar oder erschöpft sind oder das Risiko nicht ausreichend verringern, sind – als letzte Lösung – Maßnahmen der hinweisenden Sicherheitstechnik durch zusätzliche Konstruktionen, Funktionen und/oder Verfahren, die die Wahrnehmbarkeit der ‚Gefährdungssituation' erhöhen, anzuwenden.

Die Wirkungsweise ist, lediglich die Eintrittswahrscheinlichkeit mit mäßiger Zuverlässigkeit zu mindern. Beispiele hierfür sind:

- Akustischer oder optischer Alarm beim Über-/Unterschreiten eingestellter Warngrenzen ohne Verriegelung durch eine Fail-safe-Funktion. Solche Maßnahmen werden im klinischen Alltagsstress häufig aus den verschiedensten Gründen übersehen, überhört oder missachtet.

- Warnhinweise auf dem Produkt und/oder in der Gebrauchsanweisung.

Einer der Schwerpunkte einer Gebrauchstauglichkeitsuntersuchung ist es, solche Funktionen der hinweisenden Sicherheitstechnik zu validieren (siehe hierzu 4.4, Anmerkung 6, Buchstabe d).

Da eine Warnung immer mit einer möglichen ‚Gefährdungssituation' verknüpft sein sollte, hat die deutsche Rechtsprechung in mehreren wegweisenden Urteilen zum Thema Instruktionshaftung festgelegt, dass in der Gebrauchsanweisung weitere Hinweise und Erläuterungen zur Sicherheit vorhanden sein müssen. Erstens müssen die geeigneten Handlungen zur Wahrung und Aufrechterhaltung der Sicherheit oder Abwehr der Gefährdungssituation beschrieben werden und außerdem müssen die möglichen Folgen im Falle einer Nicht-Befolgung klar und eindeutig aufgeführt werden. Letzteres ist aus Gründen der Produkt- und Produzentenhaftung daher unumgänglich. Die in Anhang ZA angeführte Kritik zu diesem Punkt ist deshalb

von dem zuständigen DIN-Gremium als unbegründet zurückgewiesen worden.
4. Ggf. sind die oben drei angeführten Maßnahmen durch verwaltete (administrative) Sicherheitsmaßnahme zu ergänzen, z. B.:
- Wartung, insbesondere von Risikobeherrschungsmaßnahmen und wichtigen Funktionen, wie z. B. durch die Betreiberverordnung zum MPG für gewisse Medizinprodukte generell gefordert wird.
- Schulung und Einweisung, wie z. B. durch die Betreiberverordnung zum MPG für gewisse Medizinprodukte generell gefordert wird.

Bei der zukünftigen europäischen Medizinprodukteverordnung [3] sollen dem Entwurf nach auch die ‚Grundsätze der integrierten Sicherheit' auf die Herstellung angewendet werden. Noch ist nicht klar, ob sich diese Anforderung auf die Eigenschaften des Produkts während der Herstellung oder die Herstellungsprozesse selbst richten wird. Letzteres wäre schon richtig, denn die Unfallverhütungsvorschriften folgen vom Ansatz her den ‚Grundsätzen der integrierten Sicherheit'.

Mehrere der ‚Gefährdungen' können nicht durch konstruktive Mittel der Sicherheitstechnik minimiert werden, z. B. die ‚Gefährdung' durch mikrobielle Kontamination. Diese sind nur durch geeignete Fertigungsschritte (der Herstellungsprozess ist in unserer Diktion die Summe der Fertigungs-Prozess-Schritte) auf das gewünschte/zu erzielende Risikoniveau herabzusenken.

Auch viele der konstruktiven, in den Grundsätzen der integrierten Sicherheit herangezogenen Risikobeherrschungsmaßnahmen, müssen durch entsprechende Fertigungsprozesse unterstützt oder zum Teil realisiert werden.

Als typisches Beispiel können Sterilprodukte angeführt werden, wo bereits in den Phasen der Herstellung darauf geachtet werden sollte, einen möglichst geringen Bioburden (auch unter dem Begriff ‚Grundkeimbelastung' bekannt) auf das Produkt aufzubringen, und wo die Verpackung nachfolgend entsprechend dicht sein sollte. Hierfür sind zum Teil auch konstruktive Lösungen, die diese Anforderung unterstützen, zu berücksichtigen.

Gleiches gilt für die Biokompatibilität am Endprodukt bei z. B. unsteril ausgelieferten chirurgisch invasiven Instrumenten. Hier kann zum Beispiel auf eine Prozessrisikoanalyse für den Reinigungsprozess nach der Fertigung verwiesen werden.

Um Informationen über Risikobeherrschungsmaßnahmen im Herstellungsprozess zu erhalten, ist es erforderlich, eine Design-FMEA auf kritische Merkmale am Produkt durchzuführen. Im Anschluss daran erfolgt eine Prozessrisikoanalyse auf die Prozesse, mit denen die kritischen Merkmale gefertigt werden. Erst daraus gewinnt man zuverlässige Informationen über die Absicherung des Prozesses (In-Prozess-Kontrollen, Endkontrollen) und dessen eventuelle Validierung (siehe Abbildung 2).

Mit der Prozessrisikoanalyse lassen sich auch die meisten Warnhinweise zum Umgang mit dem Produkt auf der Verpackung und oder in der Gebrauchsanweisung generieren. Informationen zu Warnungen werden aus der ‚initialen' Gefährdungsanalyse oder Gebrauchstauglichkeitsanalyse gewonnen.

Bei den In-vitro-Diagnostika werden Reagenzien durch chemische Verfahren kontinuierlich oder im ‚Batch' hergestellt. Das in der DIN EN ISO 14971 dargelegte Risikomanagementkonzept auf Grundlage des in ISO/IEC Guide 51 entwickelten Modells lässt sich nur teilweise auf die chemische Analyse- und Prozesstechnik übertragen. Daher kommt dem Anhang H über das Risikomanagement bei In-vitro-Diagnostika eine besondere Bedeutung zu, die dort näher kommentiert wird.

> ANMERKUNG 1 Bei Umsetzung der Wahlmöglichkeiten b) oder c) können die Hersteller einem Prozess folgen, in dem vernünftigerweise praktikable Risikobeherrschungsmaßnahmen berücksichtigt werden und diejenige Wahlmöglichkeit ausgewählt wird, die die geeignete Risikominderung bietet, bevor festgestellt wird, ob das Risiko akzeptabel ist.

Mit dem Erscheinen des Anhangs ZA ist diese Anmerkung als gegenstandslos zu betrachten. Im Endeffekt ist diese Anmerkung auch inhaltslos, da weder konkrete Hinweise gegeben werden, noch auf entsprechende Anhänge hingewiesen wird.

> ANMERKUNG 2 Maßnahmen der Risikobeherrschung können entweder den Schweregrad des Schadens oder die Wahrscheinlichkeit seines Auftretens mindern oder beides bewirken.

Bereits in dem vorangehenden Text wurde ausführlich begründet, dass sich zumeist nur die Eintrittswahrscheinlichkeit mindern lässt.

> ANMERKUNG 3 Viele Normen behandeln die integrierte Sicherheit, Schutzmaßnahmen und Informationen zur Sicherheit bei Medizinprodukten. Zusätzlich sind in viele andere Normen über Medizinprodukte Elemente des Risikomanagement-Prozesses eingearbeitet (z. B. elektromagnetische Verträglichkeit, Gebrauchstauglichkeit, Bioverträglichkeit). Einschlägige Normen sollten als Teil der Analyse der Wahlmöglichkeiten zur Risikobeherrschung herangezogen werden.

Bei der Anwendung von harmonisierten Normen, die im Europäischen Amtsblatt benannt sind, kann bei harmonisierten Normen grundsätzlich davon ausgegangen werden, dass diese Normen allgemein anerkannte Risikobeherrschungsmaßnahmen spezifizieren, die zu vertretbaren Restrisiken führen können.[5]

An dieser Stelle soll erneut die Verbindung der DIN EN ISO 14971 zu den Grundlegenden Anforderungen Nr. 2 der Richtlinie 93/42/EWG über Medizinprodukte dargelegt werden:

> *Die vom Hersteller bei der Auslegung und der Konstruktion der Produkte gewählten Lösungen müssen sich nach den Grundsätzen der integrierten Sicherheit richten, und zwar unter Berücksichtigung des allgemein anerkannten Standes der Technik.*

Wenn eine Norm im Europäischen Amtsblatt entsprechend zitiert wird, darf man mit gewisser Sicherheit behaupten, dass diese Norm dem *allgemein anerkannten Stand der Technik* entspricht, und dass die Anwendung weiterer Risikobeherrschungsmaßnahmen sehr wohl begründet werden müsste.

Durch die Internationalisierung der ursprünglichen EN 1441 sind viele der Bezüge zu den Grundlegenden Anforderungen der Medizinprodukterichtlinien verloren gegangen. Es kann durchaus lohnenswert sein, eine produktspezifische Spiegelliste zwischen den Gefährdungen aus DIN EN ISO 14971 und den anzuwendenden Grundlegenden Anforderungen der Richtlinie aufzustellen.

> **ANMERKUNG 4** Zu Risiken, für die die Wahrscheinlichkeit des Auftretens eines Schadens nicht eingeschätzt werden kann, siehe D.3.2.3.

In dem zitierten Anhang werden einige lesenswerte, aber schwer umsetzbare Ratschläge gegeben. Bei neuartigen Technologien werden häufig ‚Gefährdungen' ausgewiesen, deren Folgen kaum oder nicht abschätzbar sind. Insbesondere unter Berücksichtigung des Schadensbegriffes (siehe Kommentar zum Abschnitt 2.2 in der Norm), der auch die Umwelt umfasst, können hier quasi willkürlich hohe und unabsehbare Folgen (allzu häufig von selbsternannten Experten) angenommen werden.

Wie man auch darüber denken mag, mit einem einfachen ‚Lackmustest' mit Hilfe der Grundsätze der Falsifikation kann auf solche spekulative Annahmen meisten eine einfache Lösung gefunden werden,

---

[5] Siehe hierzu z. B. Siehe hierzu Rundschreiben INFO 2015-0007 der DKE vom 2015-08-03.

wenn man sich die Frage stellt: „Unabhängig von eventuellen Folgen für eine oder mehrere Personen oder für die Umwelt, was würde es für das Unternehmen, und damit meine persönliche Stellung, bedeuten?" Man sollte bedenken, dass die Macht der Medien und der Märkte eine nicht zu unterschätzende Gefahr für das Unternehmen darstellt.

Auch wenn die Folgen für Patienten, Anwender und Dritte einigermaßen gut einschätzbar sind, können in einigen Fällen deren Eintrittswahrscheinlichkeiten nicht gleichermaßen gut eingeschätzt werden. Mit den verschiedenen Risikographen ist das weniger ein Problem als über den direkten Weg mit der Risikomatrix. Wie im Vorigen bereits beschrieben wurde, sollte in jedem Fall dem ‚precautionary principle' der Vorrang gegeben werden.

Eine häufig in diesem Zusammenhang gestellte Frage ist, wie man sehr kleine Wahrscheinlichkeiten darstellen und damit die entsprechenden Risiken für eine Vertretbarkeitsentscheidung zugänglich machen kann, z. B. bei neuen Technologien, aber bekannter klinischer Anwendung.

Der Ansatz hier wäre analog zu dem in der Arzneimittelindustrie. Durch Analyse der vorhandenen Daten aus der Klinik über „Risiken und Nebenwirkungen" kann eine Referenz rekonstruiert werden, die eine Grundlage für eine Risikoeinschätzung gibt:

> *„Ist das produktbezogene Risiko wahrscheinlich höher oder niedriger?"*

Übrigens hat in diesem Zusammenhang Kuhlmann [12] die Empfehlung gegeben, dass ein Faktor 30 als ‚Sicherheitsabstand' möglichst eingehalten werden sollte.

Mit dieser Frage einhergehend ist auch die Einstellung der Öffentlichkeit zu einem spezifischen Risiko. Die Frage der Risikoperzeption beruht auf vielen Faktoren, wie Kausalität, Verständnis, die persönliche soziale Stellung usw., die in einem Unternehmen ganz anders gewichtet werden als z. B. in der Öffentlichkeit oder durch die Rechtsprechung, siehe hierzu Kapitel 6.

Für den letzteren Fall gibt es ein trauriges Beispiel, in dem ein Arzt rechtskräftig verurteilt wurde, weil er einen Patienten über eine Nebenwirkung, die in 1 von 15,5 Millionen Patienten auftreten kann, nicht aufgeklärt hatte.

> *„Der Bundesgerichtshof hat in einem Urteil von 1994 hinsichtlich eines Impfschadens entschieden, „dass Risikostatistiken für die Frage der ärztlichen Aufklärungspflicht grundsätzlich von geringem Wert" seien, auch wenn die Wahrscheinlichkeit (des Impfscha-*

dens) nur bei 1 : 15,5 Millionen liege." Dieses bedenkliche Urteil hat sehr zentral mit dem Umgang mit Risiken zu tun. So haben z. B. fast alle Medikamente schwerwiegende Nebenwirkungen, zwar zumeist seltener als 1 : 300 000, aber viel häufiger als 1 : 15,5 Millionen."

[Prof. Dr. med. Karl Ernst v. Mühlendahl, „Null-Risiko in der Medizin" aus Management und Krankenhaus 9/98 (GIT Verlag, Darmstadt)].

Zusammenfassend können die Autoren aus ihrer Erfahrung nur darauf hinweisen, dass Murphy „Alles, was schiefgehen kann, wird auch schiefgehen" und Perussel mit der Ergänzung „Nichts ist so einfach, dass es nicht falsch gemacht werden kann" sehr wohl recht hatten.

Die Einhaltung der Anforderungen wird durch Inspektion in die Risikomanagementakte überprüft.

6.3 Umsetzung von Maßnahmen zur Risikobeherrschung

Der Hersteller muss die in 6.2 ausgewählte(n) Maßnahme(n) zur Risikobeherrschung umsetzen.

Die Umsetzung jeder Maßnahme zur Risikobeherrschung muss verifiziert werden Diese Verifizierung muss in der Risikomanagementakte aufgezeichnet werden.

Da Risikoanalysen zumeist in Tabellenform gestaltet sind, sollte jeweils eine Spalte für die erforderlichen Verweise auf die Prozessrisikoanalyse bzw. für die Verifizierung vorgesehen werden.

Ggf. kann eine initiale Revision nach Planung der Maßnahmen unterschrieben werden und nach Umsetzung und Verifizierung eine zweite Variante, in der direkt auf die Nachweisdokumente verwiesen wird, wie im Annex E exemplarisch dargelegt.

Die Maßnahmen zur Risikobeherrschung können unter einer ID in den Design Input/das Pflichtenheft übertragen werden. Darüber sollte dann sichergestellt sein, dass die Anforderung auch verifiziert wird (Verifizierungs-/Validierungsplan).

Die Wirksamkeit der Maßnahme(n) zur Risikobeherrschung muss verifiziert werden und die Ergebnisse müssen in der Risikomanagementakte aufgezeichnet werden.

Die Norm verlangt hier einen zweistufigen Ansatz. Zuerst die Umsetzung, üblicherweise durch die Realisierung der konstruktiven Risikobeherrschungsmaßnahmen oder die Erfüllung der entsprechenden Prozesskriterien. Dies stellt für die meisten Hersteller kaum Probleme dar, wenn den oben angegebenen Empfehlungen gefolgt wird und die Auditoren hiermit die Rückverfolgbarkeit und die Folgerichtigkeit der Entscheidungen leicht verfolgen können.

Zusammen mit der Wahl der ‚geeignetesten' Schutzmaßnahmen müssen im Rahmen des Risikomanagements die entsprechenden Methoden und Kriterien für die Verifizierung ihrer beabsichtigten Funktion festgelegt und eingeplant werden. Dies sollte so früh wie möglich geschehen, denn unter Umständen können sich der Umfang und/oder die Folgekosten für die Verifizierung einer an und für sich als zweckmäßig erscheinende Maßnahme als zu zeitintensiv oder aufwendig zeigen.

Als erster Schritt muss nachgewiesen werden, dass die Schutzmaßnahme richtig implementiert wurde (Qualifizierung), nachfolgend, dass die erforderliche Risikominderung erreicht wird.

Die korrekte Implementierung wird üblicherweise

- am Prototyp – meistens für konstruktive Risikobeherrschungsmaßnahmen,
- im Laufe des Design-Transfers (für risikorelevante Prozessmerkmale oder -parameter) verifiziert.

Hierzu eignen sich die klassischen Risikoanalyseverfahren FMEA bzw. HAZOP – sofern die Erstfehler-Ausfallsicherheit für die Produktsicherheit ausreichend ist.

Risikobeherrschungsmaßnahmen wirken prinzipiell, indem sie entweder

- die potentielle Folge mindern und/oder
- die Eintrittswahrscheinlichkeit einer bestimmten Folge herabsenken.

Der Unterschied zwischen dem ‚Grundrisiko', d. h. dem Risiko ohne Risikobeherrschungsmaßnahmen, und dem geforderten Restrisiko ergibt ein Maß für die erforderliche Wirksamkeit der vorgesehenen Risikobeherrschungsmaßnahmen[6].

---

[6] Vereinzelt fragen Benannte Stellen schon jetzt nach der Zuverlässigkeit der Wirksamkeit. Die Norm legt nicht fest, ob die Zuverlässigkeit Bestandteil der Wirksamkeit ist.

- Der Grad der Minderung des Schadensausmaßes entspricht der Wirkung der Risikobeherrschungsmaßnahmen (z. B. 24 V SELV gegenüber 230 V).
- Die Minderung der Eintrittswahrscheinlichkeit der Folge entspräche dann der Zuverlässigkeit der Risikobeherrschungsmaßnahmen.

Die Wirksamkeit der Risikobeherrschungsmaßnahmen besteht aus einer Kombination dieser beiden Faktoren, die durch Abfragen der Ereigniskette näher konkretisiert werden kann.

Die Wirkung von Barrieren, wie z. B. eine Isolierung einer 230-V-Leitung oder eine Bleiabschirmung einer Strahlungsquelle, kann grundsätzlich sehr hoch gestaltet werden, aber im Fehlerfall versagt die Wirkung bis zur Vollständigkeit!

Die Wirksamkeit hängt damit direkt von der Zuverlässigkeit dieser Schutzmaßnahme ab, d. h., ob sie fest oder beweglich (mit oder ohne automatische bzw. manuelle Verriegelung) gestaltet ist. Ggf. kann in diesem Fall der Risikograph mit weiteren Spalten für die Faktoren, aus denen sich die Eintrittswahrscheinlichkeit zusammensetzt, ergänzt werden, z. B. mit Grad der Exponierung, Möglichkeit der Abwendung, Erkennbarkeit usw. (siehe hierzu die Kommentierung zum Abschnitt 4.4.2 der Norm).

Der Faktor Zuverlässigkeit ist in vielen Fällen direkt mit der Wirkung gekoppelt. Die Wirkung kann auf Eigenschaften oder Merkmalen (der Schutzmaßnahme) beruhen, die einem zeitlichen Zerfall unterworfen ist, z. B. Alterung, Korrosion oder Verschleiß. Je nach Beanspruchung, kann dann die Wirkung früher versagen als ursprünglich vorgesehen.

Bei der Anwendung von Risikobeherrschungsmaßnahmen, die Eingriffe oder Handlungen vom Anwender/Bediener erfordern (z. B. Reaktion und Aktion infolge akustischer Alarme), muss berücksichtigt werden, dass

- der Mensch in seiner Handlungsweise unzuverlässig ist. Die Handlungssicherheit, d. h. die Wahrscheinlichkeit, eine beabsichtigte Handlung richtig auszuführen, beträgt im Durchschnitt 95 %. In Stresssituationen – z. B. provoziert durch eine schlechte Ergonomie – kann dieser Wert beträchtlich sinken;
- bei einer 100%-igen manuellen Prüfung, mit einem ‚Schlupf' von bis zu 5 % zu rechnen ist;
- der Mensch grundsätzlich vergesslich ist. Nach 30 bis 60 Minuten ist die Hälfte einer einmal gehörten oder gelesenen Information nicht mehr bewusst vorhanden, d. h. offenbar ‚vergessen' worden; und

– der Mensch häufig ‚eintrainierte' Handlungsweisen besitzt (‚Reflexe'), die – wenn nicht berücksichtigt – zu gravierendem ‚use error' führen können (siehe hierzu Annex I).

Die statistische Sicherheit einer Verifizierung

Je höher die erforderliche Wirksamkeit einer Risikobeherrschungsmaßnahme ist, desto höher muss die statistische Sicherheit des Ergebnisses ihrer Verifizierung sein (vgl. DIN EN ISO 13849-1).

Die potentielle Minderung der Folge (die Wirkung) ist üblicherweise mit ausreichender statistischer Sicherheit direkt messbar – z. B. durch Experimente oder Simulationen.

Typische Methoden zur Verifizierung der Wirkung sind z. B.:

- Prüfungen der EMV-Störfestigkeit, Messung der Ableitströme, mechanische Belastbarkeit, Korrosionsfestigkeit, Bioverträglichkeit nach DIN EN ISO 10993-1 ff. usw.
- Gebrauchstauglichkeitsuntersuchungen über die Handhabbar- und Bedienbarkeit, Verständlichkeit der Gebrauchsanweisung usw.
- Fehlerbaumanalysen, u. a. für Berechnungen der Zuverlässigkeit.

Die geforderten Werte für die Zuverlässigkeit der Wirkung sind u. U. mit vertretbarem Aufwand nicht experimentell verifizierbar. Hier müssen dann andere konstruktive Lösungen gefunden werden, die eine Verifizierung erlauben, z. B. Mehrfachredundanzen von verifizierbaren Komponenten usw.

Die Verifizierung der Wirksamkeit von Risikobeherrschungsmaßnahmen kann sich bei den Maßnahmen der indirekten und hinweisenden Sicherheit (insbesondere bei Hinweisen in der Gebrauchsanweisung) zusammenfassend als schwierig erweisen.

ANMERKUNG Die Verifizierung der Wirksamkeit kann auch Validierungsaktivitäten beinhalten.

Der Nachweis, dass die Risikobeherrschungsmaßnahmen in der Praxis ausreichend wirksam sind, wurde zwar immer wieder von einigen Teilnehmern in dem ISO-Normengremium gefordert, aber mit dem Argument, dass eine Validierung im Sinne der ISO 9000-Definitionen streng genommen nur nach Genehmigung einer Ethikkommission durchgeführt werden kann und dass „double-blind-Tests" der Wirksamkeit von Risikobeherrschungsmaßnahmen sich selbst verbieten würden, gelangte schließlich das Gremium zur Erkenntnis, dass eine Validierung nur durch Simulation durchführbar ist, d. h. im Endeffekt durch eine Verifizierung.

Um den Konsensus zu bewahren, blieb diese Anmerkung im Text. Wie alle Anmerkungen in dem mandatorischen Teil der Norm ist sie unverbindlich und zeigt lediglich Möglichkeiten oder Beispiele auf, die befolgt werden können, aber nicht müssen. Jegliche andere Deutung, insbesondere seitens Behörden oder Benannten Stellen, würde aus Sicht der internationalen und nationalen Normung ein Missbrauch (!) der Norm darstellen.

An dieser Stelle sei noch erwähnt, dass sich diese Anforderungen nicht nur auf Maßnahmen am Produkt selbst beziehen, sondern auf alle Risikoanalysen (siehe Kapitel 3.2).

> Die Einhaltung der Anforderungen wird durch Inspektion in die Risikomanagementakte überprüft.

6.4 Bewertung des Restrisikos

> Nach Durchführung der Maßnahmen der Risikobeherrschung muss jedes Restrisiko anhand der im Risikomanagementplan festgelegten Kriterien bewertet werden. Die Ergebnisse dieser Bewertung müssen in der Risikomanagementakte aufgezeichnet werden.

Zur Restrisikobewertung empfiehlt es sich, dieselben Risikokriterien wie für die Einstufung des Risikos vor Einführung von Maßnahmen zur Risikobeherrschung („worst-case'-Szenario) anzuwenden.

> Falls das Restrisiko unter Anwendung dieser Kriterien als nicht akzeptabel beurteilt wird, müssen weitere Maßnahmen zur Risikobeherrschung angewendet werden (siehe 6.2).

Mit diesem Textabschnitt wird darauf hingewiesen, dass, wenn die gewählte Risikobeherrschungsmaßnahme die ‚Gefährdung' oder (weniger wahrscheinlich) die ‚Gefährdungssituation nicht eliminieren kann, die Risikominimierung ein iterativer Prozess ist (wie in Abschnitt 6.2 der Norm beschrieben). Auch im nachfolgenden Abschnitt, sollte wegen des Anhangs ZA mit dem Begriff ‚nicht akzeptabel' vorsichtig umgegangen werden und in den Dokumentationen des Herstellers möglichst gemieden werden. Stattdessen kann der Hersteller weniger angreifbaren Kriterien z. B. „Unter keinen Bedingungen vertretbares Risiko" verwenden.

> Für Restrisiken, die als akzeptabel beurteilt wurden, muss der Hersteller entscheiden, welche Restrisiken offenzulegen und welche Informationen in die Begleitpapiere aufzunehmen sind, um die Restrisiken bekannt zu geben.

Da gemäß der Richtlinie 93/42/EWG über Medizinprodukte die Akzeptabilität (= die Vertretbarkeit) erst als Ergebnis der klinischen Bewertung beurteilt werden kann, muss dieser Normentext, insbesondere in Anbetracht des Anhangs ZA, sorgfältig interpretiert werden.

> Grundsätzlich sollten die gewählten Risikobeherrschungsmaßnahmen der hinweisenden Sicherheitstechnik, z. B. in Form von Verweisen auf erforderliche Warnhinweise oder andere wesentliche Informationen in der Gebrauchsanweisung oder in der Kennzeichnung auf dem Produkt, bereits bei der Durchführung der Analyse festgehalten werden. Die meisten Risikoanalysen werden in Form von Tabellen durchgeführt und verwaltet und es empfiehlt sich, hier eine Spalte für die entsprechenden Verweise aufzunehmen. Des Weiteren sollte berücksichtigt werden, dass auch weitere Verweise auf Inhalte der Gebrauchsanweisung notwendig werden können. Zum Beispiel muss über die Prüfung und Instandhaltungsmaßnahmen für die gewählten Risikobeherrschungsmaßnahmen informiert werden, um ihre vorgesehene Wirksamkeit nachhaltig zu gewährleisten. Daher muss der Hersteller entscheiden, welche Restrisiken offenzulegen und welche Informationen in den Begleitpapieren bekannt zu geben sind, unabhängig davon, ob ausreichende konstruktive Risikobeherrschungsmaßnahmen gefunden wurden oder nicht.

Als Beispiel für eine Restrisikobewertung für Prozesse und Merkmale am Produkt kann folgende Bewertungsmatrix dienen:

	Sehr kritisches Merkmal	**Kritisches Merkmal**	**Unkritisches Merkmal**
Sehr kritischer Prozess	Produkt darf mit diesem Prozess nicht gefertigt werden	Produkt darf mit diesem Prozess nicht gefertigt werden	Prozessrisikoanalyse und Validierung des Prozesses erforderlich
Kritischer Prozess	Produkt darf mit diesem Prozess nicht gefertigt werden	Prozessrisikoanalyse und Validierung des Prozesses erforderlich 100 % Endkontrolle	Prozessrisikoanalyse und Validierung des Prozesses erforderlich
Beherrschter Prozess	Prozessrisikoanalyse und Validierung des Prozesses erforderlich ggf. 100 % Endkontrolle	Prozessrisikoanalyse und Validierung des Prozesses erforderlich	Maschinenqualifizierung ausreichend

Eine Harmonisierung mit den üblichen merkmalsbezogenen Begriffen wie Haupt- und Nebenmerkmal ist empfehlenswert. Diese Merkmale sind üblicherweise ein Output der Design-FMEA.

Mit diesen Aktionen kann der Hersteller dann die erforderliche Behandlung der festgestellten Restrisiken verknüpfen. In vielen harmonisierten Normen sind solche Anforderungen bereits ausführlich dargelegt, insbesondere in den besonderen Festlegungen zu der DIN EN 60601-1.

Geht man konsequent nach dieser Bewertungsmatrix vor, hat ein Hersteller sogar einen Vorteil bei einer FDA-Inspektion, deren Forderungen nach Maschinenqualifizierungen über die der Benannten Stellen hinausgehen. Spätestens hier wird aber klar, wie eng die Anforderungen der Norm EN ISO 13485 Abschnitt 7.5.2 mit der ISO 14971, die ja in Abschnitt 7.1 adressiert wird, gekoppelt sind.

> ANMERKUNG Eine Anleitung, wie ein Restrisiko oder mehrere Restrisiken bekannt gegeben werden können, findet sich in Anhang J.

Bereits an früherer Stelle wurde auf die strenge Auslegung dieser Pflicht durch die deutsche Rechtsprechung im Zusammenhang mit BGB § 823 ff. hingewiesen.

> Die Einhaltung der Anforderungen wird durch Inspektion in die Risikomanagementakte und die Begleitpapiere überprüft.

6.5 Risiko-Nutzen-Analyse

> Wenn das Restrisiko unter Anwendung der im Risikomanagementplan festgelegten Kriterien als nicht akzeptabel beurteilt wird und weitere Maßnahmen der Risikobeherrschung nicht realisierbar sind, darf der Hersteller Daten und Literatur zusammenstellen und bewerten, um zu bestimmen, ob der medizinische Nutzen der Zweckbestimmung das Restrisiko überwiegt. Falls dieser Nachweis nicht den Schluss unterstützt, dass der medizinische Nutzen das Restrisiko überwiegt, verbleibt das Risiko als nicht akzeptabel. Falls der medizinische Nutzen das Restrisiko überwiegt, ist mit 6.6 fortzufahren.

Diese Anforderung ist eine Anpassung der Norm an die Anforderungen der Richtlinie 93/42/EWG über Medizinprodukte im Anhang X über die Klinische Bewertung. Jedoch besteht ein kleiner, nicht unwesentlicher Unterschied. Die Norm fordert, dass erst, nachdem alle Risikobeherrschungsmaßnahmen erschöpft sind, klinische Daten gesammelt werden sollen.

Die Richtlinie sieht diese Aufgabe aber als eine vom Risikomanagement getrennte Aufgabe vor, was auch sinngemäßer ist. Wozu soll ein Medizinprodukt entwickelt werden, wenn man sich nicht von Anfang an Gedanken über seinen Zweck macht? Des Weiteren ist es, wie bereits angemerkt, mehr als sinnvoll, die Suche nach Klinischen Daten an den Anfang zu stellen, um Hinweise auf mögliche ‚Gefährdungen'/Risiken zu erhalten. Hat der Hersteller dies anfänglich umgesetzt, so ist die Risiko-Nutzen-Beurteilung am Ende hinreichend einfach.

Sowohl die Norm als auch die Richtlinien lassen offen, wie die Risiko-Nutzen-Beurteilung dokumentiert werden soll, z. B. als getrenntes Dokument oder als Teil der Klinischen Bewertung. Letzteres wird selten bevorzugt, obwohl bei den Risikoanalysen meistens Verknüpfungen zu klinischen Fragestellungen und entsprechenden Risiken identifiziert werden. Diese können anschließend mit weiteren Klinischen Daten entweder durch Klinische Prüfung oder einer erweiterten Literaturrecherche auf genau diese Risiken untersucht werden.

Der Nutzen für den Patienten ist von unterschiedlicher Natur. Er reicht von verkürzten Eingriffszeiten bei chirurgischen Instrumenten, niedrigeren Strahlendosen bei Röntgengeräten über lebenserhaltende Funktionen bei Langzeitbeatmungsgeräten bis hin zu verringertem Kontaminations- oder Narkoserisiko.

Der (ggf. verbesserte) Nutzen lässt sich klinisch mit einer überschaubaren Anzahl von Prüfungen nachweisen.

Der Beweis für ein angenommenes Restrisiko, dass in weniger als 1 von 10 000 Fällen vorkommen könnte, wird dagegen extrem aufwendig, teuer und ist ggf. nur durch langwierige Prüfungen mit ausreichender statistischer Sicherheit zu führen.

Anhang X der Richtlinie 93/42/EWG über Medizinprodukte bezieht sich auf die Grundlegenden Anforderungen 1 bzw. 6 im Anhang I derselben Richtlinie. Damit werden relativ klare Vorgaben bzgl. der Risiko-Nutzen-Beurteilung gegeben. Die Beurteilung muss die Sicherheit und Gesundheit der Anwender und Dritter mit berücksichtigen. Des Weiteren darf sie die Aspekte der Gebrauchstauglichkeit nicht außer Acht lassen und muss zum Schluss eventuelle unerwünschte Nebenwirkungen identifizieren und bewerten. Diese Vorgaben gehen über die Anforderung der Norm hinaus.

Ökologie und Ökonomie sind im Augenblick Faktoren von untergeordneter Bedeutung bei der Risiko-Nutzen-Beurteilung, werden aber in Zukunft einen höheren Stellenwert erlangen. In diesem Zusammenhang sei angemerkt, dass es immer wichtiger wird, den grundsätzlichen Nutzen eines Produktes nachzuweisen, dies wird sogar verstärkt durch das deutschen Gesundheitssystems gefordert. D. h. der Hersteller sollte die Ermittlung von Daten auch als Nutzen und nicht als Last empfinden und einen Vorteil für die spätere Vermarktung darin sehen.

> Es ist empfehlenswert, die Klinische Bewertung für die Dokumentation der Risiko-Nutzen-Beurteilung zu verwenden. Diese Vorgehensweise sollte in der Verfahrensanweisung zum Risikomanagement beschrieben werden. Gleiches gilt ggf. für die Bewertung des Gesamtrestrisikos, worauf im Weiteren eingegangen wird.
>
> Da Risikoanalysen zumeist in Tabellenform gestaltet sind, sollte für Restrisiken, die in der Klinischen Bewertung (auch Risiko-Nutzen) diskutiert werden sollen, eine Spalte zur Abfrage eingeführt werden, siehe z. B. die Tabelle in Annex E.
>
> Bei Zulassungsverfahren außerhalb des EWR ist jedoch auf eine Anpassung der klinischen Bewertung auf die jeweiligen Belange vorzunehmen.

Bei Risiken, für die nachgewiesen ist, dass der Nutzen überwiegt, muss der Hersteller entscheiden, welche Informationen zur Sicherheit erforderlich sind, um das Restrisiko bekannt zu geben.

Diese Anforderung ist bereits im Kommentar zu 6.4 dargelegt. Aus deutscher Sicht ist sie eigentlich überflüssig.

Die Ergebnisse dieser Bewertung müssen in der Risikomanagementakte aufgezeichnet werden.

ANMERKUNG   Siehe auch D.6.

Die Einhaltung der Anforderungen wird durch Inspektion in die Risikomanagementakte überprüft.

6.6 Durch Risikobeherrschungsmaßnahmen entstehende Risiken

Die Auswirkungen der Risikobeherrschungsmaßnahmen sind hinsichtlich folgender Punkte zu überprüfen:
a) die Einführung neuer Gefährdungen oder Gefährdungssituationen;
b) ob die eingeschätzten Risiken bei vorher identifizierten Gefährdungssituationen durch die Umsetzung der Risikobeherrschungsmaßnahmen beeinflusst wurden.

> Alle neuen oder vergrößerten Risiken müssen entsprechend 4.4 bis 6.5 behandelt werden.

> Da Risikoanalysen zumeist in Tabellenform gestaltet sind, sollten für die Prüfung, ob eventuell neue Risiken entstehen, eine Spalte zur Abfrage eingeführt werden. Sofern ein neues Risiko entsteht, kann dies in einer weiteren Zeile behandelt werden, siehe z. B. die Tabellen in Annexen E und I.
> Ob neue Risiken entstehen können, kann auch über einen Hinweis/Link auf eine nachfolgende Konstruktions-FMEA bzw. eine Gebrauchstauglichkeitsanalyse beantwortet werden. Z. B. „Finger einklemmen" nach Einführung einer automatischen Schutzeinrichtung wie z. B. ein herunterfahrendes Sicherheitsschott.

Hinweis: Bzgl. der Ausführung von Risikobeherrschungsmaßnahmen sollte sich der Hersteller bei den Normen für Maschinen umsehen. Nicht umsonst ist bei der Revision der Richtlinie in 2007 auch die Mitberücksichtigung der Maschinenrichtlinie in Artikel 3 der MDD aufgenommen worden. Die für Maschinen harmonisierten Normen haben die Gefährdungen, die durch Risikobeherrschungsmaßnahmen entstehen, oft bereits mit berücksichtigt.

> Die Ergebnisse dieser Überprüfung müssen in der Risikomanagementakte aufgezeichnet werden.
> Die Einhaltung der Anforderungen wird durch Inspektion in die Risikomanagementakte überprüft.

6.7 Vollständigkeit der Risikobeherrschung

> Der Hersteller muss sicherstellen, dass das Risiko bzw. die Risiken von allen identifizierten Gefährdungssituationen berücksichtigt wurde(n). Die Ergebnisse dieser Aktivitäten müssen in der Risikomanagementakte aufgezeichnet werden.

Dies ist vom Grundsatz her leicht erfüllbar, wenn alle ‚Gefährdungen' aus den Anhängen der Norm in der ‚initialen' Gefährdungsanalyse (siehe z. B. Annex E) berücksichtigt und abgearbeitet worden sind, auch mit z. B. einem Vermerk „Nicht zutreffend". Da die Anhänge der Norm Dopplungen enthalten und auch gewisse ‚Gefährdungen' nicht aufführen, kann auch die in Annex A aufgeführte konsolidierte Liste verwendet werden.

Eine darüber hinausgehende Interpretation wäre, die Anforderung als Verweis auf die verschiedensten Betriebssituationen und Anwendersituationen zu verstehen.

Zu berücksichtigen sind damit die Anwender (Homecare, Pflegepersonal, Eigenanwendung, Ärzte) sowie die Betriebszustände Wartung, Service, Einrichtung, Funktionstest. So ist es in der Norm DIN EN ISO 12100 für die Durchführung von Risikoanalysen für Maschinen gefordert. Sie enthält explizit die Anforderung, alle Betriebszustände bis hin zum Transport zu berücksichtigen.

> Die Einhaltung der Anforderungen wird durch Inspektion in die Risikomanagementakte überprüft.

7 Bewertung der Akzeptanz des Gesamt-Restrisikos

Nachdem alle Maßnahmen der Risikobeherrschung umgesetzt und verifiziert wurden, muss der Hersteller entscheiden, ob das durch das Medizinprodukt verursachte Gesamt-Restrisiko unter Anwendung der im Risikomanagementplan festgelegten Kriterien akzeptabel ist.

ANMERKUNG 1 Anleitung zur Bewertung des Gesamt-Restrisikos siehe D.7.

Falls das Gesamt-Restrisiko unter Anwendung der im Risikomanagementplan festgelegten Kriterien als nicht akzeptabel beurteilt wird, darf der Hersteller Daten und Literatur zusammenstellen und bewerten, um zu bestimmen, ob der medizinische Nutzen der Zweckbestimmung das Restrisiko überwiegt. Falls dieser Nachweis den Schluss unterstützt, dass der medizinische Nutzen das Gesamt-Restrisiko überwiegt, kann das Gesamt-Restrisiko als akzeptabel beurteilt werden. Andernfalls bleibt das Gesamt-Restrisiko nicht akzeptabel.

Bei einem als akzeptabel beurteilten Gesamt-Restrisiko muss der Hersteller entscheiden, welche Informationen in die Begleitpapiere aufgenommen werden müssen, um das Gesamt-Restrisiko bekannt zu geben.

Eigentlich ist dieser Punkt inhaltlich – wenigstens aus europäischer Sicht – überflüssig, da alle ‚Einzelrestrisiken' abgearbeitet sind und die endgültige Entscheidung über die Vertretbarkeit der Restrisiken ggf. im Rahmen der Klinischen Bewertung getroffen wurde.

Ohne besondere Begründung entschied jedoch das Normungsgremium, dass es schön wäre, wenn alle identifizierten Restrisiken einer abschließenden Bewertung unterzogen würden. Durch eine sehr unglückliche amerikanisch-englische Formulierung dieser Forderung, die durch die deutsche Übersetzung keineswegs verbessert wurde, entstand der ominöse Begriff „Gesamt-Restrisiko". Die Norm macht daher keinen Versuch zu definieren, was ein Gesamt-Restrisiko ist. In der Tat ist es ein fiktives Risiko, das leicht zu Missverständnissen führen kann.

Auch die Begründung A 2.7 der Norm geht nicht auf die Fragestellung ein, was ein Gesamt-Restrisiko ist und wie ein solches ‚Risiko' erfasst werden kann. Die Vorstellung, dass ein ‚Einzelrestrisiko' für sich alleine ‚akzeptabel' sein kann, aber die Summe vieler solcher ‚Einzelrestrisiken' nicht, erscheint zwar logisch, ist aber nicht folgerichtig. Aus anderen technischen Bereichen, z. B. dem Maschinenbau (siehe ISO 13849-1), ist bekannt, dass die Einzelrestrisiken nicht einfach addiert werden können, sondern dass eine zusammenfassende Bewertung nur mit Hilfe der Fehlerbaumanalysetechnik über die verschiedenen TOP-Zustände des Produkts gemacht werden kann.

Viele Restrisiken sind entweder temporal oder kausal disjunkt, d. h. können nie gleichzeitig auftreten oder sind mit einander verknüpft (‚Domino'-Effekt). Solch eine Analyse für z. B. einen Computertomografen zu verlangen, wäre wegen des unverhältnismäßig hohen Aufwandes illusorisch.

Bei der Revision der Norm in 2007 wurden deswegen in Anhang D.7 verschieden Möglichkeiten aufgeführt, wie solch eine zusammenfassende Bewertung in der Praxis durchgeführt und dokumentiert werden kann. In der Praxis findet man weitere Varianten zur korrekten Umsetzung dieses Punktes, z. B. durch Aufzählung oder grafische Darlegung in der Risikomatrix, wie viele identifizierte ‚Gefährdungen' vor bzw. nach den Risikobeherrschungsmaßnahmen in dem potentiell vertretbaren Bereich liegen.

> Für in Deutschland ansässige Unternehmen ergibt sich eine einfache Umsetzung dieser Anforderung durch einen schlichten Hinweis auf das Ergebnis der Klinischen Bewertung an geeigneter Stelle, z. B. im abschließenden Risikomanagementbericht.

ANMERKUNG 2 Eine Anleitung, wie ein Restrisiko oder mehrere Restrisiken bekannt gegeben werden können, findet sich in Anhang J.

Die Ergebnisse der Bewertung des Gesamt-Restrisikos müssen in der Risikomanagementakte aufgezeichnet werden.

Die Einhaltung der Anforderungen wird durch Inspektion in die Risikomanagementakte und die Begleitpapiere überprüft.

8 Risikomanagementbericht

Vor der Freigabe des Medizinprodukts für den kommerziellen Vertrieb muss der Hersteller den Prozess des Risikomanagements überprüfen. Diese Überprüfung muss mindestens sicherstellen, dass

– der Risikomanagementplan geeignet implementiert wurde;
– das Gesamt-Restrisiko akzeptabel ist;
– geeignete Methoden vorhanden sind, um relevante Informationen aus der Herstellung und der Herstellung nachgelagerten Phasen zu erhalten.

Diese Anforderung ist mit Formblättern, welche die hier genannten Punkte auflisten und entsprechende Aktivitäten steuern, relativ überschaubar umsetzbar. Im Annex K findet sich ein Beispiel aus der Praxis, das die Punkte aus dieser Anforderung mit weiteren Anforderungen verknüpft.

Weitere Anforderungen sind:

a) Darstellung der zur Risikomanagementakte zugehörigen Dokumente

b) Erstellung eines initialen Risikomanagementplanes

In der Praxis hat es sich bewährt, nach dem Risikomanagementbericht einen zweiten Risikomanagementplan zur Marktbeobachtung zu erstellen. Die Entscheidung über die Art der Marktbeobachtung sollte wiederum im Rahmen der Klinischen Bewertung oder besser, wie hier dargelegt, im Risikomanagementbericht getroffen werden (entweder als eine allgemeine Vigilanz-Marktbeobachtung oder als gezielte aktive Post Market Clinical Follow up-Studie). Es besteht hier kein Zwang, einen Risikomanagementbericht zu erstellen. Stand der Technik und gegenüber den Benannten Stellen bewährt ist gleichwohl das Verfassen eines jährlichen Risikomanagementberichts über die Marktbeobachtung. Zweck ist die Beantwortung der Frage, ob die vorher eingeschätzten Risiken weiterhin vertretbar sind und ob die Umsetzung der Anforderungen aus der DIN EN ISO 13485 bzgl. Kundenrückmeldungen und Datenanalyse erfolgt ist.

Dieses stellt Hersteller, die nach EN ISO 13485 zertifiziert sind, vor keine große Herausforderung, da die Marktbeobachtung so oder so Teil des Systems sein muss, welches durch die Benannten Stellen auditiert wird.

Auch für Klasse-I-Hersteller, welche auch die Anforderungen aus der Richtlinie über Medizinprodukte Anhang VII umsetzen müssen, gilt die Forderung gleichermaßen, da diese in der Medizinproduktesicherheitsplan-Verordnung enthalten ist.

Nur Private-Label-Hersteller haben hier ggf. ein Problem, da sie zumeist nicht im Besitz der Risikoanalyse sind. Somit können diese, wenn nicht vom Originalhersteller per Vertrag anders vorgegeben, nur eine Marktbeobachtung durch Vigilanz machen, nicht aber über ein Post Market Clinical Follow Up.

Der dritte Spiegelstrich über ‚geeignete Methoden' für das Sammeln von relevanten Informationen ist inhaltlich mit der Anforderung der Richtlinien (siehe z. B. Anhang VII, 4 der Richtlinie 93/42/EWG über Medizinprodukte) deckungsgleich. Mit einem entsprechenden Hinweis im initialen Risikomanagementbericht und im nachfolgenden Risikomanagementplan zur Marktbeobachtung ist dieser Punkt formal zu erledigen.

> Die Ergebnisse dieser Überprüfung müssen als Risikomanagementbericht aufgezeichnet und in die Risikomanagementakte aufgenommen werden.
>
> Die Verantwortlichkeit für diese Überprüfung sollte im Risikomanagementplan Personen übertragen werden, die über die entsprechende Befugnis verfügen (siehe 3.4 b)).
>
> Die Einhaltung der Anforderungen wird durch Inspektion in die Risikomanagementakte überprüft.

9 Informationen aus der Herstellung und der Herstellung nachgelagerten Phasen

Der Hersteller muss ein System für das Sammlung und die Überprüfung von Informationen über das Medizinprodukt oder ähnliche Produkte aus der Herstellung und der Herstellung nachgelagerten Phasen einrichten, dokumentieren und aufrechterhalten.

Bei der Festlegung eines Systems für das Sammeln und die Überprüfung von Informationen über das Medizinprodukt sollte der Hersteller unter anderem berücksichtigen:

a) die Mechanismen, mit denen die vom Bediener, vom Anwender oder von dem für die Installation, den Gebrauch und die Wartung des Medizinprodukts Verantwortlichen erzeugten Informationen gesammelt und verarbeitet werden

oder

b) neue oder überarbeitete Normen.

> Das System sollte auch öffentlich zugängliche Informationen über ähnliche auf dem Markt befindliche Medizinprodukte sammeln und überprüfen.

Diese Anforderung ist mit den entsprechenden EU- und FDA-Regularien redundant und ist eigentlich nur aus formalen Gründen in die Norm aufgenommen worden. Ebenso wie viele andere Anforderungen, die durch die schriftliche Umsetzung des großen Ablaufschemas im Bild B.1 im Anhang B entstanden sind.

Es ist in Deutschland nicht üblich, die Marktbeobachtung als Teil des Risikomanagementsystems zu verwalten, da die Rückkopplungen auf das Gesamtqualitätsmanagementsystem viel zu komplex sind. Die hier beschriebenen Anforderungen beschreiben nur einen Teil dieser Rückkopplung.

Im Vordergrund stehen zuerst die Fragen des Rückrufes, der Meldepflicht und die Umsetzung durch das CAPA-System, das System über die Festlegung und Umsetzung von Korrektur- und Vorbeugemaßnahmen (englisch Corrective And Preventive Action – CAPA). Eine zentrale Rolle spielen hier die dokumentierten Risikoanalysen, die als Referenz für die jeweiligen Entscheidungen dienen.

Wichtig dabei sind die Rückverfolgbarkeit und Konsistenz der getroffenen Einschätzungen des Schweregrades, der über die Meldepflicht und zum Teil über einen eventuellen Rückruf mit entscheidet. Siehe hierzu die Kommentare zum Abschnitt 3.5 Risikomanagementakte.

> Diese Informationen müssen auf eine mögliche Sicherheitsrelevanz bewertet werden, insbesondere hinsichtlich Folgendem:
> - ob vorher nicht erkannte Gefährdungen oder Gefährdungssituationen vorliegen; oder
> - ob das (die) sich aus einer Gefährdungssituation ergebende(n) eingeschätzte(n) Risiko (Risiken) nicht länger akzeptabel ist (sind).

Dass eine ‚Gefährdung' erst nachträglich als solche erkannt wird, ist eher ein seltenes Ereignis. Ein Beispiel aus der Geschichte der Medizintechnik ist die Retrolentale Fibroplasie bei Neugeborenen durch zu viel Sauerstoffgabe aus den 70er-Jahren des letzten Jahrhunderts. Kunststoffe, die Diphthalate und andere Weichmacher enthalten, sind aktuellere Beispiele solcher bisher nicht erkannten ‚Gefährdungen'.

Neue ‚Gefährdungssituationen' entstehen praktisch täglich durch Benutzungsfehler (‚use error'), manchmal mit überraschenden Folgen. Der Hersteller sollte solche Meldungen aufzeichnen und regelmäßig analysieren, ob sich hieraus systematische, sich wiederholende Benutzungsfehler identifizieren lassen. Diese könnten dann über das Risikomanagement zu einer Änderung am Produkt (einschließlich der Begleitpapiere) und ggf. zu einem Rückruf führen. Seit April 2014 ist das interne Melden von Beinahe-Unfällen über das CIRS-System (Critical Incident Reporting System) für Kliniken in Deutschland gesetzlich vorgeschrieben.

Für den Fall, dass sich die retrospektive Einschätzung eines prospektiv bewerteten Risikos auf Grund von Informationen aus dem Markt ändert, gibt es zwei mögliche Gründe. Entweder zeigen die Informationen und deren Auswertungen, dass das Restrisiko viel zu hoch eingeschätzt wurde bzw. dass das Produkt nicht mehr in der angenommenen Häufigkeit/Dauer verwendet wird, oder umgekehrt, die Wahrscheinlichkeit der Wiederholung ist auf Grund neuer Erkenntnisse viel höher als ursprünglich angenommen. Dies kann auf z. B. systematische Fertigungsfehler durch unkontrollierte Änderungen im Fertigungsprozess, die Mitverwendung neuen fremden Zubehörs anderer Herkunft oder der gutgemeinte Austausch von Komponenten oder Verschleißteilen durch andere preiswertere, aber mit geringerer Qualität beruhen.

> Falls eine der oben genannten Bedingungen zutrifft:
> 1) müssen die Auswirkungen auf vorher durchgeführte Tätigkeiten des Risikomanagements bewertet werden und als Eingabe in den Risikomanagement-Prozess zurückfließen, und
> 2) es ist eine Überprüfung der Risikomanagementakte für das Medizinprodukt durchzuführen. Falls die Möglichkeit besteht, dass das Restrisiko bzw. die Restrisiken oder deren Akzeptanz sich verändert hat (haben), müssen die Auswirkungen auf vorher durchgeführte Maßnahmen der Risikobeherrschung bewertet werden.
>
> Die Ergebnisse dieser Bewertung müssen in der Risikomanagementakte aufgezeichnet werden.
>
> ANMERKUNG 1 Einige Gesichtspunkte der Überwachung in den der Herstellung nachgelagerten Phasen sind Gegenstand bestimmter nationaler Vorschriften. In solchen Fällen könnten zusätzliche Maßnahmen erforderlich werden (z. B. prospektive Bewertungen in den der Herstellung nachgelagerten Phasen).
>
> ANMERKUNG 2 Siehe auch ISO 13485:2003, 8.2 [8].
>
> Die Einhaltung der Anforderungen wird durch Inspektion in die Risikomanagementakte und andere geeignete Dokumente überprüft.

Da alle Hersteller nach derzeitigen Anforderungen durch die Benannten Stellen sowohl eine mindestens jährliche Normenaktualitätsrecherche durchführen müssen, als auch Daten aus der Marktbeobachtung (Reklamationen, Serviceberichte, allgemeine Informationen über das Produkt, Wettbewerberbeobachtung) sammeln müssen wie auch ein Update der Klinischen Bewertung nachweisen müssen, empfiehlt es sich, über den Risikomanagementbericht aus einem anderen Blickpunkt nachzudenken.

> Es hat sich gerade bei kleinen und mittelständischen Herstellern als sehr sinnvoll erwiesen, nach einem initialen Risikomanagementbericht zum Abschluss der Entwicklung ein jährliches Update zu machen, womit alle diese Anforderungen erfüllt werden. Somit muss die Klinische Bewertung nicht jedes Jahr revidiert werden, sondern kann über den Risikomanagementbericht oder ein anders betiteltes Dokument, wie „jährlicher Risikomanagementbericht zur Marktbeobachtung", bestätigt werden. Auch die Umsetzung von ggf. geänderten Normanforderungen kann hierin diskutiert werden und bestehende ‚first-issue'-Berichte können ebenso bestätigt werden, sofern keine Umsetzung neuer Forderungen bzgl. des Risikomanagements nötig ist.
>
> Im jährlichen Risikomanagementbericht/Bericht zur Marktbeobachtung können diese Punkte einzeln dargelegt werden und mit Vermerken wie „Überprüft mit Ergebnis *Status quo*" zusammenfassend abgearbeitet werden. Ein Beispiel hierfür ist in Annex K zu finden.

Risikopolitik und Wahrscheinlichkeit 5

Der Umgang mit dem Thema Risiko hat sich über die Jahrhunderte geändert, von einem durch die Religion geprägten Fatalismus zu einer bedrohlichen Störgröße, die es gilt zu beherrschen. Dadurch ist heute das Thema vor allem durch sein mediales Potential in das Bewusstsein der Allgemeinheit gerückt. Eine Google-Suche für „Risiko" liefert z. B. mehr als 58 Millionen Ergebnisse. In den Expertenkreisen zeichnet sich derweil ein Trend zur Verwissenschaftlichung ab, in dem zunehmend die sozio-politischen Aspekte dominieren, z. B. in den klassischen Werken [13], [18], [19], [20], [21] und in aktueller, über das Internet erhältlichen englischsprachigen Literatur [22]. Im folgenden Kapitel wird versucht, aus der Fülle der Literatur und vorhandenen Daten einige für den Bereich Medizinprodukte bedeutsameren Aspekte darzulegen und zu kommentieren.

‚Das Leben ist lebensgefährlich' – Welche Risiken bedrohen den Menschen? 5.1

Die Statistiker haben mit quantitativen risikobezogenen Daten die Grundlage für das prosperierende Geschäft mit Versicherungen geschaffen. Diese Daten bestimmen die Höhe unserer Versicherungsprämien, aber wer von uns stellt den Bezug zwischen einer unserer Versicherungsprämien und dem damit verbundenen Risiko bewusst her? Am ehesten wird über diese Fragestellung bei dem Abschluss einer Risikolebensversicherung nachgedacht, denn eins ist sicher – irgendwann werden wir sterben. Auch die mit einem Produkt und seiner Anwendung verbundenen Risiken schlagen sich indirekt über die Produkthaftpflichtversicherung in dem Verkaufspreis für das Produkt nieder.

Für die Darlegung der Risikopolitik gegenüber der zuständige Haftpflichtversicherung ist die Kenntnis über einige grundlegende Zahlenwerte über Risiken quasi unumgänglich (vor einem Gericht gelten jedoch, wie in den Kommentaren zu Abschnitt 6.2 der Norm exemplarisch angeführt, andere – am wenigsten für Naturwissenschaftler und Ingenieure – nicht nachvollziehbare Kriterien).

Um mit dem im Vorwort zitierten Spruch von Kästner anzufangen, gibt es für einige unvermeidbare Risiken bereits ermittelte Zahlenwerte:

— Das sogenannte Lebensrisiko, d. h. die Wahrscheinlichkeit, durch irgendeinen Grund im darauf folgenden Jahr zu sterben, kann für eine normale gesunde erwachsene Person in Europa kaum kleiner als $10^{-3,5}$ pro Jahr werden, d. h. von 10 000 Personen sterben im

Schnitt drei Personen im darauf folgenden Jahr durch Krankheit, Unfall, Naturkatastrophen usw.

- Das festgestellte individuelle Unfallrisiko beträgt ca. $3 \cdot 10^{-4}$ pro Jahr.
- Das individuelle Sterblichkeitsrisiko durch Naturkatastrophen beträgt ca. $2 \cdot 10^{-5}$ pro Jahr.

Kuhlmann [12] hat für den Abstand zwischen einem tragbaren technogenen, d. h. ein durch die Technik verursachtes Risiko, zu diesem unvermeidbaren „Lebensrisiko" den Faktor 30 postuliert. Das sollte der Wert sein, der von den meisten Menschen für den Gebrauch von technischen Produkten hingenommen wird, ohne dass sie eine bewusste Risiko-Nutzen-Abwägung durchführen müssen.

Diese Überlegung trifft jedoch nur für eine einzelne Person zu, d. h. für das Individualrisiko. Sobald mehrere Personen gleichzeitig einem Risiko ausgesetzt sind, werden wegen der Wertevorstellungen der Gesellschaft, wie im folgenden Bild dargelegt, wesentlich schärfere Grenzen gezogen.

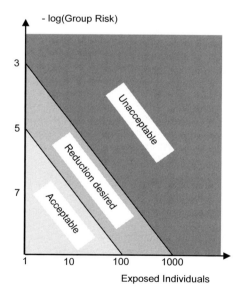
Probabilistische Sicherheitskriterien in den Niederlanden (M. F. Versteeg, „External saftey Policy in the Netherlands" (1986)), [13]

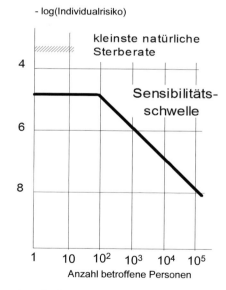
Gesellschaftliche Risikoakzeptanz (A. Kuhlmann, „Zur Risikoakzeptanz in der Technik"), [12]

Abbildung 12: Risikowahrnehmung durch die Gesellschaft

Folgendes Zitat belegt diesen Ansatz:

> „... *erst wenn die Todesrate auf ein bis zwei Prozent ansteigt, ändert sich auch die gefühlte Gefahr nachhaltig. Das liegt an folgendem Phänomen: Jeder Mensch hat grob gerechnet 100 Bekannte. Wenn einer oder zwei davon sterben, erleben wir Todesfälle in unserem persönlichen Umfeld. Dadurch kippt die Stimmung. Es entsteht der Eindruck, man hätte selbst das Opfer sein können. Bei der Bewertung des Risikos spielt außerdem die räumliche Entfernung eine Rolle. Kenne ich zum Beispiel die Straße, in der das Grippeopfer aus der Zeitung gewohnt hat, identifiziere ich mich eher mit seinem Schicksal.*" [16]

Einige Regularien verschiedener Länder spiegeln diese Denkweise wider, z. B.:

- USA: Das Individualrisiko durch KKWs soll kleiner als $5 \cdot 10^{-7}$ pro Jahr und das Gesellschaftsrisiko durch KKWs kleiner als das Krebsrisiko ($= 2 \cdot 10^{-3}$ pro Jahr) sein.
- UK: HSE (Health and Safety Executive) legt für Werktätige $< 10^{-3}$ pro Jahr und die Bevölkerung $< 10^{-4}$ pro Jahr als gesellschaftlich tragbares Risiko fest.
- Die Eidgenössische Störfallverordnung von 1991 legt detailliert fest (siehe Abbildung 13).

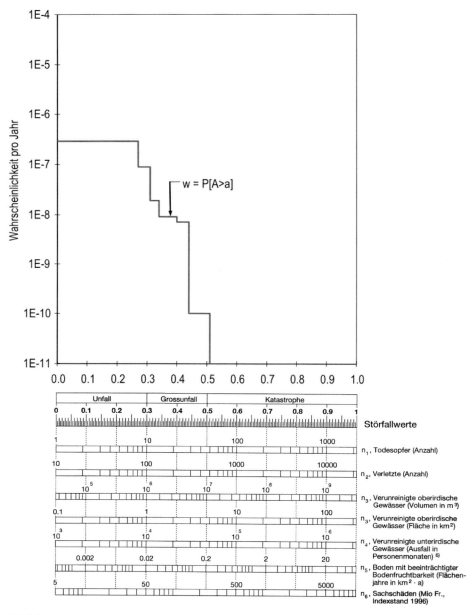

Abbildung 13: Ausschnitt aus der Eidgenössischen Störfallverordnung von 1991 [14], [15]

Risiken und Grenzwerte – die Bewertung der Vertretbarkeit   5.2

Um zu entscheiden, ob ein Risiko ‚vertretbar' ist oder nicht, muss ein Vergleichsmaß verwendet werden, entweder in Form eines Referenzrisikos oder, wie in den Richtlinien vorgegeben, eines Nutzens. Da ein Nutzen meistens nicht in den gleichen ‚Einheiten' dargelegt wird wie ein Risiko, ist es von der Überlegung her notwendig, den Nutzen in eine fiktive Risikominderung äquivalent umzuwandeln. Demzufolge wäre dann die Risikozunahme durch das Produkt gegen diese fiktive Risikominderung zu vergleichen. Ist die Risikozunahme geringer als die Risikominderung, wäre dann die Risikozunahme ‚vertretbar'.

In der Norm DIN EN ISO 14971 hat man sich bewusst auf keine Festlegung solcher Referenzrisiken geeinigt, und zwar mit der Begründung, dass solche Werte „von dem jeweiligen kulturellen, historischen und sozialen Umfeld" abhängig sind. Umso erstaunlicher ist es, dass im Bereich der Medizintechnik doch quantitative Zahlenwerte über tragbare und untragbare Risiken auffindbar sind, die als Anhaltswerte für die Entscheidung ‚vertretbar' oder ‚unvertretbar' dienen können.

Über die Entscheidung ‚unvertretbar' braucht sich ein Hersteller von Medizinprodukten erstaunlicherweise keine besonderen Gedanken zu machen, denn die FDA hat diesbezüglich mit der 21 CFR Part 7.3 eine sehr grundlegende Festlegung getroffen (siehe auch Abbildung 10).

> *"Recalls are defined as actions taken by a firm to remove a violative ('defective') product from the market. Recalls may be conducted on a firm's own initiative, by FDA request, or by FDA order under statutory authority.*
>
> *a) Class I recall is a situation in which there is a reasonable probability that the use of or exposure to a violative product will cause serious adverse health consequences or death."*

Ausgehend von den Erfahrungen mit Rückrufen durch die FDA, sollte ein Hersteller ein produktbezogenes Risiko in diesem Bereich unbedingt vermeiden. Nicht von ungefähr sieht die FDA für ein solches Risiko sehr restriktive Maßnahmen vor, die ein Entgegenhalten mit dem Argument, dass der Nutzen für den Patienten das Risiko überwiegt, nur in wenigen Ausnahmefällen ermöglicht. Damit wird in der Praxis eine obere Grenze für ein möglicherweise vertretbares Risiko festgelegt.

Die untere Grenze für den Bereich ‚reasonable probability' beträgt 1 : 1, also 50 %[7] (siehe FDA 21 CFR 810). Dieser Vorgabewert müsste jetzt aus Sicht des Risikogebers (Hersteller bzw. Gesellschaft) mit einer ausreichenden statistischen Sicherheit durch die infrage kommenden Medizinprodukte eingehalten werden. Denn sollte es zu einem Vorfall mit schwerwiegender Folge kommen, müsste er, um den Class-I-Rückruf mit allen seinen Folgen zu umgehen, nachweisen können, dass die zeitnahe Wiederholung des Vorfalles mit ausreichender statistischer Sicherheit kleiner als 50 % ist.

Daher müssen die bei der Auslegung, Herstellung und für die Anwendung anzusetzenden Vorgabewerte für risikorelevante Merkmale und Bedienschritte entsprechend niedriger sein. Diese richten sich demzufolge nach der Anzahl der Produkte im Markt, deren Beanspruchung (Alter und Nutzungsintensität), der Höhe der anzunehmenden Schadensfolge und der Anzahl kritischer Komponenten im Produkt[8], die zusammen die Grundsteine für die Risikopolitik des Unternehmens ausmachen sollten.

Ein weiterer Wert ist von Bedeutung. Die Sterilität eines Produktes ist mit dem SAL-Wert von kleiner als 10^{-6} definiert [ISO 14937:2009], d. h. nach der Sterilisation darf ein Produkt weniger als 1 von einer Million lebensfähige Keime enthalten. Dieser Wert kann als Anhaltspunkt für die Eingrenzung der oberen Grenze für „not likely" in der Abbildung 10 dienen[9]. Die Schwierigkeit mit diesem Wert besteht leider in der Übertragung auf Produkte, bei denen die Bezugsgröße für die Eintrittswahrscheinlichkeit nicht die Anzahl der Produkte ist, sondern die Zeit (siehe hierzu Abschnitt 4.4 der Norm ‚Festlegung der Eintrittswahrscheinlichkeit').

---

[7] Der in der deutschen Rechtsprechung verwendete Begriff ‚hinreichende Wahrscheinlichkeit' wird auch mit „mehr als 50 %" angesetzt [Urteil des Europäischen Gerichtshofs (EuGH) in der Sache „Daimler Schrempp", Rechtssache C-19/11 – Markus Geltl/Daimler AG) vom 28. Juni 2012] und dürfte damit die adäquate Entsprechung für ‚reasonable probability' sein.

[8] Als Ergebnis einer Funktionsrisikoanalyse (siehe Annex H) werden in einem Produkt z. B. 5 kritische Komponenten identifiziert, deren Funktionsfehler jeweils zu einem SAE führen könnten. Für jede Komponente muss dann die Ausfallwahrscheinlichkeit um einen Faktor 5 kleiner als die für das Produkt insgesamt werden. Was in diesem Zusammenhang als „zeitnah" verwendet werden kann, wird von Produkt zu Produkt variieren, abhängig ob es ein Massenprodukt für die Einmal-Anwendung ist oder ein stationäres Großgerät für die Jahrzehntelange tägliche mehrmalige Anwendung.

[9] Für die meisten Produkte entsteht zwischen diesen beiden Grenzwerten eine Lücke, die in 21 CFR mit „remote probability" bezeichnet wird und darauf hinweist, dass das Schwarz/weiß-Denkgebot der EU-Kommission nicht immer praktikabel ist.

Diese Problematik kann mit folgendem Beispiel dargestellt werden.

Ein 25-jähriger Insulinpatient würde, wenn sie/er 75 Jahre alt wird, in der Größenordnung 50 000 bis 100 000 Insulinspritzen verbraucht haben. Die Wahrscheinlichkeit, in ihrem/seinem Leben eine verkeimte Spritze zu bekommen, beträgt dann theoretisch mindestens $50\,000/10^6 = 0{,}05$ oder 5 %. Nicht jeder Keim ist pathogen und nicht jeder pathogene Keim führt zu einer Infektion mit schwerer Folge (SAE), da das Immunsystem ggf. die drohende Infektion verhindern kann. Würde hierfür jeweils der Faktor 10 angesetzt, d. h. insgesamt ein Faktor 100, würde das technogene ‚Lebensrisiko' für diesen fiktiven Insulinpatienten 0,0005 in 50 Jahren betragen oder 10^{-5} pro Jahr. Das deckt sich erstaunlicherweise gut mit dem Postulat von Kuhlmann.

Jedoch fordert die EU-Kommission im Anhang Z zu EN ISO 14971, dass diese Restrisiken gegenüber dem Nutzen für den Patienten belegt und berücksichtigt werden müssen. Alleine am obigen Beispiel oder an der Anwendung von OP-Handschuhen erkennt man, dass diese Forderung der EU-Kommission in vielen Fällen überzogen erscheint. Wie wäre wohl die Auswirkung für den Patienten, wenn keine OP-Handschuhe verwendet würden?

Am Beispiel eines Herzschrittmachers kann jetzt die Bedeutung des Individualrisikos und der Nutzen-Risiko-Abwägung für Medizinprodukte dargelegt werden. Bei entsprechender Wirksamkeit des Herzschrittmachers fühlen sich die Patienten „normal" gesund. Der Nutzen durch das Medizinprodukt wird nach einer Zeit „vergessen", da für den individuellen Vergleich mit dem Zustand ohne Herzschrittmacher die substantielle Vergleichsgrundlage in Vergessenheit geraten ist. Aus Sicht des Patienten dürfte dann das Risiko eines Produktversagens nicht höher als die Risikowahrnehmungsschwelle von 10^{-5} Störfällen pro Jahr sein. Ob der Patient – der sich in den meisten Fällen in anderen Risikobereichen als z. B. ein 15-jähriges Mädchen befindet – sich dieses Umstands bewusst ist, sei dahingestellt, ein höheres Risiko wird meistens doch akzeptiert.

Für den Hersteller des Herzschrittmachers könnten die Maßstäbe jedoch schärfer angelegt werden. Er betrachtet ja nicht das einzelne Produkt mit dem einzelnen Patienten, sondern alle im Gebrauch befindlichen Produkte, um eine Zahl beispielhaft zu nennen, 100 000. Damit würde er gemäß dem Postulat von Kuhlmann den Wert 10^{-8} Störfälle pro Jahr für den einzelnen Herzschrittmacher anwenden müssen, um eine gesellschaftlichen „Akzeptanz" beanspruchen zu dürfen. Allerdings betrachtet Kuhlmann nicht den mit der Anwendung des Produktes verbundenen Nutzen. In diesem Punkt erfahren Medizinprodukte und Arzneimittel eine besondere Stellung gegenüber z. B. Maschinen, die zwar auch nützlich sind, aber nur im gewerblichen Sinn. Deswegen darf der Hersteller im Rahmen der Klinischen Bewertung unter Zuhilfenahme klinischer Expertise den Nutzen für den Anwender ermitteln, bewerten und gegen das Produktrisiko abwägen. Hier träfe das oben angeführte Argument Risikoerhöhung durch ein Produktversagen gegen Risikominderung durch die Funktion des Produkts voll zu.

Ein besonderes Beispiel bietet das Narkosegerät, das ja nicht nur für lebenserhaltende oder -rettende Eingriffe eingesetzt wird, sondern auch für (meistens überflüssige) kosmetische Eingriffe. Leider träfen insbesondere im letzten Fall die Überlegungen von Kuhlmann für das vertretbare technogene Individualrisiko voll zu. Der entsprechende Wert ist mit $1{,}2 \cdot 10^{-9}$ pro Stunde ‚gefährlichen' Ereignissen sehr niedrig und wäre meistens nur mit Hilfe ausgeklügelter Mehrfachredundanzen zu erreichen.

Mit einem auch so perfektionierten Narkosegerät sind diese Zuverlässigkeiten mit der heute zur Verfügung stehenden Technik und Fachkunde nicht kosten- und nutzeneffizient zu erreichen, z. B. müssten immer zwei Anästhesisten, wie Piloten in Verkehrsflugzeugen, anwesend sein. Trotzdem gilt das Produktrisiko eines modernen Narkosegerätes ohne Zweifel als vertretbar, denn die prozentuale Anzahl kosmetischer Eingriffe ist – verglichen mit der Anzahl lebenserhaltender oder -rettender Eingriffe – unbedeutend und damit darf die gleiche Vorgehensweise und Argumentation wie im Falle des Herzschrittmachers angewendet werden.

Es kann manchmal beruhigend sein, die beobachteten bzw. berechneten Produktrisiken mit anderen bekannten Risiken zu vergleichen.

– In den USA rechnet man damit, dass 7 von 100 Mitarbeitern in der Gesundheitsbranche sogenannte Needle/Sharps-Verletzungen pro Jahr erleben, wovon ein nicht unbeträchtlicher Anteil (einstelliger Prozentbereich) mit Exponierung durch HIV-, Hepatitis B- oder C-kontaminierten Produkten.

– Durch im Krankenhaus erworbene Infektionen mit MRSA sterben jährlich ca. 30 000 Patienten, gut ein Drittel davon durch vermeidbare Hygienemängel [Deutsches Ärzteblatt 2010; 107(49)]. Im Jahr 2013 wurden 18,8 Millionen Patienten in deutschen Krankenhäusern behandelt mit einer durchschnittlichen Verweildauer von 7,5 Tagen. Die Wahrscheinlichkeit, durch eine im Krankenhaus angeworbene MRSA-Infektion zu sterben, beträgt somit ca. 1 bis $2 \cdot 10^{-3}$ Todesfälle pro Patient. Hochgerechnet auf die Verweildauer ergibt das ein Wert von 0,08 oder 8 % pro Jahr!

- Das perioperative Narkoserisiko liegt bei ca. 30 Todesfällen pro eine Million Narkosen [The Lancet, Volume 380, Issue 9847, Pages 1075–1081, 22 September 2012]. Pro Todesfall kann man zusätzlich mit schätzungsweise 10 SAE rechnen.
- Die Wahrscheinlichkeit, im Auto durch einen Unfall zum Tode zu kommen, liegt in Deutschland bei 2,7 Todesfällen pro Milliarde Personenkilometer oder umgerechnet in der Größenordnung von $2 \cdot 10^{-7}$ pro Fahrstunde [Die Welt, 12.12.2013].

Das in der Norm beschriebene Risikoanalyseverfahren verlangt nicht explizit, dass die Risiken für die Anwender und Dritte berücksichtigt werden sollen. Auf eine Einbindung der Belange des Arbeitsschutzes und entsprechender Anforderungen der Maschinenrichtlinie wurde bei der Erarbeitung der Norm bewusst Abstand genommen. Nichtsdestotrotz kann dieser Umstand bei einigen Medizinprodukten von erheblicher Bedeutung sein, da in der Grundlegenden Anforderung 1 der Richtlinie 93/42/EWG über Medizinprodukte eine durch ISO 14971 nicht näher betrachtete Randbedingung für die Risiko-Nutzen-Abwägung gibt, nämlich dass

„... noch die Sicherheit und die Gesundheit der Anwender oder gegebenenfalls Dritter gefährdet, ... und mit einem hohen Maß an Gesundheitsschutz und Sicherheit..."

Erst mit der Novellierung des Artikels 3 der Richtlinie 93/42/EWG über Medizinprodukte im Jahr 2007 wurde diese Anforderung konkretisiert und in Verbindung mit der Maschinenrichtlinie und Richtlinie für persönliche Schutzausrüstungen gebracht:

„Besteht ein einschlägiges Risiko, so müssen Produkte, die auch Maschinen im Sinne des Artikels 2 Buchstabe a der Richtlinie 2006/42/EG des Europäischen Parlaments und des Rates vom 17. Mai 2006 über Maschinen (1) sind, den grundlegenden Gesundheits- und Sicherheitsanforderungen gemäß Anhang I der genannten Richtlinie entsprechen, sofern diese grundlegenden Gesundheits- und Sicherheitsanforderungen spezifischer sind als die grundlegenden Anforderungen gemäß Anhang I der vorliegenden Richtlinie."

Nicht sehr bekannt ist, dass für diese Bereiche quantitative Daten über zumutbare Risiken für Anwender vorliegen. In z. B. der harmonisierten Norm EN ISO 13849-1 [Sicherheit von Maschinen – Sicherheitsbezogene Teile von Steuerungen – Teil 1: Allgemeine Gestaltungsleitsätze] wird festgelegt, dass für eine Person, die mit einer Maschine berufsbedingt arbeiten muss, die Wahrscheinlichkeit (d. h. der λ-Wert) für das Versagen einer Steuerung mit einer potentiell schwerwiegenden Schadensfolge (= ‚gefährliches' Ereignis) für den

Bediener kleiner als 10^{-7} pro Arbeitsstunde sein soll (Pl$_f$-Niveau ‚e'), d. h. mit 63 % Wahrscheinlichkeit würde ein ‚Durchschnittsbediener' nach frühestens 10^7 Arbeitsstunden ein ‚gefährliches' Ereignis erleben (siehe auch Beispiel in 5.3.1).

Mit dem Wert 10^{-7} ‚gefährliche' Ereignisse pro Stunde und Person aus ISO 13849-1 und 2000 Arbeitsstunden/Jahr ergeben sich $2 \cdot 10^{-4}$ ‚gefährliche' Ereignisse pro Jahr und Person. Die Statistik der Berufsgenossenschaften, die ca. 30 Mio. Arbeitnehmer erfasst, meldet ca. 500 tödliche Arbeitsunfälle pro Jahr. Diese 500 Todesfälle entstünden theoretisch als Folge von $30 \cdot 10^6 \cdot 2 \cdot 10^{-4}$ ‚gefährlichen' Ereignissen/Jahr, d. h. 6 000 ‚gefährliche' Ereignisse/Jahr. Also führt nicht jedes ‚gefährliche' Ereignis zu einer schwerwiegenden Folge, sondern im Schnitt weniger als jedes 10te, d. h. 10^{-8} ‚gefährliche' Ereignisse pro Stunde.

Kuhlmann zitierte die geringste erfasste unvermeidbare Sterberate in Europa (für ein ca. 15-jähriges Mädchen) mit $10^{-3,5}$ pro Jahr entsprechend $3,5 \cdot 10^{-8}$ pro Stunde. Kuhlmanns Postulat, dass ein für die Gesellschaft tragbares technogenes Individualrisiko (d. h. durch die Technik verursachtes Risiko) um den Faktor 30 kleiner sein sollte, d. h. $1,2 \cdot 10^{-9}$ pro Stunde. Die zu akzeptierend Häufigkeit von ‚gefährlichen' Ereignissen kann dann mit Faktor 10 höher als die für die Todesfallrate angesetzt werden (siehe oben), d. h. mit $1,2 \cdot 10^{-8}$ pro Stunde. Bezogen auf die gewerbliche Exponierung, die um den Faktor 4 kleiner als die ‚Jahresexponierung' ist, ergibt sich dann ein Wert von $2,7 \cdot 10^{-9}$ pro Stunde, der dem entsprechenden Vorgabewert aus der ISO 13849-1 damit größenmäßig recht gut entspricht.

5.3 Festlegung einer Risikopolitik

Wenn gefragt wird, in welchen Dokumenten die Risikopolitik festgelegt ist, ergibt sich im Allgemeinen als Antwort der Hinweis auf die Risikomatrix und die Verpflichtung zur Marktüberwachung und dem regelmäßigen Review der gewonnenen Daten hinsichtlich einer Neu- bzw. Umbewertung von Risikokriterien.

5.3.1 Die Risikomatrix

Für die Gestaltung und Auslegung einer produktspezifischen Risikomatrix sollten folgende Randbedingungen insbesondere berücksichtigt werden:

– Anwendungsrisiko des Produkts.
– Nutzenwert des Produkts für den Patienten. Viele Medizinprodukte sind lebensrettend oder sogar lebenserhaltend. Es ist zu bedenken, dass das inzwischen als ‚Hochrisikoprodukt' einge-

stufte Brustimplantat keinen aktenkundigen Todesfall verursacht hat. Dagegen hat das Narkosegerät, ohne dessen Anwendung lebenserhaltende Eingriffe nicht durchgeführt werden können, jedoch etliche Todesfälle verursacht.
- Anzahl (verwendete) Produkte im Markt.
- Gebrauchsdauer und Lebensdauer des Produktes, ist es ein ‚Einmal-Produkt' oder ein jeden Tag mehrfach verwendetes ‚Gerät'?
- Ein nicht unwesentlicher Faktor ist auch die Größe und das angestrebte Image des Unternehmens. Ein kleines Start-up-Unternehmen hat weniger zu verlieren als ein seit ‚Urzeiten' etabliertes international agierendes Unternehmen.

Ein Beispiel hierzu:

„Das Ziel ist, unseren guten Ruf und unseren Zielen entsprechend, mit unserer XYZ-Produktreihe keinen SAE (Serious Adverse Event) während der Lebensdauer des Produkts im Markt zu erleben".

Anmerkung: Dieser Zielvorgabe fehlt die Angabe eines Vertrauensniveaus, d. h. mit welcher Wahrscheinlichkeit dieser Wunsch erfüllbar sein soll.

Mit erwarteten insgesamt 1 200 Produkten gleichzeitig im Markt (‚installed base'), über eine Lebensdauer von im Schnitt 15 Jahren, und 10 Patienten pro Arbeitstag erhält man grob gerechnet 12 000 exponierte Patienten pro Tag oder ca. 3 Millionen Patienten pro Jahr. Über die gesamte Lebensdauer des Produktes insgesamt 45 Millionen exponierte Patienten. Das entsprechende Risikokriterium, dass der unerwünschte Gerätedefekt ein SAE verursachen könnte, beträgt dann rechnerisch $< 2 \cdot 10^{-8}$ SAE pro Patient bei einem Vertrauensniveau von 50 %, oder mit anderen Worten, dieser Wert ermöglicht die Erfüllung der Zielvorstellung mit 50 % Wahrscheinlichkeit. In der Industrie sind 95 % für den Vertrauensniveau üblich, d. h. das entsprechende Risikokriterium wäre dann $< 10^{-9}$ SAE pro Patient!

Dieses Produkt wird aber auch von einem oder mehreren Anwender(n) bedient. Für die Anwender/Bediener gelten in der Bundesrepublik Deutschland primär nicht die Regularien des Medizinproduktegesetzes, sondern die des Arbeitsschutzes und damit die Auslegung der sicherheitsrelevanten Funktionen des Produkts z. B. nach DIN EN ISO 13849-1. Diese Norm fordert eine zu erwartende Zuverlässigkeit des Produkts von weniger als 10^{-7} Störfällen pro Betriebsstunde mit dem Potential für ein SAE.

Angenommen, ein Anwender ist eine Stunde pro Patient mit dem Gerät beschäftigt, so ergeben sich als Berechnungsgrundlage (bezogen auf die Lebensdauer des Produkts) ca. 40 Millionen Arbeitsstunden. Eine Auslegung des Produktes nach den Anforderungen der DIN EN ISO 13849-1 führt zu ca. 4 SAE-Störfällen für die Anwender des Produkts während der Lebensdauer der XYZ-Produktreihe. Im Schnitt führt jedoch nur jede 10te Störfall zu einem Personenschaden.

Im Hinblick auf den im Jahr 2007 neu gefassten § 3 der Richtlinie 93/42/EWG über Medizinprodukte eine nachdenklich machende Berechnung (§ 3 verweist auf die Mitbestimmung der Maschinenrichtlinie und Richtlinie für persönliche Schutzausrüstung).

5.3.2 Wie gestaltet sich das Feed-back aus den Marktdaten zu der Risikomatrix?

Eine Meldung aus dem Markt sollte systematisch mit u. a. folgenden Fragen abgeklärt werden:

- Ist ein Produktmangel, -versagen oder -ausfall identifiziert?
- Ist ein tatsächlicher oder möglicher Personenschaden damit verbunden?
- Welcher ist der Schweregrad?
- Welche ist die Ursache?

Die Antworten auf diese Fragen werden mit der Risikoanalyse abgeglichen, die ggf. entsprechend überarbeitet werden muss. D. h., wenn z. B. ein bisher unbekannter Schaden oder eine unbekannte Ursache identifiziert wurde, müssen sie in die bestehende Risikoanalyse neu eingefügt und bewertet werden.

Zuerst sollte die Meldung verifiziert werden und ggf. ergänzende Informationen nachgeholt werden. Die Auswertung folgt durch systematisches Abfragen, wie in Abbildung 14 dargelegt.

a) Liegt ein Funktionsfehler oder eine Fehlfunktion durch einen Benutzungsfehler vor? Wenn nicht, ist die Meldung im Risikomanagementbericht entsprechend zu dokumentieren.

b) Ist die gemeldete Folge neu, d. h. bisher nicht in einer Risikoanalyse behandelt? Wenn ja, müssen die möglichen Ursachen mit einer Fehlerbaumanalyse FTA gefunden werden, um die Eintrittswahrscheinlichkeit und ggf. kollaterale Effekte zu ermitteln.

Die weiteren Fragen führen jeweils zur Überarbeitung der entsprechenden Risikoanalysen (siehe Abbildung 2).

c) Ist die Fehlfunktion oder der Funktionsfehler in einer Risikoanalyse behandelt?

d) Ist die Einschätzung des Schweregrads der Folge in der Risikoanalyse gleichwertig mit dem in der Meldung angegebenen Schweregrad?
e) Ist die vermeintliche Ursache in der Meldung die gleiche wie in der Risikoanalyse?

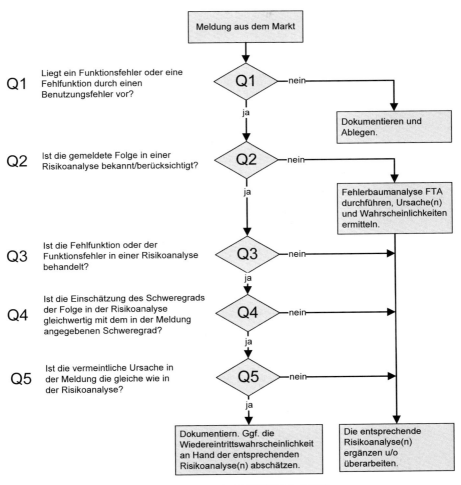

Abbildung 14: Feed-back einer Meldung in das Risikomanagementsystem

5.4 Zusammenfassung

In diesem Kapitel wurde dargelegt, dass es sehr wohl Restrisiken gibt, die in der Praxis als bedeutungslos beurteilt werden dürfen. Hierfür gibt es gemäß dem allgemein gültigen Stand der Technik und den Wertevorstellungen der Gesellschaft sogar quantitative Werte, die bei der Auslegung eines Produkts berücksichtigt werden können, z. B. durch die Anwendung von anerkannten Sicherheitsnormen bei der Auslegung und Herstellung von Medizinprodukten.

Ebenfalls gibt es Werte für Risiken, die unter keinen Umständen von einem Hersteller vertreten werden sollten.

Durch diese Grenzen wird der Stellenwert der klinischen Bewertung eingerahmt. Hierbei sind Risiken und Nutzen im vergleichbaren Maßstabsumfang, d. h. individuell bezogen bzw. aus der Sicht der Gesellschaft anzuwenden.

Vom heutigen Verständnis über Risiken und Umgang mit Risiken 6

Die moderne sogenannte probabilistische Risikoanalyse wurde durch die Entwicklung der Wahrscheinlichkeitsrechnung von Blaise Pascal als Hilfsmittel für die wettfreudigen Gründer des Lloyd's Versicherungsbüros in London im 18. Jahrhundert eingeführt, vordergründig, um die finanziellen Folgen einer verlorengegangenen Schiffsladung besser abschätzen zu können.

In der Welt der Wirtschaft und der Versicherungen wird das Risiko entsprechend der technisch-wissenschaftlichen Definition in Geld (z. B. EURO) pro Jahr und Anzahl Betrachtungseinheiten gemessen. Diese Maßeinheit entsteht, da das Risiko entsprechend der allgemein gebräuchlichen Definition

„Risiko, Kombination der Wahrscheinlichkeit des Auftretens eines Schadens und des Schweregrades dieses Schadens"

im Wesentlichen durch die Faktoren

– Schadenshöhe in Geld/Ereignis und ihre
– Auftretenswahrscheinlichkeit in Ereignisse/Jahr und Anzahl Betrachtungseinheiten

bestimmt und erfasst wird.

In der Technik wurde weniger das versicherungsäquivalente Risiko gesucht, sondern eher die Eigenschaft der Zuverlässigkeit, d. h. die Ausfallarmut. Selten entstehende Produktionsausfälle stellen einen reproduzierbaren Umsatz als Basis für die Gewinnabschöpfung sicher. Die potentiellen Schadensfolgen wurden – ob bewusst oder unbewusst – verdrängt oder entfremdet dargestellt. Der Auftrittswahrscheinlichkeit des Ausfalles wurde die Hauptaufmerksamkeit geschenkt.

Im gesellschaftlichen Kontext zeigt diese Definition doch erhebliche Schwächen und hat sogar zum Teil versagt. Der Grund liegt in einer der fundamentalen Eigenschaften der Risikowahrnehmung. Die betroffene Partei vergleicht das aktuelle einwirkende Risiko grundsätzlich mit einem ihr bekannten, d. h. gemachten oder erlebten Risiko. Dieses Vergleichsrisiko hat daher sehr unterschiedliche Qualitäten, abhängig davon, ob es von einer betroffenen Person, einem Unternehmen, der Gesellschaft oder dem öffentlichen Interesse in Form eines Gerichtes gebraucht wird. Was der einzelnen Person zuträglich erscheint, kann aus Sicht der Gesellschaft inakzeptabel erscheinen.

Während die Versicherungsunternehmen mit Hilfe ausreichender Statistiken über Auftretenswahrscheinlichkeiten und Höhe der eingetretenen Schäden die Risiken damals wie heute geldwertend in Form von Prämien umsetzen, verfolgen die Medien die Strategie, Risiken bewusst auflageverstärkend wiederzugeben, um damit indirekt ihr Geld zu verdienen. Das damit verstärkte Bewusstsein um das Risiko in der Allgemeinheit orientiert sich erstaunlicherweise zunehmend weniger an dem Ausmaß und der Art seiner Schadensfolgen, als vielmehr an einer Vielzahl subjektiver Empfindungen über die Art und Weise, wie die schädlichen Folgen entstehen.

Der Entstehungsmechanismus eines Schadens rückt also mit der Medienbesetzung des Themas neuerdings mehr und mehr in den Vordergrund, wie einem am Umgang der Medien mit dem tragischen Absturz des Germanwings-Airbus über den französischen Alpen im März 2015 eklatant vor Augen geführt wurde.

6.1 Risikowahrnehmung ("Risikoperzeption") – Ein Versuch zur Klärung der Risikobegriffe und ihrer Anwendung

Bei den Ausführungen zur Überarbeitung der Anhänge Z zur EN ISO 14971:2012 erhob die EU-Kommission schwerwiegende Vorwürfe gegen einige Aussagen in der Norm, insbesondere:

„ISO 14971 scheint zu besagen, dass Hersteller die Freiheit haben, über die Grenze der Akzeptanz von Risiken zu entscheiden und dass ausschließlich nicht akzeptierbare Risiken in die umfassende Risiko-Nutzen-Analyse aufgenommen werden müssen."

Diese sibyllinische Interpretation der Norm steht im Widerspruch zu den fundamentalen Feststellungen im Kapitel „Einleitung". Diese beleuchten die Frage der Akzeptanz bzw. der Vertretbarkeit eines Risikos, nicht nur aus Sicht des Herstellers, sondern aus der Sicht aller beteiligten, Patient, Arzt, Gesellschaft usw. und identifizieren ein wesentliches Instrument für die Festlegung von Akzeptanzkriterien. Leider sind in der Norm die englischen Begriffe „acceptable" und „acceptability" in der deutschen Fassung mal mit „vertretbar" bzw. „Vertretbarkeit", mal mit „Akzeptanz" und „akzeptabel" übersetzt worden. In der deutschen Fassung der Richtlinie wird ausschließlich der Begriff „vertretbar" verwendet, weder „akzeptiert", akzeptabel" noch Akzeptanz".

Damit stellt sich die Frage: Was ist ein akzeptables, akzeptiertes bzw. vertretbares Risiko und wie können Werte oder Grenzen für diese bestimmt werden?

Ein in den Risikowissenschaften – sofern man über Wissenschaft in diesem Zusammenhang sprechen darf – weit verbreitetes Modell zur Charakterisierung von Risiken ist, dass Risiken einen Ursprung haben, von dem aus sie auf Personen, Gegenstände und Umwelt in der Umgebung ihres Ursprungs wirken. Der Mathematiker würde sagen, Risiken besitzen vektorielle Eigenschaften.

Ausgehend von diesem Modell kann man dann von einem Risikogeber, in dem das Risiko seinen Ursprung hat, und einem Risikonehmer, auf den das Risiko wirkt, sprechen. Im deutschen Sprachgebrauch gilt dann, dass der Risikogeber sein Risiko vertreten kann bzw. der Risikonehmer dieses Risiko akzeptieren oder ablehnen darf.

Ein akzeptiertes Risiko wäre dann ein von einem Risikonehmer in einer gegebenen Situation bewusst hingenommenes Risiko. Damit verbunden und vorangegangen ist dann die Entscheidung: Soll oder kann dieses Risiko akzeptiert werden? Wenn mit einem Ja beantwortet, wird es zu einem akzeptierten Risiko.

Ein akzeptables Risiko ist ein nach einer entsprechenden prospektiven Risiko-Nutzen-Abwägung (meistens einvernehmlich) wahrgenommenes Risiko, in der eidgenössischen Störfallverordnung auch tragbares Risiko genannt. Ein akzeptiertes Risiko ist damit nicht zwangsläufig ein akzeptables Risiko.

Aus der Sicht eines Risikogebers gilt entsprechend:

> Ein Risiko kann vertreten werden, wenn sowohl der damit verbundene Nutzen wie sein damit verbundenes Risiko für alle betroffenen Risikonehmer aufgeklärt sind und die allgemein anerkannten Wertevorstellungen der Gesellschaft beachtet werden.

> Ein vertretenes Risiko ist damit nicht immer ein akzeptables Risiko, meistens aber wandelt es sich mit der Zeit zu einem akzeptierten Risiko um.

Zwischen Akzeptanz und Vertretbarkeit herrscht daher eine grundsätzliche Diskrepanz, in den Risikowissenschaften auch Empörungspotential genannt.

6.2 Die subjektive Risikoperzeption/ Risikowahrnehmung

In der lange unentdeckten Arbeit von Daniel Bernoulli „Specimen Theoriae Novae de Mensura Sortis" [Commentarii Academiae Scientarum Imperialis Petropolitanae, Tomus V, 1738] legte er erstmalig die Grundzüge für die subjektive Wahrnehmung fest, die später von Gustav Theodor Fechner [„Elemente der Psychophysik – Leipzig: Breitkopf und Härtel, 1860] als das Weber-Fechner'sche psycho-physische Gesetz bekannt wurde.

Das subjektive Empfinden basiert meistens auf Vergleichen mit den gemachten, erlebten oder weitergegebenen Erfahrungswerten. Diese nehmen dabei die Rolle eines Referenzwertes ein. Der Mensch ist bekanntlich ein ‚Gewohnheitstier', das auf Veränderungen in seiner Umwelt, insbesondere bezüglich seiner geliebten und gepflegten Referenzwerte unter Umständen stark reagieren kann.

In seiner Arbeit wies Bernoulli darauf hin, dass die subjektive Wahrnehmung eines Zugewinns (z. B. im Glücksspiel) weniger von seinem absoluten als vom seinem relativen Wert abhängt. Diese Beobachtung wurde später durch das Weber-Fechner'sche psycho-physische Grundgesetz bestätigt und bekannt:

> Die Änderung der Empfindungsstärke ΔE wächst nicht proportional mit der absoluten Änderung der Reizstärke ΔR, sondern sie ist proportional zur relativen Änderung der Reizstärke, d. h.
>
> $$\Delta E \approx \Delta R / R$$
>
> Je intensiver ein Reiz R ist, desto stärker muss sein Zuwachs ΔR sein, um eine bestimmte Unterschiedswahrnehmung ΔE zu bewirken.

Dieses Gesetz lässt sich erstaunlich gut auch auf unseren Umgang mit ‚Risiken' in der Bedeutung ‚Bedrohung' übertragen. Lebt man auf einem vergleichsweise hohen Alltagsrisikoniveau R, z. B. unter schwierigen Lebensbedingungen ohne soziale Absicherung durch die Gesellschaft, so wird eine zusätzliche Risikobelastung ΔR nur noch mit geringer Empfindungsstärke, d. h. Sensitivität wahrgenommen. Die Belastbarkeit durch zusätzliche Risiken ist vergleichsweise groß, das Risikobewusstsein wird zunehmend indolent, es führt im Grenzfall zu Lethargie oder sogar Fatalismus.

Lebt man indes auf einem vergleichsweise niedrigen Alltagsrisikoniveau R, z. B. unter den gesicherten Lebensbedingungen mit einem engmaschigen sozialen Sicherungsnetz, so wird die gleich starke zusätzliche Risikobelastung ΔR mit erhöhter Sensitivität wahrgenommen. Die Belastbarkeit durch zusätzliche Risiken wird dadurch gering, das Risikobewusstsein wird zunehmend empfindsam. Das Risikobewusstsein ist also nicht gleichbleibend, Risiken werden umso stärker empfunden, je sicherer man sich zuvor glaubte. Das Gleiche lässt sich auf den Nutzen übertragen, insbesondere wenn es ums Geld geht, wie das berühmt-berüchtigte Beispiel des Deutschen Bank Chefs Hilmar Kopper im Jahr 1994 zeigte:

> „Wir schätzen, dass bei allen drei Projekten – bei den drei Projekten, die die Deutsche Bank betreffen – ein Betrag dabei zur Debatte steht, der ganz deutlich unter 50 Mio. Mark liegt. Wir reden hier eigentlich von ‚peanuts'."

Betrachtet man Veränderungen, wie etwa die Bewältigung von Hunger und Seuchen, Erfolge in den Naturwissenschaften und in der Technik (insbesondere in der Medizin), so wundert man sich schon, dass es durch die stetig wachsende Versicherungsbereitschaft den Anschein hat, dass unsere Welt unsicherer geworden wäre. Mit der gestiegenen Lebenserwartung (als Indikator des Zugewinns an Sicherheit) müsste das Gefühl weitreichender Bedrohung doch eher ab- als zunehmen.

Ob eine Person willens ist, ein durch die Anwendung eines Produkts oder einer Dienstleistung verursachtes Risiko hinzunehmen, ist in Anlehnung an das Weber-Fechner'sche psycho-physische Gesetz vom Grundsatz her von den relativen Werten der Risikosteigerung bzw. Nutzensteigerung durch die Anwendung des Produkts abhängig. Wenn die Bedingung $\Delta N/N > \Delta R/R$ erfüllt ist, wäre ΔR grundsätzlich akzeptabel. Ob die Risikosteigerung ΔR dann akzeptiert wird, ist dagegen von der Art der Größen R und N und Zeitpunkt der Beurteilung, ob prospektiv oder retrospektiv, abhängig.

Jedoch weist in diesem Zusammenhang die o. a. Formel auch auf eine grundsätzliche Eigenschaft der Risikowahrnehmung hin. Ist z. B. mit der Anwendung einer neuen Technik kein zusätzlicher Nutzen erkennbar, wird ein auch noch so kleines damit verbundenes prospektives Risiko häufig abgelehnt. Das neue Unbekannte wird – auch wenn mit vielen Vorschusslorbeeren ausgestattet – quasi per Prinzip abgelehnt, da der postulierte Nutzen des Neuen (noch) nicht in der Praxis bestätigt, d. h. nicht validiert ist. Allerdings kann dieses Denkschema – insbesondere wenn ideologisiert – zu kontraproduktiven Folgen oder Irrwegen führen.

6.3 Die Variablen der Risikoperzeption/ Risikowahrnehmung

Die Risikowissenschaft lehrt, dass zwei in ihrer Größe identische Risiken von dem Betroffenen ganz unterschiedlich bewertet werden. Um eine differenzierte Bewertung durchzuführen, bedarf es in der Regel eine Unterteilung der beiden Parameter ‚Schweregrad des Schadens' und ‚Eintrittswahrscheinlichkeit' in weitere Faktoren:

- Art, Intensität und Reichweite der Gefahr – potentieller Schadensumfang und Reichweite, vertraut oder neuartig und abschreckend?
- Exponierung – nah/fern bzw. häufig/selten.
- Entdeckbarkeit – ist die Gefährdung mit zur Verfügung stehend Mitteln und Sinnen erkennbar?
- Wahrnehmbarkeit – sind die Konsequenzen erfasst und verstanden?
- Freiwilligkeit – Beruf oder Freizeit/Hobby.
- Vergleichbarkeit/Vertrautheit – sind vorhandene Erfahrungswerte verwertbar?
- Kausalität – wird das Ursache-Wirkungs-Prinzip verstanden?
- Beherrschbarkeit – die sogenannte Mutprobe.
- Eintrittswahrscheinlichkeit – zeitnah oder abstrahierend fernliegend?
- Verletzbarkeit – insbesondere retrospektiv,
- Nutzenoptionen.

Im Folgenden werden einige dieser Faktoren näher erläutert.

6.3.1 Die Gefahr

Drei Qualitäten einer Gefahr, d. h. Quelle eines potentiellen Schadens, üben einen besonderen Einfluss auf unsere Wahrnehmung der Gefahr aus.

a) Welchen Umfang hat der potentielle Schaden, sollte sich die schädliche Kraft der Schadensquelle ungehindert entfalten? Wird eine Person oder werden mehrere oder sogar viele Tausende davon betroffen?

Die Auswirkungen und Umsetzungen dieser Fragestellung wurden bereits in Kapitel 5.1 erörtert. Die Reichweite bezieht sich nicht nur auf den örtlich/regionalen Wirkungsbereich, sondern vor allem auf ihre zeitliche und kausale Tragweite. Die Auswirkung auf zukünftige Generationen gewinnt insbesondere mit zunehmender

Lebenserfahrung an Bedeutung bei der Einschätzung von Risiken. Mit der Einbeziehung der zeitlichen Reichweite steigt die Anzahl potentiell betroffene Personen gewaltig. Z. B. der weitgehende Dissens der betroffenen Bevölkerungskreise bzgl. der Gentechnologie bzw. der Endlagerungsproblematik des ‚Atommülls' kann aus dieser Perspektive besser verstanden werden. Mit der kausalen Tragweite kann man die Frage verknüpfen, inwieweit die Verantwortlichen mit den Betroffenen gleich sind oder sich identifizieren.

b) Welcher Art ist die Gefahr, ist die von der Gefahrenquelle verursachte Schadensart vertraut oder unbekannt?

Traditionelle Gefahren, die wir mit unseren fünf Sinnen erkennen können, werden erfahrungsgemäß eher akzeptiert als solche, die sich dem natürlichen Erfassungsvermögen eines Menschen entziehen. Für die radioaktive Strahlung hat der Mensch kein Sinnesorgan, sollte man die Strahlung trotzdem durch Sekundäreffekte merken, ist es so oder so zu spät. Steht ein blankes Kupferkabel unter 1500 V Spannung oder nicht? Wir können es nicht ‚gefahrlos' mit unserem Körper erkennen oder messen. Die elektrische Spannung birgt immer etwas von dem gewissen ‚Unbehaglichem'. Dagegen üben die fühl- und erkennbaren Gefahren wie Feuer, Fall aus der Höhe, Ertrinken etc. einen beinahe anmutenden Effekt aus. Nicht nur das Kind spielt ja gerne mit dem Feuer.

Vergleichbares gilt für natürliche Gefahren, d. h. aus der Natur entstandene Gefahren, denn sie waren immer da, und demnach können wir damit zurecht kommen. Naturereignisse wie Blitzeinschlag, Sturm, Vulkanismus gehören in diese Kategorie. Das dem LSD in der Wirkung und Toxizität sehr ähnliche Mutterkorn (Claviceps purpurea), das als erhebliches Risiko beim Anbau von Getreide seit Menschengedenken bekannt ist und vielen tausenden Menschen einen qualvollen Tod bereitet hat, wird heute als potentiell schädliche Folge eher in Kauf genommen als Fungizidrückstände im Getreide.

Eine interessante Variante hierzu sind die Risiken durch natürliches Radon, das aus Granit entweicht. Radon, ein starker α-Strahler, verursacht statistisch mehr Todesfälle durch Lungenkrebs als die Verstrahlung der Bevölkerung durch Kernkraftwerke. In einem beliebten Kurbad jedoch bekommt das Radon sogar gesundheitsförderliche Eigenschaften zugesagt und der Besuch dort wird durch die Krankenkassen im Rahmen der Gesundheitsfürsorge bezuschusst, eine lokalspezifische Singularität?

c) Wie groß ist die Dichte der Gefahr? Diese Frage korreliert nicht nur direkt mit der vermuteten Schwere des möglichen Schadens, sondern berührt auch die Fragestellung, ob die Gefahr sich gleichbleibend kontinuierlich entfaltet (wie die radioaktive Strahlung) oder diskontinuierlich, z. B. sich schlagartig entlädt (wie der Blitz).

Mit folgendem Beispiel soll die Bedeutung des betrachteten Wirkungspotentials der Gefahrenquelle beleuchtet werden. 65 g einer Substanz mit der LD50 von 1 mg/kg Körpergewicht könnten hypothetisch ca. 1 000 Menschen mit 50 % Wahrscheinlichkeit töten, könnte man die Substanz gleichmäßig, individuell angepasst und schlagartig verteilen. Die potentielle Folge ist aber in der Realität in hohem Grad von den Emissionscharakteristiken der Gefahrenquelle abhängig. 65 g, über einen längeren Zeitraum verteilt, ergeben bereits ein anderes Ergebnis, denn durch die Kinetik des Metabolismus wird ggf. der LD50-Wert nicht erreicht. Des Weiteren stellt man sich die Frage, wird die Substanz gleichmäßig verteilt, wird jedem Mensch die gleiche Dosis zuteil? Wie viel ‚geht daneben'? Ein aktuelles Beispiel ist die Diskussion über Grenzwerte für die Verwendung von Blei in der EU-Kommission.

6.3.2 Die Exponierung

Die Entfaltung der Gefahr zu einer konkreten Gefährdung ist der erste Schritt in der Abfolge der Ereignisse, die zum schlussendlichen Schaden führt. Eine Gefährdung entsteht, indem ein verletzbares Objekt in den Wirkungsbereich der Gefahr versetzt wird, d. h. durch räumliches und zeitliches Zusammentreffen zwischen einem Objekt und der Gefahr. Das Objekt kann z. B. eine Person, ein Personenkreis, ein Gegenstand oder sogar unsere Umwelt sein. Das Objekt wird dabei der Gefahr ausgesetzt oder mit anderen Worten exponiert (vgl. Annex M). Neben den zwei mess- und objektivierbaren Faktoren, der Dauer der Exponierung und dem Abstand zur Gefahrenquelle, ergibt sich bezüglich der Art der Exponierung eine Reihe von subjektiven Faktoren, die die Bewertung des Risikos bzw. den Ausgang der Folge entscheidend beeinflussen können.

a) Der absolute Maßstab, die Dauer der Exponierung, ist primär für die Bestimmung der potentiellen Folge einer kontinuierlichen Gefahrenquelle von Bedeutung. Dies ist einleuchtend für z. B. die Röntgenstrahlung. Damit wird die Dosis ermittelt, die in kausalem Verhältnis zu der potentiellen Folge steht (Dosis-Wirkung-Beziehung). Bei diskontinuierlichen Gefahrenquellen ist die relative Dauer der Exponierung dagegen maßgeblich.

b) Der Abstand zur Gefahrenquelle spielt lediglich bei der Dosisermittlung eine direkte Rolle. Im Übrigen entscheidet der Abstand lediglich über die Frage, ob eine Exponierung vorliegt oder nicht.

Die Wahrnehmbarkeit (der Gefährdung) 6.3.3

Zwei Aspekte sollten hierbei getrennt voneinander berücksichtigt werden. Erstens, die rein gegenständliche Wahrnehmung im Sinne einer Identifizierung der Gefährdung. Eine Gefährdung kann bzw. braucht nicht immer durch das exponierte Objekt wahrgenommen zu werden, z. B. wenn die Gefahrenquelle, die Exponierung oder ihr Zusammenwirken nicht ersichtlich oder verständlich sind. Hierfür gibt es viele Gründe, die in der Sicherheitstechnik und ihrer Umsetzung eine entscheidende Rolle spielen, da eine wirksame indirekte oder hinweisende Sicherheitstechnik auf dem Sinn entsprechenden Aufzeigen einer Gefährdung beruhen sollte. Somit spielt die objektive Wahrnehmbarkeit einer Gefährdung eine wesentliche Rolle bei der Risikobewertung.

Der zweite Aspekt bezieht sich auf den Umstand, dass es bekanntermaßen nicht ganz unerheblich ist, inwieweit die Exponierung z. B. freiwillig oder unfreiwillig erfolgt, eine Fragestellung, die mit gewissen Bedingungen verknüpft ist:

- Freiwilligkeit,
- persönliche Beherrschbarkeit der Gefährdung durch,
  - zeitliche Eingrenzung der Gefährdung und
  - die Fähigkeit, sich auf die riskante Tätigkeit vorzubereiten und entsprechende Fähigkeiten hierfür zu erwerben,
- soziale Anerkennung, die mit der Beherrschung des Risikos verbunden ist,
- Nutzenoptionen.

Als Beispiel sei genannt, dass Gefährdungen, denen man sich freiwillig aussetzt, um einen Faktor 1 000 höher sein dürfen als solche, denen man unfreiwillig ausgesetzt ist. Unfreiwillige Gefährdungen werden auch ohne Nutzen akzeptiert, wenn sie geringer sind als das Risiko, durch natürliche Katastrophen (Erdbeben, Stürme, Überflutungen etc.) umzukommen ($< 10^{-10}$ pro Jahr). Unfreiwillige Risiken werden nicht akzeptiert, ganz gleich wie hoch der Nutzen sein mag, wenn sie größer als das durchschnittliche Risiko sind, durch Krankheit zu sterben ($> 10^{-6}$ pro Jahr). [Aus Starr, C.: "Social benefit versus social risk", Science 165, 1232-8, 1969 und James K. Hammitt: "Valuing Lifesaving: Is Contingent Valuation Useful?" in Risk in Perspective; March 2000, Harvard Center for Risk Analysis].

Gefährdungen, die man aufgrund der Arbeitstätigkeit eingehen muss, werden also üblicherweise eher abgelehnt als solche, die man durch Freizeitaktivitäten eingeht. Die durch Verletzungen aus dem Bereich Freizeitaktivitäten verlorenen Arbeitstage dürften die berufsbedingten Krankheitstage um ein Mehrfaches übersteigen.

Die Beherrschung einer Gefährdung – vorausgesetzt sie ist erkennbar – wird u. a. von Slovic [Helmut Jungermann, Paul Slovic: „Charakteristika individueller Risikowahrnehmung" aus ‚Risiko ist ein Konstrukt' Bayerische Rück. (Hrsg.) München Knesebeck, 1993] als Bewertungskriterium für ein Risiko herangeführt.

Der (Über-)Glaube an die eigenen Fähigkeiten als Faktor erscheint am eklatantesten beim Autoverkehr. Kaum eine technogene Gefahr ist mit so viel Schaden verbunden wie der Autoverkehr mit ca. vier- bis fünftausend Todesfällen pro Jahr in Deutschland und ein Vielfaches an schweren irreversiblen Personenschäden. Für die Gesellschaft ist dieser Umstand angesichts der Flut von Gesetzen und Verordnungen und sonstigen kostspieligen Aufwendungen, mit denen man diese Folgen einzudämmen versucht, offensichtlich kaum akzeptabel, obwohl individuell akzeptiert.

Das subjektive Verhalten braucht man dagegen nur in den Kontext eines Fernreisenden zu bringen, der seine Angst vor dem Fliegen u. U. mit Beruhigungsmittel dämpft, aber die Fahrt zum Flughafen im Auto als etwas Selbstverständliches hinnimmt. Die statistischen Fakten scheitern hier unerbittlich an den tatsächlichen Wahrnehmungen durch den Menschen. Wobei man automatisch auf die traurige Gegebenheit stößt, dass die Einnahme von Genuss- und Rauschmitteln bekanntlich die Wahrnehmbarkeit einer Gefährdung erheblich einschränkt.

6.3.4 Die Eintrittswahrscheinlichkeit

Eine Gefährdung kann sich, muss sich aber nicht, im weiteren Schritt zu einem Ereignis mit einem mehr oder weniger schweren Schaden am Objekt als Folge ‚entladen'. Die zur Verfügung stehende ‚schadensauslösende Kraft' kann erschöpfbar sein und braucht deswegen nicht alle exponierten Objekte oder das gesamte Objekt zu erfassen. Welches Objekt oder welcher Teil davon ‚getroffen' wird, erscheint demzufolge zufallsbedingt. Eine andere Möglichkeit ist, dass die gesamte potentielle ‚schadensauslösende Kraft' sich nicht entfalten kann.

Die Eintrittswahrscheinlichkeit wird im Allgemeinen mit der Anzahl Ereignisse pro Zeiteinheit registriert. Man muss dazu das Ereignis selbst charakterisieren und die dazugehörige Zeitperiode festlegen.

Bei einer Risikoanalyse wird hierbei die betrachtete potentielle Folge zugrunde gelegt und als Zeitperiode wird ein Jahr (bei häufigeren Ereignissen) oder die durchschnittlich zu erwartende Zeitperiode bis zum Eintreten des Ereignisses (bei sehr seltenen Ereignissen) gewählt. In Anbetracht der probabilistischen Beziehung zwischen Folge und Eintrittswahrscheinlichkeit müsste man eigentlich mit den Durchschnittswerten rechnen, was bei bekannten Gefahrenarten im Versicherungswesen und in der Technik als durchaus angemessen erachtet wird.

Sobald die Eintrittswahrscheinlichkeit nicht mehr durch Statistik belegbar ist oder durch anschauliche Vergleichswerte plausibel gemacht werden kann, greifen andere Beurteilungsmechanismen für die Größe ‚Eintrittswahrscheinlichkeit'. Bei sehr häufigen Ereignissen tritt eine Art Gewöhnungseffekt ein, das Ereignis wird alltäglich und fällt kaum auf. Das Attribut ‚häufig eintretend' in Kombination mit ‚geringen potentiellen Folgen' mag in der Technik eine finanzielle Rolle spielen, bei der subjektiven oder der gesellschaftlichen Einschätzung fallen sie jedoch kaum auf.

Umgekehrt verhält es sich bei sehr seltenen Ereignissen. Der Mensch kann wahrscheinlich Ereignisse in den Kontext zu Zeitperioden von einem Tag, einem Monat, einem Jahr oder einer Generation (ca. 30 Jahren) setzen, der natürlichen biologischen Periodizität entsprechend. Darüber hinaus fehlt die natürliche Vergleichsbasis. Spätestens nach drei Generationen (Enkel – Großeltern) scheint sich ‚die Geschichte zu wiederholen'. Somit ist es nicht verwunderlich, dass bei selten vorkommenden Ereignissen die potentielle Folge als Maßstab für das letztendliche Risiko genommen wird. Dieses Verhalten wird von Experten häufig als Erklärung für die Aversion gegen die Kernkraft herangeführt.

Bei einer retrospektiven Analyse eines Unfalles nimmt die Eintrittswahrscheinlichkeit definitionsgemäß den Wert 1 ein. Man kann nur anhand erstellter Modelle ausrechnen, ob das tatsächliche Ereignis in der festgestellten Folge ‚einmalig' oder ‚doch wahrscheinlich' war, was für die Einleitung von Korrekturmaßnahmen durchaus von Bedeutung sein kann.

6.3.5 Die Entdeckbarkeit

Zwischen dem Ereignis und der Folge liegt in vielen Fällen eine nicht unerhebliche Zeitspanne, z. B. in der Medizin als Inkubationszeit bekannt. Kennzeichnend für diese Zeitspanne ist, dass das Ereignis als solches und/oder der Zusammenhang zwischen der Folge und dem Ereignis nicht erkannt wurden. Ein Beispiel hierfür ist z. b. der Umgang mit Tabak. Zwischen Tabakrauchen und Kreislaufkrankheiten bzw. Krebs liegen eindeutige ursächliche Erkenntnisse vor, die Zeitspanne zwischen der ersten Zigarette und dem manifesten Symptom liegt mit ca. 30 Jahren jedoch im oberen Bereich der natürlichen Wahrnehmungs-Periodizität. AIDS als Gefahr liegt mit weniger als 10 Jahren eher im greifbaren Bereich, Malaria mit ca. einer Woche ist dagegen eingängig. D. h., um die Ursache/Wirkung, die für die Entdeckbarkeit eine wesentliche Rolle spielt, nachvollziehen zu können, darf zwischen Ereignis und Folge keine größere Zeitspanne liegen.

Das rechtzeitige Entdecken der bevorstehenden Folge wird hinsichtlich der Auswahl von adäquaten Gegenmaßnahmen, z. B. der richtigen Therapie, von wesentlicher Bedeutung. Die Folge kann sich in dieser Zeit unterschiedlich verhalten. Sie kann sich

a) stetig und langsam entwickeln, dabei von Anfang an erkennbar bleiben,

b) schlagartig manifestieren oder

c) ruhig, hibernierend verhalten, um sich zu einem späteren Zeitpunkt nach Schema a) oder b) erkennbar zu machen.

Ein wesentliches Merkmal dieser Verläufe ist, dass es in Abhängigkeit der Gefahrenart einen Zeitpunkt gibt, nach dem der Schaden, wenn wir vom Schaden als Folge reden, nicht mehr umkehrbar ist. Der Grad der Umkehrbarkeit ist von den zur Verfügung stehenden Gegenmaßnahmen abhängig sowie von der rechtzeitigen Erkennung der Gefahrenart und ihrer Wirkung. Dieser Umstand ist aus der Medizin hinlänglich bekannt, wo die Wahl der richtigen Therapie von der rechtzeitigen Diagnose abhängt.

In der Sicherheitstechnik spielt die Entdeckbarkeit eine wichtige Rolle bei der Auslegung von Alarmsystemen. Es war am Anfang der Technik üblich, vor einer Gefährdung mit sehr lautstarken und auffälligen Alarmen zu warnen („Gefahr erkannt, Gefahr gebannt!"). Da nicht jede Gefährdung zu einem Ereignis mit Folge führt, wurden diese Alarme mit der Zeit missachtet. Sie wurden manchmal als so stupide und störend empfunden, dass sie abgestellt oder umgangen wurden. Der Trend heutzutage geht nunmehr dahin, die Gefährdung nur dann anzuzeigen, wenn die Folge sich von Anfang an unumkehrbar verhält und inakzeptabel erscheint. Anderenfalls wird erst das Ereignis angezeigt und der Prioritätsgrad des Alarmes steigt dann mit zunehmender Bedeutung ('criticality') der Folge.

Die Verletzbarkeit 6.3.6

Die Verletzbarkeit als freistehender Begriff steht in direktem Bezug zu der Gefahrenart und hat per se nichts mit dem Begriff Gefährdung zu tun. Die Verletzbarkeit ist eine inhärent invariante Eigenschaft des Risikonehmers und ergibt sich zwangsläufig aus dem Fakt, dass alles, was der Mensch als Gefahrenquelle auffasst, in einem direkten Bezug zu der Verletzbarkeit des Menschen steht:

- Hitze – Verbrennung
- Sauerstoffmangel – Erstickung
- CO – Vergiftung usw.

Die Verletzbarkeit der Gesellschaft oder Personen durch z. B. Terrorakte lässt sich aus der o. a. Analyse der Eigenschaften der infrage kommenden Gefahrenarten ableiten.

Die primären Faktoren dürften demnach die Größen Umfang, zeitliche und kausale Tragweite, Dichte und Art der potentiellen Folge sein. Die Faktoren Exponierung und Wahrnehmbarkeit sind in ihrer Bedeutung schwieriger einzuschätzen, dürften aber im Hinblick auf die Verletzbarkeit eine eher untergeordnete Rolle spielen. Eine gegen Pocken immunisierte Person bekommt, egal wie viel sie sich exponiert, nun einmal keine Pocken. Die Wahrnehmbarkeit dürfte nur dann eine Rolle spielen, wenn sie mit „nicht wahr haben wollen" verwechselt werden würde. Im Kontext des Terrors spielt die Wahrnehmbarkeit eine wesentliche Rolle, sich unbemerkt an die Opfer heranzuschleichen oder sie zu täuschen gehört zum klassischen Instrumentarium des Terroristen.

Zum Thema 'man-made accidents' 6.3.7

Die bisher größten Katastrophen – neben Krieg und Pandemien wie die Schwarze Pest – wurden ausgelöst durch einen besonders schwierig einzuschätzenden Faktor: den 'naheliegenden Missbrauch', d. h. absichtlich herbeigeführte Schäden (z. B. Tschernobyl und World Trade Center). Eine Analyse dieser Katastrophen zeigt, dass die Verursacher bewusst die in der 'gewöhnlichen' Technik per se enthaltenen Gefahren für ihre Zwecke nutzen – im Sinne des Zitats von Werner von Heisenberg:

„Die Ideen sind nicht für das verantwortlich, was die Menschen aus ihnen machen."

Oder wie Seneca es treffend formulierte: „… ab homine hominii cotidianum periculum".

Literatur 7

[1] DURCHFÜHRUNGSVERORDNUNG (EU) Nr. 920/2013 DER KOMMISSION vom 24. September 2013 über die Benennung und Beaufsichtigung benannter Stellen, Amtsblatt der Europäischen Union L 253/8

[2] EMPFEHLUNG DER KOMMISSION (2013/473/EU) vom 24. September 2013 zu den Audits und Bewertungen, die von benannten Stellen im Bereich der Medizinprodukte durchgeführt werden, Amtsblatt der Europäischen Union, L 253/27

[3] Vorschlag für eine VERORDNUNG DES EUROPÄISCHEN PARLAMENTS UND DES RATES über Medizinprodukte, Brüssel, den 26.9.2012, COM(2012) 542 final, 2012/0266 (COD)

[4] Schwanbom, E.: Medizinproduktejournal, Heft 4/20. Jahrgang, Nov. 2013

[5] Notified Bodies Recommendation Group: Consensus Paper for the Interpretation and Application of Annexes Z in EN ISO 14971: 2012; Version 1.1, October 13th, 2014

[6] Schwanbom, E.: „Does safe design guarantee safety?", Baillières Clinical Anaesthiology, Vol. 2, No. 2, June 1988

[7] Richtlinie 98/37/EG für Maschinen, Amtsblatt der Europäischen Gemeinschaften L 207/9 2 vom 23.7.1998

[9] Mündliche Überlieferung von Joseph Putzeys, Directorate D – Industrial affairs II: Capital goods industries

[10] ISO/IEC Directives; Part 2; Rules for the structure and drafting of International Standards; Edition 6.0 2011-04

[11] Reactor Safety Study – An Assessment of Accident Risks in US Commercial Nuclear Power Plants, WASH-1400-MR (NUREG-75/014). United States Nuclear Safety Commission, Washington D.C., 1975

[12] Kuhlmann, A.: „Zur Risiko-Akzeptanz in der Technik", Verlag TÜV Rheinland GmbH, Köln, 1979

[13] J. Schneider, J. (Hg.): „Risiko und Sicherheit technischer Systeme, Auf der Suche nach neuen Ansätzen", Monte Verità, Birkhäuser Verlag, 1991

[14] Verordnung vom 27. Februar 1991 über den Schutz vor Störfällen, (Störfallverordnung, StFV), EDMZ, Bern, [SR 81 4.01 21]

[15] BUWAL (1991): Handbuch I zur Störfallverordnung StFV, Richtlinien für Betriebe mit Stoffen, Erzeugnissen oder Sonderabfällen, Juni, Bern.

[16] Renn, O.: FOCUS 48/2009.

[17] Schwanbom, E., Rothballer, W.: „Die Risiko- und Akzeptanzmatrix"; Medizinproduktejournal Jahrg. 3, Heft 3, 1996

[18] Bernstein, P.: „Against the Gods – the remarkable story of risk", John Wiley & Sons, Inc., 1998

[19] Kuhlmann, A.: „Sicherheitskultur", TÜV-Verlag, Köln, 2000

[20] Beck, U.: „Risikogesellschaft – Auf dem Weg in eine andere Moderne", Frankfurt am Main: Suhrkamp, 1986

[21] Beck, U.: Weltrisikogesellschaft. „Auf der Suche nach der verlorenen Sicherheit", Frankfurt am Main, Suhrkamp, 2007

[22] Earthscan Risk in Society Series: http://www.barnesandnoble.com/s/?series_id=541980&startat=31
  – Lofstedt, R. (Editor): „Risk Management in Post-Trust Societies", 2008
  – Slovic, P.: „The Feeling of Risk: New Perspectives on Risk Perception", 2010

[23] Amtliche Mitteilungen der Bundesanstalt für Arbeitsschutz Nr. 2, April 1994

[24] Starr, C.: „Social benefit versus social risk", Science 165, 1232-8, 1969

[25] Hammitt, J.: „Valuing Lifesaving: Is Contingent Valuation Useful?" in Risk in Perspective; Harvard Center for Risk Analysis, March 2000

[26] Slovic, P.: „Perception of Risk." Science 236 (17 April 1987): 280–285.

[27] Jungermann, H., Slovic, P.: „Charakteristika individueller Risikowahrnehmung" aus ‚Risiko ist ein Konstrukt', Bayerische Rück. (Hrsg.), München, Knesebeck, 1993

[28] Maike Menzel, FH Lübeck 2008, ‚Integration von Ergonomie- und Gebrauchstauglichkeitsanforderungen nach DIN EN 62366 in einem medizintechnischen Unternehmen'

[29] Mareike Lühring, FH Lübeck 2008, ‚Entwicklung eines Ergonomieprozesses – Umsetzung der IEC 62366'

[30] Jan Birkholz, FH Lübeck 2009, ‚Entwicklung von Kriterien und Prüfungen zur Bewertung der „Usability" einer Spirometrie-Software unter Berücksichtigung der Anforderungen der IEC 62304'

Normen:

DIN EN 1441:1998 „Medizinprodukte – Risikoanalyse"

DIN EN 1050 „Sicherheit von Maschinen – Leitsätze zur Risikobeurteilung"; Deutsche Fassung EN 1050:1996

ISO/IEC Guide 51:1990 „Leitfaden für die Aufnahme von Sicherheitsaspekten in Normen"

ISO DGUIDE 63 „Guide to the development and inclusion of aspects of safety in International Standards for medical devices"

ISO Guide 73:2009 „Risk management – Vocabulary"

DIN EN ISO 13485:2003 „Medizinprodukte – Qualitätsmanagementsysteme – Anforderungen für regulatorische Zwecke"

DIN EN 62366 „Medizinprodukte – Anwendung der Gebrauchstauglichkeit auf Medizinprodukte" (IEC 62366:2007); Deutsche Fassung EN 62366:2008

DIN EN 62304 „Medizingeräte-Software – Software-Lebenszyklus-Prozesse" (IEC 62304:2006); Deutsche Fassung EN 62304:2006

DIN 31000/VDE 1000/3.79 „Allgemeine Leitsätze für das sicherheitsgerechte Gestalten technischer Erzeugnisse"

DIN EN 60601-1 „Medizinische elektrische Geräte – Teil 1: Allgemeine Festlegungen für die Sicherheit einschließlich der wesentlichen Leistungsmerkmale" (IEC 60601-1:2005 + Cor.:2006 + Cor.:2007 + A1:2012); Deutsche Fassung EN 60601-1:2006 + Cor.:2010 + A1:2013

EN ISO 13849-1 „Sicherheit von Maschinen – Sicherheitsbezogene Teile von Steuerungen – Teil 1: Allgemeine Gestaltungsleitsätze (ISO 13849-1:2006)"

DIN EN ISO 12100 „Sicherheit von Maschinen – Allgemeine Gestaltungsleitsätze Risikobeurteilung und Risikominderung" (ISO 12100:2010); Deutsche Fassung EN ISO 12100:2010

ISO/IEC Directives, Part 1, Consolidated ISO Supplement, 2014; Appendix 2 ‚High level structure, identical core text, common terms and core definitions'

ISO 31000:2009 „Risk management – Principles and guidelines"

EN ISO 10993-1 „Biologische Beurteilung von Medizinprodukten – Teil 1: Beurteilung und Prüfungen im Rahmen eines Risikomanagementsystems"

DIN ISO 2859-1 „Annahmestichprobenprüfung anhand der Anzahl fehlerhafter Einheiten oder Fehler (Attributprüfung)"

DIN EN 61508-5 (VDE 0803-5) „Funktionale Sicherheit sicherheitsbezogener elektrischer/elektronischer/programmierbarer elektronischer Systeme – Teil 5: Beispiele zur Ermittlung der Stufe der Sicherheitsintegrität (safety integrety level SIL) (IEC 61508-5:2010); Deutsche Fassung EN 61508-5:2010"

EN ISO 9000 „Qualitätsmanagementsysteme – Grundlagen und Begriffe" (ISO 9000:2005)

DIN EN ISO 9001:2008 „Qualitätsmanagementsysteme – Anforderungen" (ISO 9001:2008)

ISO/TS 16949:2002 „Qualitätsmanagementsysteme – Besondere Anforderungen bei Anwendung von ISO 9001:2008 für die Serien- und Ersatzteil-Produktion in der Automobilindustrie"

DIN EN ISO 14971

April 2013

DIN EN ISO 14971

DIN

ICS 11.040.01

Ersatz für
DIN EN ISO 14971:2009-10

**Medizinprodukte –
Anwendung des Risikomanagements auf Medizinprodukte
(ISO 14971:2007, korrigierte Fassung 2007-10-01);
Deutsche Fassung EN ISO 14971:2012**

Medical devices –
Application of risk management to medical devices
(ISO 14971:2007, Corrected version 2007-10-01);
German version EN ISO 14971:2012

Dispositifs médicaux –
Application de la gestion des risques aux dispositifs médicaux
(ISO 14971:2007, Version corrigée de 2007-10-01);
Version allemande EN ISO 14971:2012

Gesamtumfang 112 Seiten

Normenausschuss Medizin (NAMed) im DIN
DKE Deutsche Kommission Elektrotechnik Elektronik Informationstechnik im DIN und VDE

DIN EN ISO 14971:2013-04

Nationales Vorwort

Dieses Dokument (EN ISO 14971:2012) wurde vom Technischen Komitee ISO/TC 210 „Quality management and corresponding general aspects for medical devices" (Sekretariat: ANSI, USA) in Zusammenarbeit mit dem Technischen Komitee CEN/CLC/TC 3 „Qualitätsmanagement und entsprechende allgemeine Aspekte für Medizinprodukte" (Sekretariat: NEN, Niederlande) unter Beteiligung deutscher Experten erarbeitet. Im DIN Deutsches Institut für Normung e. V. war hierfür im Normenausschuss Medizin (NAMed) der Arbeitsausschuss NA 063-01-13 AA „Qualitätsmanagement und entsprechende allgemeine Aspekte für Medizinprodukte" zuständig.

Auf Grundlage eines Einspruchs der EU-Kommission vom November 2010 zu einer Reihe von europäisch harmonisierten Normen über Medizinprodukte und eines daran angelehnten Einspruchs der schwedischen Delegation vom Februar 2011 über die europäisch harmonisierte EN ISO 13485 wurde eine Special Task Force (STF) unter der Schirmherrschaft des CEN/BT Vorsitzenden eingerichtet, um diese Einsprüche zu überprüfen. Sie betrafen primär die Anhänge Z über die Zusammenhänge der Norm mit den entsprechenden EU-Richtlinien, die nach Ansicht der EU-Kommission nicht korrekt dargestellt wurden.

Die STF überarbeitete daraufhin u. a. die Anhänge Z zu EN ISO 14971, die zusammen mit dem angepassten europäischen Vorwort per Beschluss des CEN (Resolution CEN/BT C39/2012) im Mai 2012 angenommen und im Juli 2012 als Neuausgabe EN ISO 14971:2012 veröffentlicht wurde. Durch die europäische Neuausgabe war auch die vorliegende Neuausgabe der DIN EN ISO 14971 notwendig. Sie enthält gegenüber der Ausgabe vom Oktober 2009 das geänderte europäische Vorwort und die geänderten Anhänge Z.

Der Arbeitsausschuss NA 063-01-13 AA hat dieser Abstimmungsvorlage bezüglich der Anhänge Z nicht zugestimmt. Dies begründet der Ausschuss wie folgt:

Die Erwägungen in den Präambeln der Medizinprodukterichtlinien über die Anwendung von Normen zur Erfüllung der grundlegenden Anforderungen wurden in den Anhängen Z nicht berücksichtigt. So hat der Arbeitsausschuss u.a. Bedenken, dass das auch juristisch bewährte Prinzip der beschreibenden Sicherheitstechnik als risikomindernde Maßnahme nicht mehr akzeptiert werden soll oder dass Risiken unabhängig von ihrer Tragweite unter Ausschöpfung aller denkbaren technischen Möglichkeiten maximal reduziert werden müssen, auch über das Maß an Sicherheit, das dem Stand der Technik entspricht, hinaus. Dies stellt aus Sicht des Arbeitsausschusses die Umsetzbarkeit der in den Anhängen Z dargestellten Auslegungen der Richtlinien in der Praxis in Frage.

Es wird an dieser Stelle explizit angemerkt, dass die im Kern dieser Europäischen Norm eingebettete ISO 14971:2007 (korrigierte Fassung 2007-10-01) von der europäischen Neuveröffentlichung unberührt bleibt. Die festgelegten Anforderungen wurden gegenüber den vorherigen Ausgaben

- **DIN EN ISO 14971:2009-10 und**
- **DIN EN ISO 14971:2007-07 mit Berichtigung 1:2007-10**

nicht geändert.

Die Fußnote „1)" der ISO-Norm ist entfallen, da das ISO-Vorwort nicht in die EN-ISO-Norm übernommen wurde. Die aus der ISO-Norm übernommenen Fußnoten zum Begriff 2.27 „Benutzungsfehler" und zu den Literaturhinweisen entsprechen dem Stand der ISO-Veröffentlichung 2007-03. Im Nachgang haben sich folgende Änderungen ergeben:

— die zum Begriff 2.27 „Benutzungsfehler" referenzierte bzw. mit [30] in den Literaturhinweisen gekennzeichnete IEC 62366 wurde in 2007-10 veröffentlicht;

— die mit [16] in den Literaturhinweisen gekennzeichnete ISO 17593 wurde in 2007-04 veröffentlicht.

2

DIN EN ISO 14971:2013-04

Für die in den Literaturhinweisen zitierten Internationalen Normen wird im Folgenden auf die entsprechenden Deutschen Normen hingewiesen:

ISO 9000-3:1997	(Dokument wurde 2004-02 durch ISO/IEC 90003 ersetzt) ohne dt. Entsprechung
ISO 9000	siehe DIN EN ISO 9000
ISO 10993-1	siehe DIN EN ISO 10993-1
ISO 10993-2	siehe DIN EN ISO 10993-2
ISO 10993-17	siehe DIN EN ISO 10993-17
ISO 13485	siehe DIN EN ISO 13485
ISO/TR 14969	siehe DIN-Fachbericht CEN ISO/TR 14969
ISO 14155-1	(Dokument wurde 2011 mit Teil 2 zusammengeführt) siehe DIN EN ISO 14155
ISO 14155-2	(Dokument wurde 2011 mit Teil 1 zusammengeführt) siehe DIN EN ISO 14155
ISO 15189	siehe DIN EN ISO 15189
ISO 15197	siehe DIN EN ISO 15197
ISO 17511	siehe DIN EN ISO 17511
ISO 18153	siehe DIN EN ISO 18153
ISO 18113-1	siehe DIN EN ISO 18113-1
ISO 22442 (alle Teile)	siehe DIN EN ISO 22442 (alle Teile)
IEC 60601-1:2005	siehe DIN EN 60601-1
IEC 60601-1-4	siehe DIN EN 60601-1-4
IEC 60601-1-6	siehe DIN EN 60601-1-6
IEC 60601-1-8	siehe DIN EN 60601-1-8

Änderungen

Gegenüber DIN EN ISO 14971:2009-10 wurden folgende Änderungen vorgenommen:

a) das europäische Vorwort und die Anhänge ZA, ZB und ZC wurden komplett ersetzt.

Frühere Ausgaben

DIN EN 1441: 1998-01
DIN EN ISO 14971: 2001-03, 2007-07, 2009-10
DIN EN ISO 14971/A1: 2003-10
DIN EN ISO 14971 Berichtigung 1: 2007-10

DIN EN ISO 14971:2013-04

Nationaler Anhang NA
(informativ)

Literaturhinweise

DIN EN ISO 9000, *Qualitätsmanagementsysteme — Grundlagen und Begriffe; Dreisprachige Fassung*

DIN EN ISO 10993-1, *Biologische Beurteilung von Medizinprodukten — Teil 1: Beurteilung und Prüfungen im Rahmen eines Risikomanagementsystems*

DIN EN ISO 10993-2, *Biologische Beurteilung von Medizinprodukten — Teil 2: Tierschutzbestimmungen*

DIN EN ISO 10993-17, *Biologische Beurteilung von Medizinprodukten — Teil 17: Nachweis zulässiger Grenzwerte für herauslösbare Bestandteile*

DIN EN ISO 13485, *Medizinprodukte — Qualitätsmanagementsysteme — Anforderungen für regulatorische Zwecke*

DIN-Fachbericht CEN ISO/TR 14969, *Medizinprodukte — Qualitätsmanagementsysteme — Anleitung zur Anwendung von ISO 13485:2003*

DIN EN ISO 14155, *Klinische Prüfung von Medizinprodukten an Menschen — Gute klinische Praxis*

DIN EN ISO 15189, *Medizinische Laboratorien — Besondere Anforderungen an die Qualität und Kompetenz*

DIN EN ISO 15197, *Testsysteme für die In-vitro-Diagnostik — Anforderungen an Blutzuckermesssysteme zur Eigenanwendung beim Diabetes mellitus*

DIN EN ISO 17511, *In-vitro-Diagnostika — Messung von Größen in Proben biologischen Ursprungs — Metrologische Rückführbarkeit von Werten, die Kalibriermaterialien und Kontrollmaterialien zugeordnet sind*

DIN EN ISO 18113-1, *Labormedizinische Untersuchungen und In-vitro-Diagnostika-Systeme — Bereitstellung von Informationen durch den Hersteller — Teil 1: Begriffe und allgemeine Anforderungen*

DIN EN ISO 18153, *In-vitro-Diagnostika — Messung von Größen in Proben biologischen Ursprungs — Metrologische Rückführbarkeit von Werten der katalytischen Konzentration von Enzymen, die Kalibratoren und Kontrollmaterialien zugeordnet sind*

Normen der Reihe DIN EN ISO 22442, *Tierische Gewebe und deren Derivate, die zur Herstellung von Medizinprodukten eingesetzt werden*

DIN EN 60601-1, *Medizinische elektrische Geräte — Teil 1: Allgemeine Festlegungen für die Sicherheit einschließlich der wesentlichen Leistungsmerkmale*

DIN EN 60601-1-4, *Medizinische elektrische Geräte — Teil 1-4: Allgemeine Festlegungen für die Sicherheit Ergänzungsnorm: Programmierbare elektrische medizinische Systeme*

DIN EN 60601-1-6, *Medizinische elektrische Geräte — Teil 1-6: Allgemeine Festlegungen für die Sicherheit einschließlich der wesentlichen Leistungsmerkmale — Ergänzungsnorm: Gebrauchstauglichkeit*

DIN EN 60601-1-8, *Medizinische elektrische Geräte — Teil 1-8: Allgemeine Festlegungen für die Sicherheit einschließlich der wesentlichen Leistungsmerkmale — Ergänzungsnorm: Alarmsysteme - Allgemeine Festlegungen, Prüfungen und Richtlinien für Alarmsysteme in medizinischen elektrischen Geräten und in medizinischen Systemen*

4

EUROPÄISCHE NORM
EUROPEAN STANDARD
NORME EUROPÉENNE

EN ISO 14971

Juli 2012

ICS 11.040.01

Ersatz für EN ISO 14971:2009

Deutsche Fassung

Medizinprodukte —
Anwendung des Risikomanagements auf Medizinprodukte
(ISO 14971:2007, korrigierte Fassung 2007-10-01)

Medical devices —
Application of risk management to medical devices
(ISO 14971:2007, Corrected version 2007-10-01)

Dispositifs médicaux —
Application de la gestion des risques
aux dispositifs médicaux
(ISO 14971:2007, Version corrigée de 2007-10-01)

Diese Europäische Norm wurde vom CEN am 16. Mai 2012 angenommen.

Die CEN und CENELEC-Mitglieder sind gehalten, die CEN/CENELEC-Geschäftsordnung zu erfüllen, in der die Bedingungen festgelegt sind, unter denen dieser Europäischen Norm ohne jede Änderung der Status einer nationalen Norm zu geben ist. Auf dem letzten Stand befindliche Listen dieser nationalen Normen mit ihren bibliographischen Angaben sind beim Management-Zentrum des CEN-CENELEC oder bei jedem CEN und CENELEC-Mitglied auf Anfrage erhältlich.

Diese Europäische Norm besteht in drei offiziellen Fassungen (Deutsch, Englisch, Französisch). Eine Fassung in einer anderen Sprache, die von einem CEN und CENELEC-Mitglied in eigener Verantwortung durch Übersetzung in seine Landessprache gemacht und dem Management-Zentrum mitgeteilt worden ist, hat den gleichen Status wie die offiziellen Fassungen.

CEN- und CENELEC-Mitglieder sind die nationalen Normungsinstitute und elektrotechnischen Komitees von Belgien, Bulgarien, Dänemark, Deutschland, der ehemaligen jugoslawischen Republik Mazedonien, Estland, Finnland, Frankreich, Griechenland, Irland, Island, Italien, Kroatien, Lettland, Litauen, Luxemburg, Malta, den Niederlanden, Norwegen, Österreich, Polen, Portugal, Rumänien, Schweden, der Schweiz, der Slowakei, Slowenien, Spanien, der Tschechischen Republik, der Türkei, Ungarn, dem Vereinigten Königreich und Zypern.

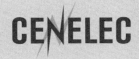

CEN-CENELEC Management Centre:
Avenue Marnix 17, B-1000 Brussels

© 2012 CEN/CENELEC

Ref. Nr. EN ISO 14971:2012 D

PROFESSIONELLES RISIKOMANAGEMENT VON MEDIZINPRODUKTEN

DIN EN ISO 14971:2013-04
EN ISO 14971:2012 (D)

Inhalt

Seite

Vorwort 3
Einleitung 4
1 Anwendungsbereich 5
2 Begriffe 5
3 Allgemeine Anforderungen an das Risikomanagement 10
3.1 Risikomanagement-Prozess 10
3.2 Verantwortung der Leitung 11
3.3 Qualifikation des Personals 12
3.4 Risikomanagementplan 12
3.5 Risikomanagementakte 13
4 Risikoanalyse 14
4.1 Prozess der Risikoanalyse 14
4.2 Zweckbestimmung und Identifizierung von Merkmalen, die sich auf die Sicherheit des Medizinprodukts beziehen 14
4.3 Identifizierung von Gefährdungen 15
4.4 Einschätzung des Risikos bzw. der Risiken für jede Gefährdungssituation 15
5 Risikobewertung 16
6 Risikobeherrschung 16
6.1 Risikominderung 16
6.2 Analyse der Wahlmöglichkeiten zur Risikobeherrschung 16
6.3 Umsetzung von Maßnahmen zur Risikobeherrschung 17
6.4 Bewertung des Restrisikos 17
6.5 Risiko-Nutzen-Analyse 17
6.6 Durch Risikobeherrschungsmaßnahmen entstehende Risiken 18
6.7 Vollständigkeit der Risikobeherrschung 18
7 Bewertung der Akzeptanz des Gesamt-Restrisikos 18
8 Risikomanagementbericht 18
9 Informationen aus der Herstellung und der Herstellung nachgelagerten Phasen 19
Anhang A (informativ) Begründung für Anforderungen 20
Anhang B (informativ) Übersicht über den Risikomanagement-Prozess für Medizinprodukte 30
Anhang C (informativ) Fragen, die zur Identifizierung von Eigenschaften eines Medizinprodukts verwendet werden können, die Auswirkungen auf die Sicherheit haben könnten 32
Anhang D (informativ) Auf Medizinprodukte angewendete Risikokonzepte 39
Anhang E (informativ) Beispiele von Gefährdungen, vorhersehbaren Abfolgen von Ereignissen und Gefährdungssituationen 59
Anhang F (informativ) Risikomanagementplan 65
Anhang G (informativ) Informationen zu Techniken des Risikomanagements 67
Anhang H (informativ) Anleitung zum Risikomanagement bei Medizinprodukten zur In-vitro-Diagnostik 71
Anhang I (informativ) Anleitung zum Verfahren der Risikoanalyse für biologische Gefährdungen 88
Anhang J (informativ) Informationen zur Sicherheit und zum Restrisiko 90
Anhang ZA (informativ) Zusammenhang zwischen dieser Europäischen Norm und den grundlegenden Anforderungen der EU-Richtlinie 93/42/EWG über Medizinprodukte 92
Anhang ZB (informativ) Zusammenhang zwischen dieser Europäischen Norm und den grundlegenden Anforderungen der EU-Richtlinie 90/385/EWG über aktive implantierbare medizinische Geräte 97
Anhang ZC (informativ) Zusammenhang zwischen dieser Europäischen Norm und den grundlegenden Anforderungen der EU-Richtlinie 98/79/EG über In-vitro-Diagnostika 101
Literaturhinweise 106

**DIN EN ISO 14971:2013-04
EN ISO 14971:2012 (D)**

Vorwort

Der Text von ISO 14971:2007, korrigierte Fassung 2007-10-01, wurde vom Technischen Komitee ISO/TC 210 „Quality management and corresponding general aspects for medical devices" der Internationalen Organisation für Normung (ISO) erarbeitet und als EN ISO 14971:2012 durch das Technische Komitee CEN/CLC/TC 3 „Quality management and corresponding general aspects for medical devices" übernommen, dessen Sekretariat vom NEN gehalten wird.

Diese Europäische Norm muss den Status einer nationalen Norm erhalten, entweder durch Veröffentlichung eines identischen Textes oder durch Anerkennung bis Januar 2013, und etwaige entgegenstehende nationale Normen müssen bis Januar 2013 zurückgezogen werden.

Dieses Dokument ersetzt EN ISO 14971:2009

Es wird auf die Möglichkeit hingewiesen, dass einige Texte dieses Dokuments Patentrechte berühren können. CEN [und/oder CENELEC] sind nicht dafür verantwortlich, einige oder alle diesbezüglichen Patentrechte zu identifizieren.

Dieses Dokument wurde unter einem Mandat erarbeitet, das die Europäische Kommission und die Europäische Freihandelszone dem CEN erteilt haben, und unterstützt grundlegende Anforderungen der EU-Richtlinien 93/42/EWG über Medizinprodukte, 90/385/EWG über aktive implantierbare medizinische Geräte und 98/79/EG über In-vitro-Diagnostika.

Zum Zusammenhang mit EU-Richtlinien siehe informative Anhänge ZA, ZB und ZC, die Bestandteil dieses Dokuments sind.

Entsprechend der CEN/CENELEC-Geschäftsordnung sind die nationalen Normungsinstitute der folgenden Länder gehalten, diese Europäische Norm zu übernehmen: Belgien, Bulgarien, Dänemark, Deutschland, die ehemalige Republik Mazedonien, Estland, Finnland, Frankreich, Griechenland, Irland, Island, Italien, Kroatien, Lettland, Litauen, Luxemburg, Malta, Niederlande, Norwegen, Österreich, Polen, Portugal, Rumänien, Schweden, Schweiz, Slowakei, Slowenien, Spanien, Tschechische Republik, Türkei, Ungarn, Vereinigtes Königreich und Zypern.

Anerkennungsnotiz

Der Text von ISO 14971:2007, korrigierte Fassung 2007-10-01, wurde vom CEN als EN ISO 14971:2012 ohne irgendeine Abänderung genehmigt.

DIN EN ISO 14971:2013-04
EN ISO 14971:2012 (D)

Einleitung

Die in dieser Internationalen Norm enthaltenen Anforderungen stellen den Herstellern einen Rahmen zur Verfügung, innerhalb dessen Erfahrung, Verständnis und Beurteilung zum Management der mit der Verwendung von Medizinprodukten verbundenen Risiken systematisch eingesetzt werden.

Diese Internationale Norm wurde spezifisch für die Hersteller von Medizinprodukten und medizinischen Systemen entwickelt, die festgelegte Prinzipien des Risikomanagements anwenden. Durch andere Hersteller, z. B. in anderen für das Gesundheitswesen arbeitenden Industrien, kann diese Internationale Norm als informative Anleitung bei der Entwicklung und Aufrechterhaltung eines Systems und Prozesses des Risikomanagements angewendet werden.

Diese Internationale Norm behandelt Verfahren zum Management von Risiken, in erster Linie für den Patienten, aber auch für den Anwender, weitere Personen, sonstige Ausstattungen und die Umwelt.

Allgemein gesehen können Tätigkeiten, an denen eine Einzelperson, eine Organisation oder eine Behörde beteiligt ist, diese selbst oder andere Beteiligte Gefährdungen aussetzen, die den Verlust oder einen Schaden an ihrerseits anerkannten Werten verursachen können. Das Risikomanagement ist ein komplexer Gegenstand, weil jeder Beteiligte der Wahrscheinlichkeit eines auftretenden Schadens und seiner Schwere einen unterschiedlichen Wert beimisst.

Es ist eine anerkannte Tatsache, dass in ein Risiko zwei Bestandteile eingehen:

a) die Wahrscheinlichkeit des Auftretens eines Schadens;
b) die Auswirkungen dieses Schadens, d. h., wie schwer er sein könnte.

Das Konzept des Risikomanagements ist besonders wichtig im Hinblick auf Medizinprodukte wegen der Vielfalt der Beteiligten einschließlich praktizierender Ärzte, Dienstleister im Gesundheitswesen, Behörden, der Industrie, Patienten und der Öffentlichkeit.

Alle Beteiligten müssen verstehen, dass die Anwendung eines Medizinprodukts einen gewissen Grad eines Risikos mit sich bringt. Die Annehmbarkeit eines Risikos für einen Beteiligten wird durch die oben aufgeführten Bestandteile und die Wahrnehmung des Risikos durch den Beteiligten beeinflusst. Die Wahrnehmung des Risikos durch die jeweiligen Beteiligten kann in Abhängigkeit von deren kulturellen Hintergrund, sozio-ökonomischen Hintergrund und des Bildungsstandes des betreffenden Gesellschaft, des tatsächlichen und empfundenen Gesundheitszustands des Patienten und vieler anderer Faktoren sehr unterschiedlich sein. Die Art und Weise, wie ein Risiko wahrgenommen wird, berücksichtigt zum Beispiel auch, ob die Exposition gegenüber einer Gefährdung unabsichtlich scheint, vermeidbar, von Menschen verursacht, auf Nachlässigkeit zurückzuführen ist, ob sie aus einer schlecht verstandenen Ursache herrührt oder auf eine verletzliche Gruppe innerhalb der Gesellschaft gerichtet ist. Die Entscheidung, ein Medizinprodukt im Rahmen eines besonderen klinischen Verfahrens anzuwenden, erfordert die Abwägung der Restrisiken gegenüber dem voraussichtlichen Nutzen des Verfahrens. Solche Beurteilungen sollten die Zweckbestimmung, die Leistungsmerkmale des Medizinprodukts und die mit ihm verbundenen Risiken ebenso berücksichtigen wie die mit dem klinischen Verfahren verbundenen Risiken und Nutzen oder die Umstände der Anwendung. Einige dieser Beurteilungen können nur durch qualifiziertes medizinisches Fachpersonal erfolgen, das den Gesundheitszustand des einzelnen Patienten kennt, und sie können auch Meinungen der Patienten selbst einschließen.

Als einer der Beteiligten erstellt der Hersteller unter Berücksichtigung des anerkannten Standes der Technik Beurteilungen über die Sicherheit eines Medizinprodukts einschließlich der Akzeptanz von Risiken, um die Eignung eines Medizinprodukts zum Inverkehrbringen für seine Zweckbestimmung festzulegen. Diese Internationale Norm legt ein Verfahren für den Hersteller eines Medizinprodukts zur Feststellung der mit diesem und seinen Zubehörteilen verbundenen Gefährdungen fest; sie dient weiter seiner Einschätzung und Bewertung der mit diesen Gefährdungen verbundenen Risiken, zur Beherrschung dieser Risiken und der Überwachung der Wirksamkeit von Maßnahmen zur Risikobeherrschung.

Für ein bestimmtes Medizinprodukt ist es möglich, dass andere Internationale Normen besondere Methoden zum Risikomanagement fordern könnten.

4

DIN EN ISO 14971:2013-04
EN ISO 14971:2012 (D)

1 Anwendungsbereich

Diese Internationale Norm legt einen Prozess für einen Medizinproduktehersteller fest zur Identifizierung der mit Medizinprodukten verbundenen Gefährdungen, einschließlich Produkte für die In-vitro-Diagnostik (IVD). Er dient der Einschätzung und der Bewertung zugehöriger Risiken, zur Beherrschung dieser Risiken und der Überwachung der Wirksamkeit von Maßnahmen zur Risikobeherrschung.

Die Anforderungen dieser Internationalen Norm gelten für alle Phasen des Lebenszyklus eines Medizinprodukts.

Diese Internationale Norm gilt nicht für die klinische Entscheidungsfindung.

In dieser Norm werden keine vertretbaren Risikobereiche festgelegt.

Diese Norm fordert nicht, dass der Hersteller über ein Qualitätsmanagementsystem verfügt. Das Risikomanagement kann jedoch ein Bestandteil eines Qualitätsmanagementsystems sein.

2 Begriffe

Für die Anwendung dieses Dokuments gelten die folgenden Begriffe.

2.1
Begleitpapiere
Unterlagen, die einem Medizinprodukt beigefügt sind und Angaben für die Verantwortlichen für die Installation, Anwendung und Wartung des Medizinprodukts, den Bediener oder Anwender enthalten, besonders hinsichtlich der Sicherheit

ANMERKUNG   In Anlehnung an IEC 60601-1:2005, Begriff 3.4.

2.2
Schaden
physische Verletzung oder Schädigung der menschlichen Gesundheit oder Schädigung von Gütern oder der Umwelt

[ISO/IEC Guide 51:1999, Begriff 3.3]

2.3
Gefährdung
potentielle Schadensquelle

[ISO/IEC Guide 51:1999, Begriff 3.5]

2.4
Gefährdungssituation
Umstände, unter denen Menschen, Güter oder die Umwelt einer oder mehreren Gefährdungen ausgesetzt sind

[ISO/IEC Guide 51:1999, Begriff 3.6]

ANMERKUNG   Zu einer Erklärung über den Zusammenhang zwischen „Gefährdung" und „Gefährdungssituation" siehe Anhang E.

2.5
Zweckbestimmung
Verwendung, für die ein Produkt, ein Verfahren oder eine Leistung gemäß den durch den Hersteller gelieferten Spezifikationen, Anweisungen und Angaben bestimmt ist

DIN EN ISO 14971:2013-04
EN ISO 14971:2012 (D)

2.6
Medizinprodukt zur In-vitro-Diagnostik
IVD-Medizinprodukt
Medizinprodukt, das vom Hersteller bei der Untersuchung von vom Menschen stammenden Proben dazu vorgesehen ist, Angaben für die Diagnostik, Überwachung oder Verträglichkeitsfeststellungen zu liefern

BEISPIELE   Reagenzien, Kalibriermittel, Geräte zur Entnahme und Aufbewahrung von Proben, Kontrollmaterialien und zugehörige Instrumente, Geräte oder Artikel.

ANMERKUNG 1   Das Produkt kann einzeln oder in einer Kombination mit Zusatzgeräten oder anderen Medizinprodukten verwendet werden.

ANMERKUNG 2   In Anlehnung an ISO 18113-1:—, Begriff 3.29.

2.7
Lebenszyklus
alle Phasen im Leben eines Medizinprodukts von der ursprünglichen Konzeption bis zur endgültigen Außerbetriebnahme und Entsorgung

2.8
Hersteller
natürliche oder juristische Person, die für die Auslegung, Herstellung, Verpackung oder Kennzeichnung eines Medizinprodukts, für den Zusammenbau eines Systems oder für die Anpassung eines Medizinprodukts vor dem Inverkehrbringen oder der Inbetriebnahme verantwortlich ist, unabhängig davon, ob diese Tätigkeiten von dieser Person selbst oder stellvertretend für diese von einer dritten Person ausgeführt werden

ANMERKUNG 1   Zu beachten ist die Tatsache, dass für die Definition des Herstellers Festlegungen nationaler oder regionaler Bestimmungen gelten können.

ANMERKUNG 2   Zu einer Definition der Kennzeichnung siehe ISO 13485:2003, Begriff 3.6.

2.9
Medizinprodukt
alle Instrumente, Apparate, Geräte, Maschinen, Vorrichtungen, Implantate, In-vitro-Reagenzien, Kalibriermittel, Software, Stoffe oder anderen ähnlichen oder zugehörigen Gegenstände, die vom Hersteller zur Anwendung für Menschen einzeln oder in Kombination für einen oder mehrere der folgenden spezifischen Zwecke bestimmt sind:

— Erkennung, Verhütung, Überwachung, Behandlung oder Linderung von Krankheiten;

— Erkennung, Überwachung, Behandlung, Linderung oder Kompensierung von Verletzungen oder Behinderungen;

— Untersuchung, Ersatz, Veränderung oder Unterstützung des anatomischen Aufbaus oder eines physiologischen Vorgangs;

— Unterstützung oder Erhaltung des Lebens;

— Empfängnisregelung;

— Desinfektion von Medizinprodukten;

— Lieferung von Informationen für medizinische Zwecke durch In-vitro-Untersuchung von vom Menschen stammenden Proben;

und deren bestimmungsgemäße Hauptwirkung im oder am menschlichen Körper weder durch pharmakologische oder immunologische Mittel noch metabolisch erreicht wird, deren Wirkungsweise aber durch solche Mittel unterstützt werden kann

DIN EN ISO 14971:2013-04
EN ISO 14971:2012 (D)

ANMERKUNG 1   Diese Definition wurde durch die Arbeitsgruppe für Globale Harmonisierung (GHTF) entwickelt. Siehe Literaturhinweis [38].

[ISO 13485:2003, Begriff 3.7]

ANMERKUNG 2   Produkte, die unter einigen Gesetzgebungen als Medizinprodukt angesehen werden können, für die jedoch noch keine harmonisierten Herangehensweisen vorliegen, sind:

— Hilfen für Behinderte;
— Produkte für die Behandlung bzw. Diagnostik von Krankheiten und Verletzungen bei Tieren;
— Zubehör für Medizinprodukte (siehe Anmerkung 3);
— Desinfektionsmittel;
— tierisches und menschliches Gewebe enthaltende Produkte, die den Anforderungen der obigen Definition entsprechen können, jedoch unterschiedlichen Kontrollmaßnahmen unterliegen.

ANMERKUNG 3   Zubehör, das von Herstellern spezifisch zur Verwendung zusammen mit einem „verwandten" Medizinprodukt vorgesehen ist, damit dieses Medizinprodukt seine Zweckbestimmung erfüllen kann, sollte dieser Internationalen Norm unterliegen.

2.10
objektiver Nachweis
Daten, welche die Existenz oder Wahrheit von etwas bestätigen

ANMERKUNG   Objektive Nachweise können durch Beobachtung, Messung, Test oder mit anderen Mitteln erbracht werden.

[ISO 9000:2005, Begriff 3.8.1]

2.11
der Herstellung nachgelagerte Phase
Teil des Lebenszyklus eines Medizinprodukts nach Abschluss der Entwicklung und der Herstellung des Medizinprodukts

BEISPIELE   Transport, Lagerung, Installation, Verwendung des Produkts, Wartung, Reparatur, Veränderungen am Produkt, Außerbetriebnahme und Entsorgung.

2.12
Verfahren
festgelegte Art und Weise, eine Tätigkeit oder einen Prozess auszuführen

[ISO 9000:2005, Begriff 3.4.5]

2.13
Prozess
Satz von in Wechselbeziehung oder Wechselwirkung stehenden Tätigkeiten, der Eingaben in Ergebnisse umwandelt

[ISO 9000:2005, Begriff 3.4.1]

2.14
Aufzeichnung
Dokument, das das erreichte Ergebnis angibt oder einen Nachweis ausgeführter Tätigkeiten bereitstellt

[ISO 9000:2005, Begriff 3.7.6]

DIN EN ISO 14971:2013-04
EN ISO 14971:2012 (D)

2.15
Restrisiko
Risiko, das nach der Durchführung von Maßnahmen zur Risikobeherrschung verbleibt

ANMERKUNG 1   In Anlehnung an ISO/IEC Guide 51:1999, Begriff 3.9.

ANMERKUNG 2   ISO/IEC Guide 51:1999, Definition 3.9, verwendet den Begriff „Schutzmaßnahmen" anstelle von „Risikobeherrschungsmaßnahmen". Im Zusammenhang dieser Internationalen Norm sind „Schutzmaßnahmen" nur eine Wahlmöglichkeit zur Beherrschung von Risiken, wie in 6.2 beschrieben.

2.16
Risiko
Kombination der Wahrscheinlichkeit des Auftretens eines Schadens und des Schweregrades dieses Schadens

[ISO/IEC Guide 51:1999, Begriff 3.2]

2.17
Risikoanalyse
systematische Verwendung von verfügbaren Informationen zur Identifizierung von Gefährdungen und Einschätzung von Risiken

[ISO/IEC Guide 51:1999, Begriff 3.10]

ANMERKUNG   Zur Risikoanalyse gehört die Untersuchung unterschiedlicher Auswirkungen von Ereignissen, die Gefährdungssituationen und Schäden bewirken können. Siehe Anhang E.

2.18
Risikobeurteilung
der Gesamtprozess, der eine Risikoanalyse und eine Risikobewertung umfasst

[ISO/IEC Guide 51:1999, Begriff 3.12]

2.19
Risikobeherrschung
der Prozess, in dem Entscheidungen getroffen und Maßnahmen implementiert werden, durch die Risiken auf festgelegte Bereiche verringert oder auf diesen gehalten werden

2.20
Risikoeinschätzung
der Prozess, in dem Werte für die Wahrscheinlichkeit des Auftretens eines Schadens und für die Schwere dieses Schadens zugeordnet werden

2.21
Risikobewertung
Prozess des Vergleichs des eingeschätzten Risikos mit gegebenen Risikokriterien, um die Akzeptanz des Risikos zu bestimmen

2.22
Risikomanagement
systematische Anwendung von Managementstrategien, Verfahren und Praktiken auf die Aufgaben der Analyse, Bewertung, Beherrschung und Überwachung von Risiken

2.23
Risikomanagementakte
Satz von Aufzeichnungen und sonstigen Dokumenten, die beim Risikomanagement entstehen

2.24
Sicherheit
Freiheit von unvertretbaren Risiken

[ISO/IEC Guide 51:1999, Begriff 3.1]

2.25
Schweregrad
Maß der möglichen Auswirkungen einer Gefährdung

2.26
oberste Leitung
Person oder Personengruppe, die einen Hersteller auf der höchsten Stufe leitet und kontrolliert

ANMERKUNG   In Anlehnung an ISO 9000:2005, Begriff 3.2.7.

2.27
Benutzungsfehler
Handlung oder Unterlassung einer Handlung, die eine andere Reaktion des Medizinprodukts bewirkt, als vom Hersteller beabsichtigt oder vom Anwender (Benutzer) erwartet

ANMERKUNG 1   Benutzungsfehler umfassen Aufmerksamkeitsfehler, Erinnerungsfehler und Verwechslungen.

ANMERKUNG 2   Siehe auch IEC 62366:—, Anhang B und D.1.3.

ANMERKUNG 3   Eine unerwartete physiologische Reaktion des Patienten wird nicht als Teil der Benutzungsfehler betrachtet.

[IEC 62366:—[2]), Begriff 2.12]

2.28
Verifizierung
Bestätigung durch Bereitstellung eines objektiven Nachweises, dass festgelegte Anforderungen erfüllt worden sind

ANMERKUNG 1   Die Benennung „verifiziert" wird zur Bezeichnung des entsprechenden Status verwendet.

ANMERKUNG 2   Bestätigungen können aus Tätigkeiten bestehen wie:

— Durchführen alternativer Berechnungen;

— Vergleichen einer neuen Entwicklungsspezifikation mit einer bereits bewährten Entwicklungsspezifikation;

— Vornehmen von Tests und Demonstrationen;

— Bewertung von Dokumenten, bevor sie herausgegeben werden.

[ISO 9000:2005, Begriff 3.8.4]

---

2)   In Vorbereitung

DIN EN ISO 14971:2013-04
EN ISO 14971:2012 (D)

3 Allgemeine Anforderungen an das Risikomanagement

3.1 Risikomanagement-Prozess

Der Hersteller muss für den gesamten Lebenszyklus einen fortlaufenden Prozess festlegen, dokumentieren und aufrechterhalten, um die mit einem Medizinprodukt verbundenen Gefährdungen zu identifizieren, die damit verbundenen Risiken einzuschätzen und zu bewerten, diese Risiken zu beherrschen und die Wirksamkeit der Beherrschung zu überwachen. Dieser Prozess muss folgende Elemente enthalten:

— Risikoanalyse;

— Risikobewertung;

— Risikobeherrschung;

— Informationen aus der Herstellung und der Herstellung nachgelagerten Phasen.

Wo ein dokumentierter Prozess für die Produktrealisierung vorliegt, wie der in ISO 13485:2003, Abschnitt 7 [8] beschriebene, muss er die entsprechenden Teile des Risikomanagement-Prozesses enthalten.

ANMERKUNG 1 Ein dokumentierter Prozess des Qualitätsmanagementsystems kann verwendet werden, um die Sicherheit systematisch zu behandeln, und insbesondere, um die frühe Feststellung von Gefährdungen und Gefährdungssituationen in komplexen Medizinprodukten und -systemen zu ermöglichen.

ANMERKUNG 2 Eine schematische Darstellung des Risikomanagement-Prozesses ist in Bild 1 dargestellt. Abhängig von der besonderen Phase des Lebenszyklus können einzelne Elemente des Risikomanagements unterschiedlich betont werden. Tätigkeiten des Risikomanagements können je nach dem Medizinprodukt als Iterationen oder in mehreren Schritten durchgeführt werden. Anhang B enthält eine detailliertere Übersicht der Schritte im Risikomanagement-Prozess.

Die Einhaltung der Anforderungen wird durch Inspektion in die entsprechenden Dokumente überprüft.

DIN EN ISO 14971:2013-04
EN ISO 14971:2012 (D)

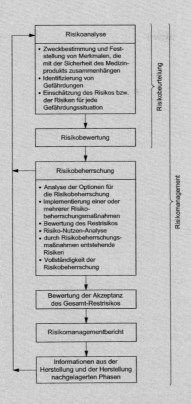

Bild 1 — Schematische Darstellung des Risikomanagement-Prozesses

3.2 Verantwortung der Leitung

Die oberste Leitung muss den Nachweis ihrer Verpflichtung zum Risikomanagement-Prozess liefern durch:

— Sicherstellung der Verfügbarkeit geeigneter Ressourcen;

— Sicherstellung der Beauftragung qualifizierten Personals (siehe 3.3) für das Risikomanagement.

DIN EN ISO 14971:2013-04
EN ISO 14971:2012 (D)

Die oberste Leitung muss:

— Ihre Politik zur Festlegung von Kriterien für die Akzeptanz von Risiken festlegen und dokumentieren. Diese Politik muss sicherstellen, dass Grundlage der Kriterien anwendbare nationale oder regionale Bestimmungen und relevante Internationale Normen sind und dass verfügbare Informationen wie der allgemein anerkannte Stand der Technik und bekannte Vorbehalte der Beteiligten berücksichtigt werden.

— Die Eignung des Risikomanagement-Prozesses in geplanten Abständen überprüfen, um dessen fortlaufende Wirksamkeit sicherzustellen, und alle Entscheidungen und ergriffenen Maßnahmen dokumentieren. Falls der Hersteller über ein Qualitätsmanagementsystem verfügt, darf diese Überprüfung Teil der Systemüberprüfung des Qualitätsmanagementsystems sein.

ANMERKUNG   Die Dokumente können in die Dokumente aufgenommen werden, die durch das Qualitätsmanagementsystem des Herstellers entstehen, und auf diese Dokumente kann in der Risikomanagementakte verwiesen werden.

Die Einhaltung der Anforderungen wird durch Inspektion in die entsprechenden Dokumente überprüft.

3.3 Qualifikation des Personals

Personen, die Aufgaben des Risikomanagements bearbeiten, müssen das Wissen und die Erfahrung haben, das für die ihnen erteilten Aufgaben angemessen ist. Dies muss gegebenenfalls Wissen und Erfahrungen über das besondere Medizinprodukt (oder ähnliche Medizinprodukte) und dessen Anwendung, die verwendeten Technologien und/oder die Methoden des Risikomanagements umfassen. Es sind geeignete Aufzeichnungen über die Qualifikation zu führen.

ANMERKUNG   Aufgaben des Risikomanagements können durch Vertreter mehrerer Funktionen erfüllt werden, wobei jeder mit seinem speziellen Wissen dazu beiträgt.

Die Einhaltung der Anforderungen wird durch Inspektion in die entsprechenden Aufzeichnungen überprüft.

3.4 Risikomanagementplan

Tätigkeiten des Risikomanagements müssen geplant werden. Deshalb muss der Hersteller für das jeweilige Medizinprodukt einen Risikomanagementplan entsprechend dem Risikomanagement-Prozess erarbeiten und dokumentieren. Der Risikomanagementplan muss Teil der Risikomanagementakte sein.

Dieser Plan muss mindestens Folgendes enthalten:

a) den Aufgabenbereich der geplanten Tätigkeiten des Risikomanagements, wobei das Medizinprodukt und die Phasen seines Lebenszyklus, für die jedes Element des Plans gilt, festzulegen und zu beschreiben sind;

b) die Zuordnung von Verantwortlichkeiten und Befugnissen;

c) Anforderungen an die Überprüfung der Tätigkeiten des Risikomanagements;

d) Kriterien für die Akzeptanz der Risiken auf der Grundlage der Politik des Herstellers zur Festlegung akzeptabler Risiken, einschließlich der Kriterien für die Akzeptanz von Risiken, wenn die Wahrscheinlichkeit des Auftretens eines Schadens nicht eingeschätzt werden kann;

e) Tätigkeiten der Verifizierung;

f) Tätigkeiten im Zusammenhang mit der Erfassung und Überprüfung relevanter Informationen aus der Herstellung und der Herstellung nachgelagerten Phasen des Produkts.

ANMERKUNG 1   Zu einer Anleitung über die Entwicklung eines Risikomanagementplans wird auf Anhang F verwiesen.

ANMERKUNG 2   Nicht alle Teile des Plans müssen zur gleichen Zeit erarbeitet werden. Der Plan oder Teile von ihm können im Laufe der Zeit entwickelt werden.

DIN EN ISO 14971:2013-04
EN ISO 14971:2012 (D)

ANMERKUNG 3   Die Kriterien für die Akzeptanz von Risiken sind für die endgültige Wirksamkeit des Risikomanagement-Prozesses wesentlich. Für jeden Risikomanagementplan sollte der Hersteller geeignete Kriterien zur Akzeptanz von Risiken auswählen.

Wahlmöglichkeiten könnten unter anderem einschließen:

— Aufzeigen in einer Matrix, wie in Bild D.4 und Bild D.5, welche Kombinationen der Schadenswahrscheinlichkeit und des Schweregrades eines Schadens sind akzeptabel oder nicht akzeptabel;

— weitere Unterteilung der Matrix (z. B. vernachlässigbar, akzeptabel bei Risikominimierung) und Anforderung, dass Risiken zuerst, soweit vernünftigerweise möglich, verringert werden, bevor festgestellt wird, dass sie akzeptabel sind (siehe D.8).

Welche Wahlmöglichkeit auch gewählt wird, sollte diese entsprechend der Politik des Herstellers zur Bestimmung der Kriterien zur Akzeptanz von Risiken bestimmt werden und folglich auf anwendbaren nationalen oder regionalen Vorschriften und zutreffenden Internationalen Normen beruhen und zur Verfügung stehende Informationen berücksichtigen, wie z. B. den allgemein anerkannten Stand der Technik und bekannte Vorbehalte der Beteiligten (siehe 3.2). Zu einer Anleitung zur Festlegung solcher Kriterien siehe D.4.

Wenn der Plan sich im Laufe des Lebenszyklus des Medizinprodukts verändert, ist in der Risikomanagementakte eine Aufzeichnung über die Änderungen zu führen.

Die Einhaltung der Anforderungen wird durch Inspektion in die Risikomanagementakte überprüft.

3.5   Risikomanagementakte

Für das jeweilige betrachtete Medizinprodukt muss der Hersteller eine Risikomanagementakte anlegen und aufrechterhalten. Zusätzlich zu den Anforderungen anderer Abschnitte dieser Internationalen Norm muss die Risikomanagementakte für jede festgestellte Gefährdung die Rückverfolgbarkeit auf folgende Punkte ermöglichen:

— die Risikoanalyse;

— die Risikobewertung;

— die Implementierung und Verifizierung der Maßnahmen zur Risikobeherrschung;

— die Beurteilung der Akzeptanz jedes Restrisikos.

ANMERKUNG 1   Die Aufzeichnungen und sonstigen Dokumente, die die Risikomanagementakte bilden, dürfen Teil anderer Dokumente oder Akten sein, die zum Beispiel für das Qualitätsmanagementsystem eines Herstellers erforderlich sind. Die Risikomanagementakte muss nicht sämtliche Dokumente physisch enthalten; sie sollte jedoch mindestens Referenzen oder Hinweise auf alle geforderten Dokumente enthalten. Der Hersteller sollte in der Lage sein, die als Verweis in der Risikomanagementakte enthaltenen Angaben in angemessener Zeit zusammenzustellen.

ANMERKUNG 2   Die Risikomanagementakte kann in jeder Form oder Art eines Mediums realisiert sein.

DIN EN ISO 14971:2013-04
EN ISO 14971:2012 (D)

4 Risikoanalyse

4.1 Prozess der Risikoanalyse

Die Risikoanalyse ist für das jeweilige Medizinprodukt wie in 4.2 bis 4.4 beschrieben durchzuführen. Die Implementierung der geplanten Tätigkeiten zur Risikoanalyse und deren Ergebnisse sind in der Risikomanagementakte zu dokumentieren.

ANMERKUNG 1 Falls eine Risikoanalyse oder sonstige relevante Informationen für ein ähnliches Medizinprodukt vorliegen, kann/können diese als Ausgangspunkt für die neue Analyse verwendet werden. Der Grad der Relevanz hängt von den Unterschieden der Produkte ab, und ob diese neuen Gefährdungen oder erhebliche Veränderungen in den Ausgangsgrößen, Charakteristiken, Leistungsmerkmalen oder Ergebnissen bewirken. Der Umfang der Verwendung einer vorhandenen Risikoanalyse basiert auch auf einer systematischen Bewertung der Auswirkungen, die die Veränderungen auf die Entstehung der Gefährdungssituationen haben.

ANMERKUNG 2 Einige Hilfsmittel der Risikoanalyse werden in Anhang G beschrieben.

ANMERKUNG 3 Eine zusätzliche Anleitung zu Hilfsmitteln der Risikoanalyse bei Medizinprodukten zur In-vitro-Diagnostik findet sich in Anhang H.

ANMERKUNG 4 Eine zusätzliche Anleitung zu Hilfsmitteln der Risikoanalyse bei toxikologischen Gefährdungen findet sich in Anhang I.

Zusätzlich zu den in 4.2 bis 4.4 geforderten Aufzeichnungen muss die Dokumentation über die Durchführung und die Ergebnisse der Risikoanalyse mindestens Folgendes enthalten:

a) eine Beschreibung und Identifizierung des Medizinprodukts, das analysiert wurde;

b) die Identität der Person(en) und der Organisation, die die Risikoanalyse durchführte(n);

c) Aufgabenstellung und Datum der Risikoanalyse.

ANMERKUNG 5 Die Aufgabenstellung der Risikoanalyse kann sehr weit gefasst (wie z. B. für die Entwicklung eines neuen Gerätes, mit dem der Hersteller keine oder nur geringe Erfahrungen hat) oder eingeschränkt sein (wie z. B. bei der Analyse der Auswirkung einer Veränderung auf ein vorhandenes Gerät, zu dem in den Akten des Herstellers bereits umfangreiche Informationen vorliegen).

Die Einhaltung der Anforderungen wird durch Inspektion in die Risikomanagementakte überprüft.

4.2 Zweckbestimmung und Identifizierung von Merkmalen, die sich auf die Sicherheit des Medizinprodukts beziehen

Für das jeweilige Medizinprodukt muss der Hersteller die Zweckbestimmung und den vernünftigerweise vorhersehbaren Missbrauch dokumentieren. Der Hersteller muss alle qualitativen und quantitativen Merkmale feststellen und dokumentieren, die die Sicherheit des Medizinprodukts beeinträchtigen könnten, und im gegebenen Fall ihre festgelegten Grenzwerte. Diese Dokumente sind in der Risikomanagementakte aufrechtzuerhalten.

ANMERKUNG 1 In diesem Zusammenhang ist beabsichtigt, dass der Begriff Missbrauch eine fehlerhafte oder ungeeignete Anwendung des Medizinproduktes bedeutet.

ANMERKUNG 2 Anhang C enthält Fragen, die sich auf den Gebrauch beziehen, die als nützliche Anleitung bei der Identifizierung von Merkmalen der Medizinprodukte dienen können, die sich auf die Sicherheit auswirken könnten.

Die Einhaltung der Anforderungen wird durch Inspektion in die Risikomanagementakte überprüft.

DIN EN ISO 14971:2013-04
EN ISO 14971:2012 (D)

4.3 Identifizierung von Gefährdungen

Der Hersteller muss eine Dokumentation über bekannte und vorhersehbare Gefährdungen zusammenstellen, die mit dem Medizinprodukt sowohl unter Normal- wie unter Fehlerbedingungen in Zusammenhang stehen.

Diese Dokumentation ist in der Risikomanagementakte aufrechtzuerhalten.

ANMERKUNG   Die Beispiele möglicher Gefährdungen in E.2 und H.2.4 können vom Hersteller als Anleitung zur Einführung in die Identifizierung von Gefährdungen verwendet werden.

Die Einhaltung der Anforderungen wird durch Inspektion in die Risikomanagementakte überprüft.

4.4 Einschätzung des Risikos bzw. der Risiken für jede Gefährdungssituation

Vernünftigerweise vorhersehbare Abfolgen oder Kombinationen von Ereignissen, die eine Gefährdungssituation bewirken können, müssen berücksichtigt und die sich so ergebenden Gefährdungssituationen aufgezeichnet werden.

ANMERKUNG 1   Zur Identifizierung vorher nicht erkannter Gefährdungssituationen können systematische Methoden angewendet werden, die die bestimmte Situation behandeln (siehe Anhang G).

ANMERKUNG 2   Beispiele von Gefährdungssituationen finden sich in H.2.4.5 und E.4.

ANMERKUNG 3   Gefährdungssituationen können durch Aufmerksamkeitsfehler, Erinnerungsfehler und Irrtum entstehen.

Für jede identifizierte Gefährdungssituation ist das zugehörige Risiko bzw. sind die zugehörigen Risiken unter Verwendung verfügbarer Informationen oder Daten einzuschätzen. Für Gefährdungssituationen, bei denen die Wahrscheinlichkeit des Auftretens eines Schadens nicht eingeschätzt werden kann, ist eine Aufstellung der möglichen Auswirkungen zur Verwendung bei der Risikobewertung und Risikobeherrschung zu erarbeiten. Die Ergebnisse dieser Tätigkeiten müssen in der Risikomanagementakte aufgezeichnet werden.

Jedes System, das für die qualitative oder quantitative Einteilung der Wahrscheinlichkeit des Auftretens oder des Schweregrades eines Schadens benutzt wird, muss in der Risikomanagementakte aufgezeichnet werden.

ANMERKUNG 4   Die Einschätzung des Risikos schließt eine Analyse der Wahrscheinlichkeit des Auftretens und der Auswirkungen ein. Abhängig von der Anwendung ist es möglich, dass nur bestimmte Elemente des Prozesses der Risikoeinschätzung berücksichtigt werden müssen. Es wird zum Beispiel in einigen Fällen nicht erforderlich sein, über eine vorläufige Analyse der Gefährdung und ihrer Auswirkungen hinauszugehen. Siehe auch D.3.

ANMERKUNG 5   Die Risikoeinschätzung kann quantitativ oder qualitativ erfolgen. Methoden der Risikoeinschätzungen einschließlich derer, die sich aus systemischen Fehlern ergeben, werden in Anhang D beschrieben. Anhang H gibt nützliche Informationen für die Risikoeinschätzungen bei Medizinprodukten zur In-vitro-Diagnostik.

ANMERKUNG 6   Informationen oder Daten für die Risikoeinschätzungen können zum Beispiel entnommen werden aus:

a)   veröffentlichten Normen;

b)   wissenschaftlich-technischen Daten;

c)   Marktdaten von ähnlichen bereits in Anwendung befindlichen Medizinprodukten einschließlich veröffentlichter Berichte über Vorkommnisse;

d)   Gebrauchstauglichkeitsuntersuchungen mit typischen Anwendern;

e)   klinischen Nachweisen;

f)   Ergebnissen geeigneter Untersuchungen;

g)   Gutachten;

h)   externen Qualitätsbeurteilungsprogrammen.

Die Einhaltung der Anforderungen wird durch Inspektion in die Risikomanagementakte überprüft.

DIN EN ISO 14971:2013-04
EN ISO 14971:2012 (D)

5 Risikobewertung

Für jede identifizierte Gefährdungssituation muss der Hersteller unter Anwendung der im Risikomanagementplan festgelegten Kriterien entscheiden, ob eine Risikominderung erforderlich ist. Falls diese nicht erforderlich ist, gelten die Anforderungen nach 6.2 bis 6.6 nicht für diese Gefährdungssituation (d. h. fortfahren mit 6.7). Die Ergebnisse dieser Risikobewertung müssen in der Risikomanagementakte aufgezeichnet werden.

ANMERKUNG 1 Eine Anleitung zur Entscheidung über die Akzeptanz von Risiken findet sich in D.4.

ANMERKUNG 2 Die Anwendung einschlägiger Normen als Teil der Kriterien für das Design des Medizinprodukts könnte eine Aktivität zur Risikobeherrschung darstellen, wodurch die Anforderungen nach 6.3 bis 6.6 erfüllt werden.

Die Einhaltung der Anforderungen wird durch Inspektion in die Risikomanagementakte überprüft.

6 Risikobeherrschung

6.1 Risikominderung

Wenn eine Risikominderung erforderlich ist, müssen Aktivitäten zur Risikobeherrschung, wie in 6.2 bis 6.7 beschrieben, durchgeführt werden.

6.2 Analyse der Wahlmöglichkeiten zur Risikobeherrschung

Der Hersteller muss eine oder mehrere Maßnahmen der Risikobeherrschung festlegen, die sich eignen, um das Risiko bzw. die Risiken auf einen akzeptablen Bereich zu mindern.

Der Hersteller muss eine oder mehrere der folgenden Wahlmöglichkeiten für die Risikobeherrschung in der aufgeführten Reihefolge benutzen:

a) integrierte Sicherheit durch Design;

b) Schutzmaßnahmen im Medizinprodukt selbst oder im Herstellungsprozess;

c) Informationen zur Sicherheit.

ANMERKUNG 1 Bei Umsetzung der Wahlmöglichkeiten b) oder c) können die Hersteller einem Prozess folgen, in dem vernünftigerweise praktikable Risikobeherrschungsmaßnahmen berücksichtigt werden und diejenige Wahlmöglichkeit ausgewählt wird, die die geeignete Risikominderung bietet, bevor festgestellt wird, ob das Risiko akzeptabel ist.

ANMERKUNG 2 Maßnahmen der Risikobeherrschung können entweder den Schweregrad des Schadens oder die Wahrscheinlichkeit seines Auftretens mindern oder beides bewirken.

ANMERKUNG 3 Viele Normen behandeln die integrierte Sicherheit, Schutzmaßnahmen und Informationen zur Sicherheit bei Medizinprodukten. Zusätzlich sind in viele andere Normen über Medizinprodukte Elemente des Risikomanagement-Prozesses eingearbeitet (z. B. elektromagnetische Verträglichkeit, Gebrauchstauglichkeit, Bioverträglichkeit). Einschlägige Normen sollten als Teil der Analyse der Wahlmöglichkeiten zur Risikobeherrschung herangezogen werden.

ANMERKUNG 4 Zu Risiken, für die die Wahrscheinlichkeit des Auftretens eines Schadens nicht eingeschätzt werden kann, siehe D.3.2.3.

ANMERKUNG 5 Eine Anleitung über Informationen zur Sicherheit wird in Anhang J gegeben.

Die ausgewählten Maßnahmen der Risikobeherrschung müssen in der Risikomanagementakte aufgezeichnet werden.

Wenn der Hersteller während der Analyse der Wahlmöglichkeiten feststellt, dass die geforderte Minderung des Risikos nicht realisierbar ist, muss der Hersteller eine Risiko-Nutzen-Analyse für das Restrisiko durchführen (fortfahren mit 6.5).

Die Einhaltung der Anforderungen wird durch Inspektion in die Risikomanagementakte überprüft.

DIN EN ISO 14971:2013-04
EN ISO 14971:2012 (D)

6.3 Umsetzung von Maßnahmen zur Risikobeherrschung

Der Hersteller muss die in 6.2 ausgewählte(n) Maßnahme(n) zur Risikobeherrschung umsetzen.

Die Umsetzung jeder Maßnahme zur Risikobeherrschung muss verifiziert werden Diese Verifizierung muss in der Risikomanagementakte aufgezeichnet werden.

Die Wirksamkeit der Maßnahme(n) zur Risikobeherrschung muss verifiziert werden und die Ergebnisse müssen in der Risikomanagementakte aufgezeichnet werden.

ANMERKUNG Die Verifizierung der Wirksamkeit kann auch Validierungsaktivitäten beinhalten.

Die Einhaltung der Anforderungen wird durch Inspektion in die Risikomanagementakte überprüft.

6.4 Bewertung des Restrisikos

Nach Durchführung der Maßnahmen der Risikobeherrschung muss jedes Restrisiko anhand der im Risikomanagementplan festgelegten Kriterien bewertet werden. Die Ergebnisse dieser Bewertung müssen in der Risikomanagementakte aufgezeichnet werden.

Falls das Restrisiko unter Anwendung dieser Kriterien als nicht akzeptabel beurteilt wird, müssen weitere Maßnahmen zur Risikobeherrschung angewendet werden (siehe 6.2).

Für Restrisiken, die als akzeptabel beurteilt wurden, muss der Hersteller entscheiden, welche Restrisiken offenzulegen und welche Informationen in die Begleitpapiere aufzunehmen sind, um die Restrisiken bekannt zu geben.

ANMERKUNG Eine Anleitung, wie ein Restrisiko oder mehrere Restrisiken bekannt gegeben werden können, findet sich in Anhang J.

Die Einhaltung der Anforderungen wird durch Inspektion in die Risikomanagementakte und die Begleitpapiere überprüft.

6.5 Risiko-Nutzen-Analyse

Wenn das Restrisiko unter Anwendung der im Risikomanagementplan festgelegten Kriterien als nicht akzeptabel beurteilt wird und weitere Maßnahmen der Risikobeherrschung nicht realisierbar sind, darf der Hersteller Daten und Literatur zusammenstellen und bewerten, um zu bestimmen, ob der medizinische Nutzen der Zweckbestimmung das Restrisiko überwiegt. Falls dieser Nachweis nicht den Schluss unterstützt, dass der medizinische Nutzen das Restrisiko überwiegt, verbleibt das Risiko als nicht akzeptabel. Falls der medizinische Nutzen das Restrisiko überwiegt, ist mit 6.6 fortzufahren.

Bei Risiken, für die nachgewiesen ist, dass der Nutzen überwiegt, muss der Hersteller entscheiden, welche Informationen zur Sicherheit erforderlich sind, um das Restrisiko bekannt zu geben.

Die Ergebnisse dieser Bewertung müssen in der Risikomanagementakte aufgezeichnet werden.

ANMERKUNG Siehe auch D.6.

Die Einhaltung der Anforderungen wird durch Inspektion in die Risikomanagementakte überprüft.

DIN EN ISO 14971:2013-04
EN ISO 14971:2012 (D)

6.6 Durch Risikobeherrschungsmaßnahmen entstehende Risiken

Die Auswirkungen der Risikobeherrschungsmaßnahmen sind hinsichtlich folgender Punkte zu überprüfen:

a) die Einführung neuer Gefährdungen oder Gefährdungssituationen;

b) ob die eingeschätzten Risiken bei vorher identifizierten Gefährdungssituationen durch die Umsetzung der Risikobeherrschungsmaßnahmen beeinflusst wurden.

Alle neuen oder vergrößerten Risiken müssen entsprechend 4.4 bis 6.5 behandelt werden.

Die Ergebnisse dieser Überprüfung müssen in der Risikomanagementakte aufgezeichnet werden.

Die Einhaltung der Anforderungen wird durch Inspektion in die Risikomanagementakte überprüft.

6.7 Vollständigkeit der Risikobeherrschung

Der Hersteller muss sicherstellen, dass das Risiko bzw. die Risiken von allen identifizierten Gefährdungssituationen berücksichtigt wurde(n). Die Ergebnisse dieser Aktivitäten müssen in der Risikomanagementakte aufgezeichnet werden.

Die Einhaltung der Anforderungen wird durch Inspektion in die Risikomanagementakte überprüft.

7 Bewertung der Akzeptanz des Gesamt-Restrisikos

Nachdem alle Maßnahmen der Risikobeherrschung umgesetzt und verifiziert wurden, muss der Hersteller entscheiden, ob das durch das Medizinprodukt verursachte Gesamt-Restrisiko unter Anwendung der im Risikomanagementplan festgelegten Kriterien akzeptabel ist.

ANMERKUNG 1   Anleitung zur Bewertung des Gesamt-Restrisikos siehe D.7.

Falls das Gesamt-Restrisiko unter Anwendung der im Risikomanagementplan festgelegten Kriterien als nicht akzeptabel beurteilt wird, darf der Hersteller Daten und Literatur zusammenstellen und bewerten, um zu bestimmen, ob der medizinische Nutzen der Zweckbestimmung das Restrisiko überwiegt. Falls dieser Nachweis den Schluss unterstützt, dass der medizinische Nutzen das Gesamt-Restrisiko überwiegt, kann das Gesamt-Restrisiko als akzeptabel beurteilt werden. Andernfalls bleibt das Gesamt-Restrisiko nicht akzeptabel.

Bei einem als akzeptabel beurteilten Gesamt-Restrisiko muss der Hersteller entscheiden, welche Informationen in die Begleitpapiere aufgenommen werden müssen, um das Gesamt-Restrisiko bekannt zu geben.

ANMERKUNG 2   Eine Anleitung, wie ein Restrisiko oder mehrere Restrisiken bekannt gegeben werden können, findet sich in Anhang J.

Die Ergebnisse der Bewertung des Gesamt-Restrisikos müssen in der Risikomanagementakte aufgezeichnet werden.

Die Einhaltung der Anforderungen wird durch Inspektion in die Risikomanagementakte und die Begleitpapiere überprüft.

8 Risikomanagementbericht

Vor der Freigabe des Medizinprodukts für den kommerziellen Vertrieb muss der Hersteller den Prozess des Risikomanagements überprüfen. Diese Überprüfung muss mindestens sicherstellen, dass

— der Risikomanagementplan geeignet implementiert wurde;

— das Gesamt-Restrisiko akzeptabel ist;

— geeignete Methoden vorhanden sind, um relevante Informationen aus der Herstellung und der Herstellung nachgelagerten Phasen zu erhalten.

18

DIN EN ISO 14971:2013-04
EN ISO 14971:2012 (D)

Die Ergebnisse dieser Überprüfung müssen als Risikomanagementbericht aufgezeichnet und in die Risikomanagementakte aufgenommen werden.

Die Verantwortlichkeit für diese Überprüfung sollte im Risikomanagementplan Personen übertragen werden, die über die entsprechende Befugnis verfügen (siehe 3.4 b)).

Die Einhaltung der Anforderungen wird durch Inspektion in die Risikomanagementakte überprüft.

9 Informationen aus der Herstellung und der Herstellung nachgelagerten Phasen

Der Hersteller muss ein System für das Sammlung und die Überprüfung von Informationen über das Medizinprodukt oder ähnliche Produkte aus der Herstellung und der Herstellung nachgelagerten Phasen einrichten, dokumentieren und aufrechterhalten.

Bei der Festlegung eines Systems für das Sammeln und die Überprüfung von Informationen über das Medizinprodukt sollte der Hersteller unter anderem berücksichtigen:

a) die Mechanismen, mit denen die vom Bediener, vom Anwender oder von dem für die Installation, den Gebrauch und die Wartung des Medizinprodukts Verantwortlichen erzeugten Informationen gesammelt und verarbeitet werden

oder

b) neue oder überarbeitete Normen.

Das System sollte auch öffentlich zugängliche Informationen über ähnliche auf dem Markt befindliche Medizinprodukte sammeln und überprüfen.

Diese Informationen müssen auf eine mögliche Sicherheitsrelevanz bewertet werden, insbesondere hinsichtlich Folgendem:

— ob vorher nicht erkannte Gefährdungen oder Gefährdungssituationen vorliegen; oder

— ob das (die) sich aus einer Gefährdungssituation ergebende(n) eingeschätzte(n) Risiko (Risiken) nicht länger akzeptabel ist (sind).

Falls eine der oben genannten Bedingungen zutrifft:

1) müssen die Auswirkungen auf vorher durchgeführte Tätigkeiten des Risikomanagements bewertet werden und als Eingabe in den Risikomanagement-Prozess zurückfließen, und

2) es ist eine Überprüfung der Risikomanagementakte für das Medizinprodukt durchzuführen. Falls die Möglichkeit besteht, dass das Restrisiko bzw. die Restrisiken oder deren Akzeptanz sich verändert hat (haben), müssen die Auswirkungen auf vorher durchgeführte Maßnahmen der Risikobeherrschung bewertet werden.

Die Ergebnisse dieser Bewertung müssen in der Risikomanagementakte aufgezeichnet werden.

ANMERKUNG 1   Einige Gesichtspunkte der Überwachung in den der Herstellung nachgelagerten Phasen sind Gegenstand bestimmter nationaler Vorschriften. In solchen Fällen könnten zusätzliche Maßnahmen erforderlich werden (z. B. prospektive Bewertungen in den der Herstellung nachgelagerten Phasen).

ANMERKUNG 2   Siehe auch ISO 13485:2003, 8.2 [8].

Die Einhaltung der Anforderungen wird durch Inspektion in die Risikomanagementakte und andere geeignete Dokumente überprüft.

DIN EN ISO 14971:2013-04
EN ISO 14971:2012 (D)

Anhang A
(informativ)

Begründung für Anforderungen

A.1 Allgemeines

Die gemeinsame Arbeitsgruppe 1 von ISO/TC 210 und IEC/SC 62A, Anwendung des Risikomanagements auf Medizinprodukte, entwickelte diese Begründung, um ihre Gedankengänge zur Aufstellung der vielfältigen, in der ersten Ausgabe dieser Internationalen Norm enthaltenen Anforderungen zu dokumentieren. Während der Entwicklung dieser Ausgabe wurde diese Begründung aktualisiert, um normative Veränderungen zu berücksichtigen. Spätere Überarbeiter der Internationalen Norm können diesen Anhang zusammen mit den bei der Anwendung dieser Internationalen Norm gewonnenen Erfahrungen verwenden, um die Norm für Hersteller, Bestimmungen erlassende Behörden und Dienstleister des Gesundheitswesens noch nützlicher zu gestalten.

Eine Norm zur Anwendung des Risikomanagements auf Medizinprodukte wurde vor allem notwendig, weil die Aufsichtsbehörden in zunehmendem Maße erkannten, dass der Hersteller bei Medizinprodukten das Risikomanagement anwenden sollte. Bisher existierte keine Norm zum Risikomanagement für Medizinprodukte, und diese Internationale Norm wurde erarbeitet, um diese Lücke zu schließen. Die Arbeitsgruppe 4 des ISO/TC 210 wurde gebildet, um die neue Internationale Norm zu entwickeln. Fast gleichzeitig planten die am Entwurf der dritten Ausgabe von IEC 60601-1 [23] Beteiligten, das Risikomanagement in die zu diesem Zeitpunkt in der Entwicklung stehende Norm aufzunehmen. Sie befanden es für erforderlich, das Risikomanagement getrennt zu behandeln, und bildeten die Arbeitsgruppe 15 innerhalb des IEC/SC 62A. Mit der Feststellung, dass sich die Bemühungen dieser beiden Arbeitsgruppen überschnitten, bildeten IEC und ISO die Gemeinsame Arbeitsgruppe 1 (JWG 1) zum Risikomanagement, in der die Mitarbeiter beider Arbeitsgruppen zusammengefasst wurden. Diese Zusammenarbeit führte zur Veröffentlichung von ISO 14971 mit den Logos sowohl von ISO wie auch von IEC. ISO und IEC erkennen gegenseitig die Normen mit einem Einzellogo als die Internationalen Normen an, die ihre jeweiligen Themen behandeln. Das Doppellogo bedeutet, dass die Norm gemeinsam durch beide Organisationen, die Mitgliedskörperschaften der ISO und die Nationalen Komitees der IEC, erarbeitet wurde.

Als Diskussionen über die Internationale Norm zum Risikomanagement begannen, mussten entscheidende Charakteristika des Risikomanagements behandelt werden wie der Prozess der Risikobewertung, wie auch die Abwägung von Risiken und Nutzen bei Medizinprodukten. Hersteller, Aufsichtsbehörden und die Dienstleister des Gesundheitswesens hatten erkannt, dass eine „absolute Sicherheit" für Medizinprodukte nicht erreicht werden konnte. Hinzu kommt, dass die aus der steigenden Vielzahl von Medizinprodukten und ihren Anwendungen resultierenden Risiken durch Normen zur Produktsicherheit nicht vollständig erfasst werden können. Die Anerkennung dieser Fakten und das sich daraus ergebende Erfordernis, die sich durch Medizinprodukte während ihres gesamten Lebenszyklus ergebenden Risiken zu behandeln, führten zur Entscheidung, ISO 14971 zu erarbeiten.

Der ursprüngliche Plan war, die Norm in verschiedenen Teilen abzufassen, die sich jeweils mit einem besonderen Aspekt des Risikomanagements befassen sollten. ISO 14971-1, die sich mit der Risikoanalyse befassen sollte, war als der erste Teil einer das gesamte Risikomanagement abdeckenden Norm gedacht. Später wurde entschieden, dass es besser sei, ein einziges Dokument zu erarbeiten, das sämtliche Aspekte des Risikomanagements erfassen würde. Der Hauptgrund hierfür war, dass das Risikomanagement offensichtlich von mehreren Aufsichtsbehörden weltweit als verbindlich vorgeschrieben werden würde. Es war deshalb nicht weiter nützlich oder erforderlich, eine gesonderte Norm über die Risikoanalyse zur Verfügung zu haben. Auch die Erarbeitung einer einzigen Norm über das Risikomanagement anstelle mehrerer Teile würde den Zusammenhang zwischen den mehrfachen Gesichtspunkten des Risikomanagements viel besser aufzeigen.

DIN EN ISO 14971:2013-04
EN ISO 14971:2012 (D)

Diese Ausgabe von ISO 14971 wurde entwickelt, um das Erfordernis einer zusätzlichen Anleitung für ihre Anwendung zu behandeln. Am normativen Teil erfolgten nur geringe Veränderungen, wie der Zusatz der Anforderung, die Überwachung in den der Herstellung nachgelagerten Phasen zu planen, und die Herausnahme der Anforderung der Rückverfolgbarkeit aus dem Risikomanagementbericht. Eine neue Anleitung zum Zusammenhang zwischen Gefährdungen und Gefährdungssituationen wurde entwickelt und in Anhang E (früher Anhang D) aufgenommen. Jede Verwendung dieser Begriffe in dieser Internationalen Norm wurde überprüft, um die Übereinstimmung mit dieser Anleitung sicherzustellen.

Der folgende Text enthält weitere Informationen zu den Abschnitten und Unterabschnitten in ISO 14971.

A.2 Begründung für Anforderungen in bestimmten Abschnitten und Unterabschnitten

A.2.1 Anwendungsbereich

Wie in der Einleitung zu dieser Internationalen Norm erläutert, ist eine Norm zum Risikomanagement erforderlich, die auf Gestaltung und Herstellung sämtlicher Medizinprodukte anzuwenden ist. Medizinprodukte für die In-vitro-Diagnostik werden im Anwendungsbereich spezifisch erwähnt, um jedes Missverständnis zu verhindern, dass sie aufgrund unterschiedlicher Bestimmungen aus dieser Internationalen Norm ausgeschlossen werden könnten.

Risiken können während des gesamten Lebenszyklus eines Produkts auftreten, und Risiken, die an einem bestimmten Punkt des Lebenszyklus offensichtlich werden, können durch eine Maßnahme zu einem ganz anderen Zeitpunkt während des Lebenszyklus behandelt werden. Aus diesem Grunde muss die Norm für den gesamten Lebenszyklus gelten. Das bedeutet, dass die Norm Anweisungen für die Hersteller enthält, die Prinzipien des Risikomanagements auf ein Medizinprodukt von dessen anfänglicher Konzipierung bis zur letztendlichen Außerbetriebstellung und Entsorgung anzuwenden.

Der Anwendungsbereich dieser Internationalen Norm schließt Entscheidungen über die Anwendung eines Medizinprodukts nicht ein. Die Entscheidung, ein Medizinprodukt im Zusammenhang eines bestimmten klinischen Verfahrens anzuwenden, macht es erforderlich, die Restrisiken gegen den zu erwartenden Nutzen des Verfahrens oder der Risiken und den zu erwartenden Nutzen alternativer Verfahren abzuwägen. Bei derartigen Beurteilungen sollten die Zweckbestimmung, die Leistung und die mit dem Medizinprodukt verbundenen Risiken wie auch die mit dem klinischen Verfahren oder den Anwendungsbedingungen verbundenen Risiken und Nutzwirkungen berücksichtigt werden. Einige dieser Beurteilungen können nur von einem qualifizierten medizinischen Praktiker vorgenommen werden, der den Gesundheitszustand des einzelnen Patienten und die eigene Meinung des Patienten kennt.

Obgleich es erhebliche Diskussionen darüber gegeben hat, bis zu welchem Wert ein Risiko noch als vertretbar gilt, legt diese Internationale Norm keine Werte für die Akzeptanz fest. Die Festlegung eines allgemein gültigen Wertes für die Akzeptanz eines Risikos könnte nicht angemessen sein. Grundlage dieser Entscheidung ist die Annahme, dass

— die große Vielzahl der von dieser Internationalen Norm betroffenen Medizinprodukte und Situationen einen allgemein gültigen Wert bedeutungslos machen würde,

— die örtlichen Gesetze, Gewohnheiten, Werte und die Wahrnehmung des Risikos innerhalb einer bestimmten Kultur oder Region der Welt angemessener für die Festlegung der Akzeptanz eines bestimmten Risikos sind.

Da nicht alle Länder von den Herstellern von Medizinprodukten ein Qualitätsmanagementsystem fordern, wird auch in dieser Internationalen Norm kein Qualitätsmanagementsystem gefordert. Jedoch ist ein Qualitätsmanagementsystem für den ordnungsgemäßen Umgang mit Risiken außerordentlich hilfreich. Aus diesem Grunde und weil die meisten Hersteller von Medizinprodukten ein Qualitätsmanagementsystem anwenden, ist diese Internationale Norm so aufgebaut, dass sie ohne weiteres in das von ihnen verwendete Qualitätsmanagementsystem integriert werden kann.

DIN EN ISO 14971:2013-04
EN ISO 14971:2012 (D)

A.2.2 Begriffe

Um das Erfinden einer übermäßigen Anzahl neuer und möglicherweise ungebräuchlicher Begriffe zu vermeiden, beruht diese Internationale Norm absichtlich auf den vielfältigen sowohl in Normen wie in der Literatur zu findenden Informationen zum Risikomanagement. Wo immer es möglich war, sind bereits bestehende Definitionen verwendet worden. Die primären Quellen für die Definitionen sind:

— ISO/IEC Guide 51:1999, *Safety aspects — Guidelines for the inclusion in standards*

— ISO 9000:2005, *Quality management systems — Fundamentals and vocabulary*

— ISO 13485:2003, *Medical devices — Quality management systems — Requirements for regulatory purposes*

Einige dieser Definitionen haben in dieser Internationalen Norm eine leicht unterschiedliche Bedeutung. Zum Beispiel beabsichtigte die JWG 1, in den Begriff „Schaden" (2.2) eine übertriebene psychologische Belastung oder nicht gewünschte Schwangerschaft als Teil von „Schädigung der menschlichen Gesundheit" aufzunehmen. Es war bekannt, dass das Risikomanagement entweder explizit oder implizit von vielen Ländern und Regionen der Welt als verbindlich vorgeschrieben werden würde. Es wurde deshalb versucht, Definitionen zu verwenden, die im Sinne gesetzlicher Vorschriften möglichst allgemein annehmbar sein würden. Zum Beispiel stimmt der Begriff „Hersteller" (2.8.), obgleich seine Grundlage in der EU die Medizinprodukterichtlinie ist, mit der in den Vereinigten Staaten verwendeten Definition überein. Der Begriff „Medizinprodukt" (2.9) wurde ISO 13485 [8] entnommen, die von der Arbeitsgruppe für Globale Harmonisierung (GHTF) entwickelte Definition übernahm. Siehe Literaturhinweis [38].

Die Definition des Begriffs „Zweckbestimmung" (2.5) kombiniert die Definitionen der „Zweckbestimmung" (intended use), wie sie in den Vereinigten Staaten verwendet wird, und der „Zweckbestimmung" (intended purpose), was der Begriff in der Europäischen Union ist. Diese Begriffe sind im Wesentlichen gleich definiert. Es war beabsichtigt, dass der Hersteller bei der Berücksichtigung der Zweckbestimmung eines Medizinprodukts auch die vorgesehenen Anwender des Produkts berücksichtigt.

Grundlage von sieben anderen Begriffen in ISO 14971 sind nicht Definitionen in anderen Normen. Das sind „Lebenszyklus" (2.7), „der Herstellung nachgelagerte Phasen" (2.11), „Risikobeherrschung" (2.19), „Risikobewertung" (2.21), „Risikoabschätzung" (2.20), „Risikomanagement" (2.22) und „Risikomanagementakte" (2.23). Die Definition des „Lebenszyklus" war erforderlich, um klarzumachen, dass der in dieser Internationalen Norm verwendete Begriff alle Gesichtspunkte des Vorhandenseins eines Medizinprodukts erfasst. Eine Definition der „der Herstellung nachgelagerten Phasen" wurde hinzugefügt, um zu betonen, dass der gesamte Lebenszyklus des Medizinprodukts für das Risikomanagement wichtig ist. Die Definition für die „Risikobeherrschung" wurde angegeben, um der im ISO/IEC Guide 51 [2] wiedergegebenen Definition von „Risikoanalyse" zu entsprechen. In der ersten Ausgabe wurde bei der Definition der Risikobewertung der Begriff „aktuelle in der Gesellschaft herrschende Werte" verwendet. In dieser Ausgabe wurde diese Bezugnahme aus zwei Gründen beseitigt: zum einen, damit die Definition keine Anforderung enthalten sollte, und zum anderen, weil „aktuelle in der Gesellschaft herrschende Werte" ein ungenauer Begriff ist. Die Entfernung des Begriffs aus der Definition wird durch die Tatsache ausgeglichen, dass der Begriff bereits in der Einleitung verwendet wird und dass zusätzliche normative Anforderungen für die Politik des Risikomanagements und eine Anleitung zur Akzeptanz von Risiken gegeben werden. Die Definition für das „Risikomanagement" betont die Anwendung eines systematischen Ansatzes und die Notwendigkeit, dass die Leitung den Überblick behält. Der Begriff der „Risikomanagementakte" wurde erstmals in IEC 60601-1-4 [24] verwendet, die Definition wurde jedoch verändert, da sich die in IEC 60601-1-4 enthaltene Definition auf Qualitätsaufzeichnungen bezieht, die für die Übereinstimmung mit ISO 14971 nicht erforderlich sind.

Die Definition der „obersten Leitung" (2.26) verwendet die Definition aus ISO 9000:2005 [4]. Sie bezieht sich auf die Person oder Personengruppe auf der höchsten Ebene in einer Organisation.

22

DIN EN ISO 14971:2013-04
EN ISO 14971:2012 (D)

A.2.3 Allgemeine Anforderungen an das Risikomanagement

A.2.3.1 Prozess des Risikomanagements

Dieser Unterabschnitt 3.1 fordert vom Hersteller, als Teil des Designs eines Medizinprodukts einen Risikomanagement-Prozess festzulegen. Dies wird gefordert, damit der Hersteller systematisch sicherstellen kann, dass der Prozess die geforderten Elemente aufweist. Risikoanalyse, Risikobewertung und Risikobeherrschung gelten allgemein als die wesentlichen Teile des Risikomanagements. Zusätzlich zu diesen Elementen betont diese Internationale Norm, dass der Risikomanagement-Prozess nicht mit dem Design und der Herstellung eines Medizinprodukts (einschließlich im gegebenen Fall von Sterilisation, Verpackung, Kennzeichnung, Lagerung, Handhabung/Transport und Vertrieb) endet, sondern sich in den der Herstellung nachgelagerten Phasen fortsetzt. Aus diesem Grunde wurde das Sammeln von Informationen aus den der Herstellung nachgelagerten Phasen als geforderter Teil des Risikomanagement-Prozesses festgelegt. Weiterhin wurde angenommen, dass bei Anwendung eines Qualitätsmanagementsystems durch einen Hersteller der Prozess des Risikomanagements vollständig in dieses Qualitätsmanagementsystem integriert sein sollte.

Obgleich die Maßnahmen des Risikomanagements in hohem Maße spezifisch für das zu bewertende Medizinprodukt sind, gibt es einige grundlegende Elemente, die im Risikomanagement-Prozess enthalten sein müssen. Dieser Abschnitt trägt dem Rechnung. Dieser Abschnitt erkennt auch an, dass es bestimmte Unterschiede der Ansätze örtlich geltender gesetzlicher Vorschriften für die Anwendung des Risikomanagements auf Medizinprodukte geben kann.

Die Unterabschnitte 3.2 und 3.3 stehen einigen Anforderungen von Normen über Qualitätsmanagementsysteme sehr nahe. In einigen Ländern wird immer ein Qualitätsmanagementsystem gefordert, wenn ein Produkt in Verkehr gebracht werden soll (außer wenn für das Produkt eine spezifische Ausnahme besteht). In anderen Ländern können Hersteller wählen, ob sie ein Qualitätsmanagementsystem anwenden. Die Anforderungen nach 3.2 und 3.3 werden jedoch immer für einen wirkungsvollen Prozess des Risikomanagements benötigt werden, unabhängig davon, ob der Hersteller alle anderen Elemente eines Qualitätsmanagementsystems anwendet.

A.2.3.2 Verantwortlichkeiten der Leitung

Die Beteiligung der obersten Leitung ist von entscheidender Bedeutung für die Wirksamkeit eines Risikomanagement-Prozesses. Die betreffenden Personen sollten die Verantwortung für die Gesamtleitung des Risikomanagement-Prozesses übernehmen. Um diese Rolle zu betonen, wurde dieser Unterabschnitt aufgenommen. Im Besonderen wurde folgender Schluss gezogen:

a) im Falle eines Mangels an entsprechenden Ressourcen würden die Maßnahmen des Risikomanagements an Wirksamkeit verlieren; dies gilt selbst dann, wenn die anderen Anforderungen dieser Internationalen Norm buchstabengetreu erfüllt werden;

b) das Risikomanagement ist eine hochgradig spezialisierte Disziplin und erfordert die Einbeziehung von Personen, die in den Techniken des Risikomanagements ausgebildet sind (siehe A.2.3.3);

c) weil diese Internationale Norm keine Werte für die Annehmbarkeit von Risiken festlegt, ist die oberste Leitung aufgefordert, eine Politik zu erarbeiten, wie vertretbare Risiken bestimmt werden;

d) das Risikomanagement ist ein sich entwickelnder Prozess und regelmäßige Überprüfungen der Maßnahmen des Risikomanagements sind erforderlich, um festzustellen, ob diese ordnungsgemäß durchgeführt werden, um eventuelle Schwachstellen auszumerzen, Verbesserungen umzusetzen und um Anpassungen an Veränderungen vorzunehmen.

DIN EN ISO 14971:2013-04
EN ISO 14971:2012 (D)

A.2.3.3 Qualifikation des Personals

Es ist von größter Bedeutung, Personal mit der erforderlichen Sachkunde für die Durchführung von Aufgaben des Risikomanagements zu gewinnen. Der Risikomanagement-Prozess erfordert Personen mit Sachkunde auf Gebieten wie:

— wie das Medizinprodukt aufgebaut ist;

— wie das Medizinprodukt funktioniert;

— wie das Medizinprodukt hergestellt wird;

— wie das Medizinprodukt gegenwärtig verwendet wird;

— wie der Risikomanagement-Prozess anzuwenden ist.

Im Allgemeinen sind hierfür mehrere Vertreter unterschiedlicher Funktionsgebiete oder Disziplinen erforderlich, die jeder ihr jeweiliges Spezialwissen einbringen. Der gegenseitige Ausgleich und der Zusammenhang zwischen Personen, die Aufgaben des Risikomanagements durchführen, sollten berücksichtigt werden.

Um objektive Nachweise zu erbringen, sind Aufzeichnungen der entsprechenden Qualifikationen erforderlich. Um Doppelaufzeichnungen zu vermeiden und aus Gründen der Vertraulichkeit und des Datenschutzes fordert diese Internationale Norm nicht, diese Aufzeichnungen in der Risikomanagementakte abzulegen.

A.2.3.4 Risikomanagementplan

Ein Risikomanagementplan ist erforderlich, weil:

a) ein organisierter Ansatz für ein gutes Risikomanagement unerlässlich ist;

b) der Plan gewissermaßen eine Landkarte für das Risikomanagement liefert;

c) der Plan die Objektivität unterstützt und zu vermeiden hilft, dass wesentliche Elemente vergessen werden.

Die Elemente a) bis f) (3.4) sind aus folgenden Gründen erforderlich:

— es gibt zwei unterschiedliche Elemente im Anwendungsbereich des Plans. Das eine bezeichnet das betreffende Medizinprodukt; das andere bezeichnet die Phase des von jedem Element dieses Plans erfassten Lebenszyklus. Durch die Festlegung des Anwendungsbereichs legt der Hersteller die Grundlinie fest, auf der sich alle Tätigkeiten des Risikomanagements aufbauen;

— die Zuordnung von Verantwortlichkeiten und Befugnissen ist erforderlich, um sicherzustellen, dass in keinem Fall versäumt wird, alle Verantwortlichkeiten wahrzunehmen;

— die Überprüfung von Tätigkeiten wie der des Risikomanagements wird als eine allgemein anerkannte Verantwortlichkeit der Leitung aufgenommen;

— die Kriterien für die Akzeptanz von Risiken sind für das Risikomanagement von grundlegender Bedeutung, deshalb sollte vor Beginn der Risikoanalyse über sie entschieden werden. Dies ist von Nutzen, um den Prozess nach Abschnitt 5 zu objektivieren;

— die Verifizierung ist eine wesentliche Maßnahme und nach 6.3 gefordert. Die Planung dieser Maßnahme hilft sicherzustellen, dass die unbedingt erforderlichen Ressourcen dann zur Verfügung stehen, wenn sie gebraucht werden. Wird die Verifizierung nicht geplant, könnten wesentliche Teile der Verifizierung vernachlässigt werden;

— es müssen für das Produkt spezifische Verfahren zur Gewinnung von Informationen aus der Herstellung und den dieser nachgelagerten Phasen festgelegt werden, so dass ein formeller und geeigneter Weg zur Verfügung steht, um Informationen aus der Herstellung und den dieser nachgelagerten Phasen in den Risikomanagement-Prozess zurückfließen zu lassen.

Die Anforderung, Aufzeichnungen der Änderungen aufzubewahren, soll die Auditierung und die Überprüfung des Risikomanagement-Prozesses für ein bestimmtes Medizinprodukt erleichtern.

A.2.3.5 Risikomanagementakte

Diese Internationale Norm verwendet diesen Begriff, um einen Ort zu bezeichnen, an dem der Hersteller die Aufbewahrungsorte aller für das Risikomanagement geltenden Aufzeichnungen und sonstigen Dokumente lokalisieren oder finden kann. Dies erleichtert den Prozess des Risikomanagements und ermöglicht eine effizientere Auditierung nach dieser Internationalen Norm. Die Rückverfolgbarkeit ist für den Nachweis erforderlich, dass der Risikomanagement-Prozess auf jede festgestellte Gefährdung angewendet wurde.

Die Vollständigkeit ist beim Risikomanagement sehr wichtig. Eine unvollständige Aufgabenstellung kann bedeuten, dass eine festgestellte Gefährdung nicht beherrscht wird, und irgendein Schaden kann die Folge sein. Das Problem kann durch eine Unvollkommenheit auf jeder Stufe des Risikomanagements entstehen, z. B. durch nicht festgestellte Gefährdungen, nicht beurteilte Risiken, nicht richtig festgelegte Maßnahmen der Risikobeherrschung, nicht durchgesetzte Maßnahmen der Risikobeherrschung oder Maßnahmen der Risikobeherrschung, die sich als unwirksam erweisen. Die Rückverfolgbarkeit ist erforderlich, um die Vollständigkeit des Risikomanagement-Prozesses nachzuweisen.

A.2.4 Risikoanalyse

A.2.4.1 Verfahren der Risikoanalyse

Der zweite Absatz beschreibt, wie vorzugehen ist, falls eine Risikoanalyse für ein ähnliches Medizinprodukt vorliegt, um die Anwender dieser Internationalen Norm zu informieren, dass bei bereits vorliegenden adäquaten Daten diese zwecks Ersparnis von Zeit, Arbeitsaufwand und sonstigen Ressourcen angewendet werden können und sollten. Die Anwender dieser Internationalen Norm müssen jedoch sorgsam darauf achten, dass eine systematische Beurteilung der früheren Arbeiten auf Anwendbarkeit für die betreffende aktuelle Risikoanalyse vorgenommen wird.

Es ist zu beachten, dass die nach a), b) und c) geforderten Einzelheiten den Mindest-Grunddatensatz für die Sicherstellung der Rückverfolgbarkeit darstellen und dass sie für Überprüfungen durch die Leitung und nachfolgende Audits von Bedeutung sind. Die Anforderung nach c) hilft außerdem klarzustellen, was in den Anwendungsbereich der Analyse fällt, und die Vollständigkeit zu verifizieren.

A.2.4.2 Zweckbestimmung Gebrauch und Identifizierung von Merkmalen, die sich auf die Sicherheit des Medizinprodukts beziehen

Dieser Schritt zwingt den Hersteller dazu, über sämtliche Merkmale nachzudenken, die die Sicherheit des Medizinproduktes beeinträchtigen könnten. Der Hersteller sollte auch den/die vorgesehenen Anwender des Medizinprodukts berücksichtigen, z. B. ob ein Laie oder eine ausgebildete Fachkraft des Gesundheitswesens das Medizinprodukt anwenden wird. Bei dieser Analyse sollte berücksichtigt werden, dass Medizinprodukte auch in anderen Situationen angewendet werden können als denen, die vom Hersteller vorgesehen sind, und in anderen Situationen als den bei der ersten Überlegung über ein Medizinprodukt voraus gesehenen. Medizinprodukte werden häufig in anderen Situationen angewendet als den vom Hersteller vorgesehenen und in anderen Situationen als denen, die bei der ersten Überlegung über ein Medizinprodukt vorausgesehenen. Es ist wichtig, dass der Hersteller versucht, in die Zukunft zu schauen, um die Gefährdungen zu erkennen, die sich aufgrund aller möglichen Anwendungen ihres Medizinprodukts ergeben können.

Anhang C soll bei der Beschreibung der Merkmale des Medizinproduktes und der Umgebungen, in denen es eingesetzt wird, helfen. Es kann nur mit großem Nachdruck betont werden, dass diese Auflistung nicht erschöpfend ist. Jeder Hersteller sollte kreativ sein, um die sich auf die Sicherheit des untersuchten Medizinproduktes beziehenden Merkmale zu bestimmen. Die in Anhang C gegebene Auflistung wurde ursprünglich ISO 14971-1 entnommen, wobei einige Ergänzungen hinzugefügt wurden, die sich aus den Kommentaren zu den Entwürfen der Norm ergaben. Die Auflistung sollte als Anregung dienen, darüber nachzudenken, „was alles schief gehen kann". Anhang H zu In-vitro-Diagnostika wurde durch das ISO/TC 212, *Clinical laboratory testing and in vitro diagnostic test systems*, für die Verwendung in dieser Internationalen Norm erarbeitet. Anhang I zu toxikologischen Gefährdungen wurde mit nur geringfügigen Änderungen aus ISO 14971-1, Anhang B entnommen.

DIN EN ISO 14971:2013-04
EN ISO 14971:2012 (D)

A.2.4.3 Identifizierung von Gefährdungen

Dieser Schritt erfordert vom Hersteller ein systematisches Vorgehen bei der Identifizierung möglicher Gefährdungen bei üblichen als auch Fehlerbedingungen. Grundlage der Identifizierung sollten die in 4.2 festgestellten sicherheitsbezogenen Merkmale sein.

A.2.4.4 Abschätzung des Risikos bzw. der Risiken für jede Gefährdungssituation

Ein Risiko kann nur beurteilt und beherrscht werden, wenn eine Gefährdungssituation festgestellt worden ist. Die Dokumentation der begründet voraussehbaren Abfolgen von Ereignissen, die eine Gefährdung in eine Gefährdungssituation umwandeln können, ermöglicht, dass dies systematisch erfolgen kann.

Anhang E wurde aufgenommen, um den Herstellern zu helfen, Gefährdungen und Gefährdungssituationen festzustellen, indem eine Aufstellung typischer Gefährdungen erfolgt und Beispiele zur Darstellung der Beziehungen zwischen Gefährdungen, voraussehbaren Abfolgen von Ereignissen, Gefährdungssituationen und damit verbundenen möglichen Schäden gegeben werden. Dies ist besonders wichtig, wenn eine Abfolge von Ereignissen vorliegt, die zu einer Gefährdungssituation und vielleicht am Ende zu einem Schaden führen kann. Der Hersteller sollte diese Abfolgen von Ereignissen erkennen und feststellen, um das Risiko richtig anzugehen (siehe Bild E.1).

Die in Anhang E gegebene Aufstellung ist nicht erschöpfend und nicht als Prüfliste vorgesehen, sondern eher zur Anregung des schöpferischen Denkens.

Dies ist der letzte Schritt der Risikoanalyse. Die Schwierigkeit dieses Schritts besteht darin, dass die Einschätzung der Risiken sowohl für jede zu untersuchende Gefährdungssituation als auch für jedes Medizinprodukt unterschiedlich ausfällt. Deshalb wurde dieser Unterabschnitt allgemein gehalten. Da Gefährdungen sowohl bei normaler Funktion des Medizinproduktes auftreten können als auch dann, wenn eine Fehlfunktion des Medizinproduktes vorliegt, sollten beide Situationen gründlich betrachtet werden. In der Praxis sollten die beiden Risikokomponenten, Wahrscheinlichkeit und Auswirkungen, getrennt analysiert werden. Wenn ein Hersteller die Schweregrade oder die Wahrscheinlichkeit des Auftretens auf systematische Art und Weise kategorisiert, sollte das Kategorisierungsschema definiert und in der Risikomanagementakte aufgezeichnet werden. Dies ermöglicht dem Hersteller, gleichwertige Risiken übereinstimmend zu behandeln, und dient als Nachweis, dass der Hersteller dies getan hat.

Einige Gefährdungssituationen treten wegen systematischer Fehler oder Abfolgen von Ereignissen auf. Es herrscht keine Übereinstimmung darüber, wie die Wahrscheinlichkeit eines systematischen Fehlers berechnet wird. Wo die Wahrscheinlichkeit eines Schadens nicht berechnet werden kann, müssen die Gefährdungen dennoch behandelt werden und die gesonderte Auflistung solcher Gefährdungen ermöglicht es dem Hersteller, sich auf die Verringerung der Risiken durch diese Gefährdungen zu konzentrieren.

Oft stehen brauchbare quantitative Daten nicht ohne weiteres zur Verfügung. Es wurde daher der Eindruck vermieden, dass eine Abschätzung der Risiken nur auf quantitative Art und Weise erfolgen sollte.

Anhang D wurde als hilfreiche Anleitung für die Risikoanalyse zur Verfügung gestellt. Die Angaben stammen aus mehreren Quellen einschließlich IEC 60300-3-9 [21]. Diese Internationale Norm erkannte die Nützlichkeit von IEC 60300-3-9 [21] an und erweiterte sie so, dass sie auf alle Medizinprodukte und alle Phasen des Prozesses des Risikomanagements anwendbar ist. Obgleich in Anhang D Risiko-Diagramme und Risikomatrizen ausgedehnt als Beispiele verwendet werden, fordert diese Internationale Norm nicht deren Verwendung.

A.2.5 Risikobewertung

Es müssen Entscheidungen über die Akzeptanz eines Risikos getroffen werden. Hersteller können die kürzlich eingeschätzten Risiken behandeln und sie unter Anwendung der im Risikomanagementplan festgelegten Kriterien für die Akzeptanz von Risiken bewerten. Sie können die Risiken einer Übersichtsprüfung unterziehen, um zu bestimmen, welches davon gemindert werden muss. Abschnitt 5 wurde sorgfältig abgefasst, um es dem Anwender dieser Internationalen Norm zu ermöglichen, unnötigen Arbeitsaufwand zu vermeiden.

DIN EN ISO 14971:2013-04
EN ISO 14971:2012 (D)

A.2.6 Risikobeherrschung

A.2.6.1 Risikominderung

Es ist beabsichtigt, dass die Schritte 6.2 bis 6.7 eine logische Abfolge von Stufen darstellen. Dieser systematische Ansatz ist wichtig, da er sicherstellt, dass die relevanten Angaben dann zur Verfügung stehen, wenn sie erforderlich sind.

A.2.6.2 Analyse der Optionen für die Risikobeherrschung

Oft gibt es mehr als einen Weg, um ein Risiko zu verringern. Es gibt drei aufgeführte Mechanismen:

a) direkte Sicherheit durch das Design;

b) Schutzmaßnahmen im Medizinprodukt selbst oder im Herstellungsprozess;

c) Informationen zur Sicherheit.

Dies sind alles Standardmaßnahmen zur Risikominderung und aus dem ISO/IEC Guide 51 [2] abgeleitet. Die aufgeführte Ordnung der Vorrangigkeit ist wichtig. Dieses Prinzip ist an mehreren Stellen zu finden, einschließlich IEC/TR 60513 [22] und örtlichen oder regionalen Bestimmungen (z. B. der Europäischen Richtlinie über Medizinprodukte [34]). Falls praktisch durchführbar, sollte das Medizinprodukt so gestaltet sein, dass es von sich aus sicher ist. Falls dies nicht praktisch durchführbar ist, sind Schutzmaßnahmen wie Barrieren oder Alarme geeignet. Die als schlechteste Variante geltende Schutzmaßnahme ist ein schriftlicher Warnhinweis oder die Angabe einer Gegenanzeige.

Es ist anerkannt, dass ein mögliches Ergebnis der Analyse der Optionen der Risikobeherrschung sein könnte, dass es keine praktisch durchführbare Möglichkeit gibt, das Risiko auf einen vertretbaren Wert zu mindern, der den zuvor festgelegten Kriterien für die Akzeptanz entspricht. So könnte es z. B. unmöglich sein, ein Medizinprodukt zur Lebenserhaltung mit einem solchen vertretbaren Restrisiko zu konstruieren. In diesem Falle kann eine Risiko-Nutzen-Analyse, wie sie in 6.5 beschrieben ist, durchgeführt werden, um festzustellen, ob der Nutzen des Medizinprodukts für den Patienten das Restrisiko überwiegt. Diese Option wurde an dieser Stelle in die Norm aufgenommen, um sicherzustellen, dass zunächst alle Anstrengungen unternommen wurden, die Risiken auf die zuvor festgelegten Werte der Akzeptanz zu mindern.

A.2.6.3 Umsetzung von Maßnahmen zur Risikobeherrschung

Es wurden zwei verschiedene Verifizierungen aufgenommen. Die erste Verifizierung ist erforderlich, um sicherzustellen, dass die Maßnahme zur Risikobeherrschung in der endgültigen Produktgestaltung umgesetzt wurde. Die zweite Verifizierung ist erforderlich, um sicherzustellen, dass die umgesetzte Maßnahme tatsächlich das Risiko verringert. In einigen Fällen kann eine Validierungsstudie angewendet werden, um die Wirksamkeit der Risikobeherrschungsmaßnahme zu verifizieren.

A.2.6.4 Bewertung des Restrisikos

An dieser Stelle wurde eine Überprüfung aufgenommen, um festzustellen, ob die getroffenen Maßnahmen das Risiko vertretbar gemacht haben. Ist das Risiko nicht geringer als durch die im Risikomanagementplan festgelegten Kriterien vorgegeben, so werden die Hersteller angewiesen, zusätzliche Risikobeherrschungsmaßnahmen zu bewerten. Dieser iterative Prozess sollte fortgesetzt werden, bis das Risiko so weit gemindert wurde, dass die im Risikomanagementplan für die Akzeptanz festgelegten Werte eingehalten werden.

Dem Anwender sollten die relevanten Informationen zu Restrisiken zur Verfügung gestellt werden, so dass er in der Lage ist, seine Entscheidungen in Kenntnis der Sachlage zu treffen. Es liegt jedoch im Ermessen des Herstellers, welche und wie viele Angaben zu Restrisiken zur Verfügung gestellt werden sollten. Diese Anforderung entspricht dem in vielen Ländern und Regionen gewählten Ansatz.

DIN EN ISO 14971:2013-04
EN ISO 14971:2012 (D)

A.2.6.5 Risiko-Nutzen-Analyse

Es gibt einige Fälle, in denen das mit einem Medizinprodukt verbundene Risiko über den Herstellerkriterien für ein vertretbares Risiko liegt. Dieser Unterabschnitt ermöglicht es dem Hersteller, ein mit hohem Risiko behaftetes Medizinprodukt zu liefern, für das er aber eine sorgfältige Bewertung vorgenommen hat und für das er nachweisen kann, dass der Nutzen des Medizinproduktes das Risiko überwiegt. Es ist wichtig für die Anwender, dass sie über wesentliche Restrisiken und den sich durch das Produkt ergebenden Nutzen informiert sind, so dass Entscheidungen in Kenntnis der Sachlage getroffen werden können. Siehe Anhang J.

A.2.6.6 Durch Risikobeherrschungsmaßnahmen entstehende Risiken

Dieser Unterabschnitt erkennt an, dass Maßnahmen zur Risikobeherrschung allein oder in Kombination miteinander eine neue und manchmal ganz anders geartete Gefährdung hervorrufen könnten und dass zur Minderung eines Risikos eingeleitete Maßnahmen ein anderes Risiko vergrößern könnten.

A.2.6.7 Vollständigkeit der Risikobeherrschung

In diesem Stadium sollte das Risiko aller Gefährdungen bewertet worden sein. Diese Überprüfung wurde aufgenommen, um sicherzustellen, dass keine Gefährdungen aufgrund der Kompliziertheit einer komplexen Risikoanalyse ausgelassen wurden.

A.2.7 Bewertung der Akzeptanz des Gesamt-Restrisikos

Während des in den Abschnitten 4 bis 6 festgelegten Prozesses stellen die Hersteller Gefährdungen fest, bewerten die Risiken und setzen Maßnahmen zur Risikobeherrschung nacheinander in ihrem Design um. Dies ist der Punkt, an dem der Hersteller einen Schritt zurückgehen, die kombinierten Auswirkungen aller einzelnen Restrisiken berücksichtigen und entscheiden muss, ob mit dem betreffenden Medizinprodukt fortzufahren ist oder nicht. Es ist möglich, dass das Gesamt-Restrisiko die Herstellerkriterien für die Akzeptanz des Risikos überschreitet, obgleich die einzelnen Restrisiken dies nicht tun. Dies gilt besonders im Falle komplexer Systeme und von Medizinprodukten mit einer großen Anzahl von Risiken. Selbst dann, wenn das Gesamt-Restrisiko die Kriterien des Risikomanagementplans überschreitet, hat der Hersteller eine Möglichkeit, eine Gesamtrisiko-Nutzen-Bewertung vorzunehmen, um festzustellen, ob ein Medizinprodukt, das mit einem hohen Risiko behaftet, aber von großem Nutzen ist, auf den Markt gebracht werden sollte. Es ist wichtig für die Anwender, dass sie über wesentliche Gesamt-Restrisiken informiert sind. Auf diese Weise sind die Hersteller angewiesen, in die Begleitpapiere angemessene Informationen aufzunehmen.

A.2.8 Risikomanagementbericht

Der Risikomanagementbericht ist ein sehr wichtiger Teil der Risikomanagementakte. Er ist dazu vorgesehen, eine Zusammenfassung der Überprüfung der endgültigen Ergebnisse des Risikomanagement-Prozesses darzustellen. Der Bericht dient als das Dokument der höchsten Ebene, das den Nachweis für die Sicherstellung durch den Hersteller liefert, dass der Risikomanagementplan zufrieden stellend erfüllt wurde und dass die Ergebnisse bestätigen, dass das geforderte Ziel erreicht wurde. Die erste Ausgabe forderte, dass die Rückverfolgbarkeit Teil des Risikomanagementberichts ist. Diese Anforderung wurde gestrichen, weil bei komplexen Produkten und Analysen die Rückverfolgbarkeit den Risikomanagementbericht viel umfangreicher macht, als es ursprünglich von der Gemeinsamen Arbeitsgruppe 1 beabsichtigt war. Die Rückverfolgbarkeit muss ein Teil der Risikomanagementakte bleiben und folglich wurde 3.5 bezüglich dieser Anforderung geändert.

DIN EN ISO 14971:2013-04
EN ISO 14971:2012 (D)

A.2.9 Informationen aus der Herstellung und der Herstellung nachgelagerten Phasen

Es kann nicht zu oft betont werden, dass das Risikomanagement nicht beendet ist, wenn ein Medizinprodukt in Produktion geht. Das Risikomanagement beginnt oftmals mit einer bloßen Idee ohne physische Manifestation des Medizinproduktes. Risikoeinschätzungen können während des gesamten Designprozesses verfeinert werden und noch genauer erfolgen, sobald ein funktionstüchtiger Prototyp gebaut wurde. Dennoch kann ein auch noch so genaues Modell niemals das eigentliche Medizinprodukt in den Händen realer Anwender ersetzen. Deshalb sollten die Hersteller die Informationen aus der Herstellung und der Herstellung nachgelagerten Phasen auf Daten und Angaben überwachen, die sich auf ihre Risikoabschätzungen und folglich auf ihre Risikomanagement-Entscheidungen auswirken können. Die Hersteller sollten auch Erwägungen zum aktuellen Stand der Technik und die praktischen Möglichkeiten, diese anzuwenden, berücksichtigen. Die Angaben sollten auch dazu verwendet werden, den Risikomanagement-Prozess zu verbessern. Mit den Informationen aus den der Herstellung nachgelagerten Phasen wird der Risikomanagement-Prozess wahrhaftig zu einem sich wiederholenden, geschlossenen Regelkreis.

In dieser zweiten Ausgabe dieser Internationalen Norm ist der Titel dieses Abschnitts von „Informationen aus den der Herstellung nachgelagerten Phasen" in „Informationen aus der Produktion und der Herstellung nachgelagerten Phasen" in Anerkennung der Tatsache verändert worden, dass wichtige Informationen zum Risikomanagement schon so früh wie der Beginn der Herstellung eines Produkts gewonnen werden können. Die Anforderungen in diesem Abschnitt sind auch neu abgefasst worden, um die Abfolge der Schritte zu betonen, die vom Hersteller erwartet werden.

DIN EN ISO 14971:2013-04
EN ISO 14971:2012 (D)

Anhang B
(informativ)

Übersicht über den Risikomanagement-Prozess für Medizinprodukte

Bild B.1 wird dargeboten, um dem Anwender dieser Internationalen Norm eine Übersicht über den Risikomanagement-Prozess zu liefern. Es dient nur zur Illustration. Wie in Bild B.1 dargestellt, muss der Prozess in Wiederholungen ablaufen, wobei jedes Risiko nacheinander behandelt und auf frühere Schritte zurückgegangen wird, falls Maßnahmen zur Risikobeherrschung neue Gefährdungen bewirken oder neue Informationen verfügbar werden.

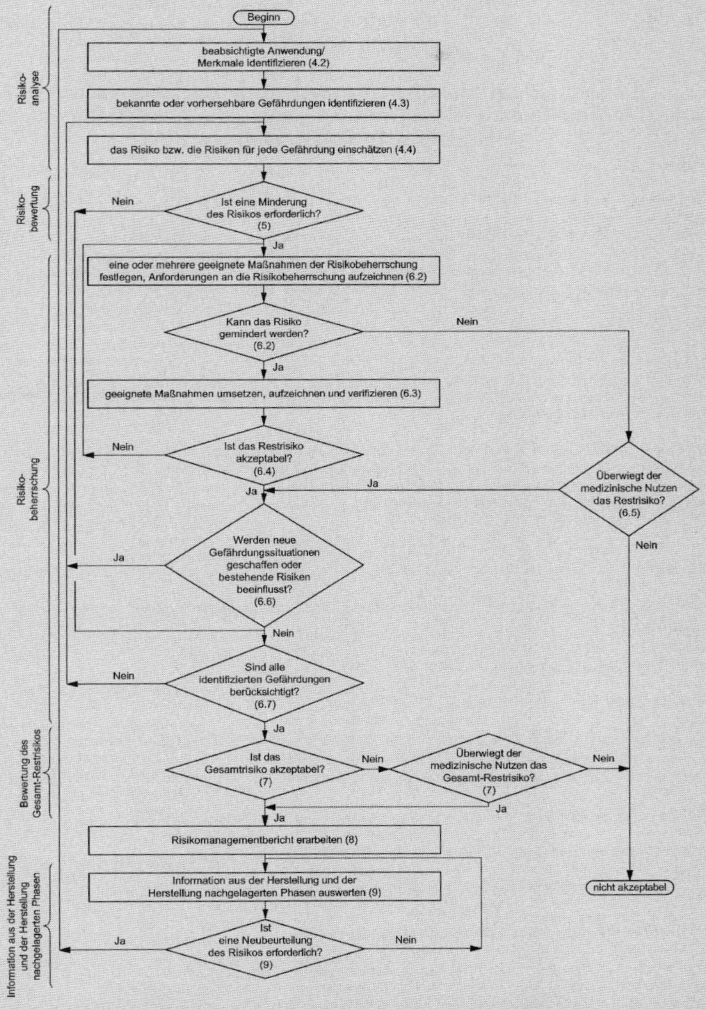

DIN EN ISO 14971:2013-04
EN ISO 14971:2012 (D)

Bild B.1 — Überblick über die Tätigkeiten des auf Medizinprodukte angewendeten Risikomanagements

DIN EN ISO 14971:2013-04
EN ISO 14971:2012 (D)

Anhang C
(informativ)

Fragen, die zur Identifizierung von Eigenschaften eines Medizinprodukts verwendet werden können, die Auswirkungen auf die Sicherheit haben könnten

C.1 Allgemeines

Unterabschnitt 4.2 fordert, dass der Hersteller die Eigenschaften eines Medizinprodukts feststellt, die Auswirkungen auf die Sicherheit haben könnten. Die Berücksichtigung dieser Eigenschaften ist ein wesentlicher Schritt bei der Identifizierung der Gefährdungen seitens des Medizinprodukts, wie es in 4.3 gefordert wird. Eine Möglichkeit, dies zu tun, ist die Stellung einer Reihe von Fragen über Herstellung, vorgesehene Anwender, Zweckbestimmung, begründet vorhersehbaren Missbrauch und letztlich Entsorgung des Medizinprodukts. Falls diese Fragen vom Standpunkt aller betroffenen Einzelpersonen aus gestellt werden (z. B. Anwender, Instandhalter, Patienten usw.), kann ein vollständigeres Bild davon entstehen, wo die Gefährdungen zu finden sind. Die folgenden Fragen können den Leser bei der Identifizierung aller Eigenschaften des Medizinprodukts unterstützen, die Auswirkungen auf die Sicherheit haben könnten. H.2.5.4 enthält Punkte, die bei der Abschätzung von Risiken für den Patienten durch Medizinprodukte zur In-vitro-Diagnostik zu berücksichtigen sind.

Die Aufstellung ist nicht erschöpfend oder für alle Medizinprodukte repräsentativ, und dem Leser wird geraten, Fragestellungen hinzuzufügen, die auf das besondere Medizinprodukt anwendbar sein können, und Fragen auszulassen, die für das bestimmte Medizinprodukt ohne Bedeutung sind. Dem Leser wird auch geraten, nicht nur jede Frage für sich zu berücksichtigen, sondern auch im gegenseitigen Zusammenhang.

C.2 Fragen

C.2.1 Welches ist die Zweckbestimmung und wie soll das Medizinprodukt angewendet werden?

Zu den Faktoren, die berücksichtigt werden sollten, zählen:

— Welches ist die Rolle des Medizinprodukts hinsichtlich:

   — der Erkennung, Verhütung, Überwachung, Behandlung oder Linderung einer Krankheit;
   — der Kompensierung von Verletzungen oder Behinderungen oder
   — des Ersatzes oder der Veränderung des anatomischen Aufbaus oder der Empfängnisregelung?

— Welches sind die Indikationen für die Anwendung (z. B. die Patientenpopulation)?

— Ist das Medizinprodukt lebenserhaltend oder lebensunterstützend?

— Ist im Fall des Versagens des Medizinprodukts ein spezielles Eingreifen erforderlich?

C.2.2 Soll das Medizinprodukt implantiert werden?

Zu den Faktoren, die berücksichtigt werden sollten, zählen die Implantationsstelle, die Eigenschaften der Patientenpopulation, Alter, Körpergewicht, körperliche Aktivität, die Auswirkungen der Alterung auf die Leistung des Implantats, die zu erwartende Lebensdauer des Implantats, die Reversibilität der Implantation.

C.2.3 Ist es vorgesehen, dass das Medizinprodukt mit dem Patienten oder anderen Personen in Berührung kommt?

Zu den Faktoren, die berücksichtigt werden sollten, zählen der vorgesehene Kontakt, d. h. Oberflächenkontakt, invasiver Kontakt oder Implantation sowie für jeden Kontakt dessen Dauer und Häufigkeit.

C.2.4 Welche Werkstoffe oder Bauteile werden mit dem Medizinprodukt verwendet oder werden zusammen mit dem Medizinprodukt gebraucht oder kommen in Berührung mit ihm?

Zu den Faktoren, die berücksichtigt werden sollten, zählen:

— die Verträglichkeit mit Substanzen, die von Bedeutung sind;

— die Verträglichkeit mit Geweben oder Körperflüssigkeiten; und

— ob sicherheitsrelevante Eigenschaften bekannt sind;

— wird das Produkt unter Verwendung von Materialien tierischen Ursprungs hergestellt?

ANMERKUNG   Siehe Anhang I sowie auch die Normenreihe ISO 22442 [19].

C.2.5 Wird dem Patienten Energie zugeführt oder entzogen?

Zu den Faktoren, die berücksichtigt werden sollten, zählen:

— die übertragene Energieart;

— deren Steuerung, Qualität, Quantität sowie die Dauer energetischer Einflüsse;

— ob die Energieniveaus höher sind als die gegenwärtig bei ähnlichen Geräten verwendeten.

C.2.6 Werden dem Patienten Substanzen zugeführt oder entzogen?

Zu den Faktoren, die berücksichtigt werden sollten, zählt:

— ob die Stoffe zugeführt oder abgeführt werden;

— ob es sich um eine Einzelsubstanz oder eine Reihe von Substanzen handelt;

— die maximalen und minimalen Übertragungsraten und deren Steuerung.

C.2.7 Bearbeitet das Medizinprodukt biologische Substanzen zur anschließenden Wiederverwendung, Transfusion oder Transplantation?

Zu den Faktoren, die berücksichtigt werden sollten, zählen die Art des Prozesses und die bearbeitete(n) Substanz(en) (z. B. Autotransfusion, Dialyse, Bearbeitung von Blutbestandteilen oder für die Zelltherapie).

DIN EN ISO 14971:2013-04
EN ISO 14971:2012 (D)

C.2.8 Wird das Medizinprodukt steril geliefert oder soll es vom Anwender sterilisiert werden oder sind andere Verfahren der mikrobiologischen Einflussnahme anwendbar?

Zu den Faktoren, die berücksichtigt werden sollten, zählen:

— ob das Medizinprodukt zum Einmalgebrauch oder zur Wiederverwendung bestimmt ist, jegliche Verpackung;

— die Lagerdauer;

— Begrenzungen der Häufigkeit der Wiederverwendung;

— das Verfahren der Produktsterilisation;

— die Auswirkungen anderer nicht vom Hersteller vorgesehener Sterilisationsverfahren.

C.2.9 Soll das Medizinprodukt als Routinemaßnahme durch den Anwender gereinigt und desinfiziert werden?

Zu den Faktoren, die berücksichtigt werden sollten, zählen die Arten der zu verwendenden Reinigungs- und Desinfektionsmittel und jegliche Begrenzung der Anzahl der Reinigungszyklen. Das Design des Medizinprodukts kann die Wirksamkeit der Routinereinigung und -desinfektion beeinflussen. Zusätzlich sollten die Auswirkungen von Reinigungs- und Desinfektionsmitteln auf die Sicherheit oder Leistung des Produkts berücksichtigt werden.

C.2.10 Ist das Medizinprodukt dazu bestimmt, die Umgebung des Patienten zu verändern?

Zu den Faktoren, die berücksichtigt werden sollten, zählen:

— Temperatur;

— Feuchtigkeit;

— Zusammensetzung des atmosphärischen Gases;

— Luftdruck;

— Lichtverhältnisse.

C.2.11 Werden Messungen vorgenommen?

Zu den Faktoren, die berücksichtigt werden sollten, zählen die gemessenen Variablen und die Genauigkeit und Präzision der Messergebnisse.

C.2.12 Liefert das Medizinprodukt interpretierende Aussagen?

Zu den Faktoren, die berücksichtigt werden sollten, zählt, ob das Medizinprodukt Schlussfolgerungen aus Eingabedaten oder erfassten Daten darbietet, die hierfür verwendeten Algorithmen und die Vertrauensbereiche. Besonders beachtet werden sollten unbeabsichtigte Anwendungen von Daten oder Algorithmen.

C.2.13 Ist das Medizinprodukt für die Verwendung mit anderen Medizinprodukten, Medikamenten oder sonstiger Medizintechnik vorgesehen?

Zu den Faktoren, die berücksichtigt werden sollten, zählen die Identifizierung anderer Medizinprodukte, der Medikamente oder sonstigen Produkte, die beteiligt sein können, und die möglichen Probleme, die mit solchen Wechselwirkungen verbunden sein können, wie auch die Einhaltung der Therapie durch den Patienten.

C.2.14 Gibt es unerwünschte Abgaben von Energie oder Substanzen?

Zu den energetischen Faktoren, die berücksichtigt werden sollten, zählen Geräusche und Schwingungen, Wärme, Strahlung (einschließlich ionisierender und nicht-ionisierender Strahlung sowie Strahlung im Bereich des Ultravioletts, des sichtbaren Lichts und des Infrarots), Kontakttemperaturen, Leckströme und elektrische oder magnetische Felder.

Zu den stofflichen Faktoren, die berücksichtigt werden sollten, zählen bei der Herstellung, Reinigung oder Prüfung verwendete Substanzen, die bei Verbleib im Produkt unerwünschte physiologische Auswirkungen haben.

Zu weiteren stofflichen Faktoren, die berücksichtigt werden sollten, zählen die Freisetzung von Chemikalien, Abfallprodukte und Körperflüssigkeiten.

C.2.15 Ist das Medizinprodukt gegen Umwelteinflüsse empfindlich?

Zu den Faktoren, die berücksichtigt werden sollten, zählen die Betriebs-, Transport- und Lagerbedingungen. Dazu gehören Licht, Temperatur, Schwingungen, Auslaufen, Empfindlichkeit gegenüber Schwankungen in der Stromversorgung und Kühlung sowie elektromagnetische Interferenzen.

C.2.16 Beeinflusst das Medizinprodukt die Umwelt?

Zu den Faktoren, die berücksichtigt werden sollten, zählen:

— die Auswirkungen auf die Strom- und Kühlmittelversorgung;

— die Abgabe toxischer Substanzen;

— die Erzeugung elektromagnetischer Störungen.

C.2.17 Gehören wesentliche Verbrauchsmaterialien oder Zubehörteile zum Medizinprodukt?

Zu den Faktoren, die berücksichtigt werden sollten, zählen die Spezifikationen für solche Verbrauchsmaterialien oder Zubehörteile sowie jegliche Einschränkungen, die dem Anwender bei deren Auswahl auferlegt sind.

C.2.18 Ist Wartung oder Kalibrierung erforderlich?

Zu den Faktoren, die berücksichtigt werden sollten, zählen:

— ob die Wartung oder Kalibrierung durch den Bediener, den Anwender oder einen Fachmann durchzuführen ist;

— sind für die richtige Wartung oder Kalibrierung besondere Substanzen oder Werkzeuge erforderlich?

DIN EN ISO 14971:2013-04
EN ISO 14971:2012 (D)

C.2.19 Enthält das Medizinprodukt Software?

Zu den Faktoren, die berücksichtigt werden sollten, zählt, ob das Installieren, die Verifizierung, die Änderung oder der Austausch der Software durch den Bediener, den Anwender oder einen Fachmann vorgesehen ist.

C.2.20 Ist die Nutzungsdauer des Medizinprodukts begrenzt?

Zu den Faktoren, die berücksichtigt werden sollten, zählen die Etikettierung oder Anzeigen und die Entsorgung solcher Medizinprodukte, wenn das Verfallsdatum erreicht ist.

C.2.21 Gibt es mögliche verzögert auftretende oder Langzeitauswirkungen der Anwendung?

Zu den Faktoren, die berücksichtigt werden sollten, zählen ergonomische und kumulative Auswirkungen. Zu Beispielen könnten Pumpen für Kochsalzlösung gehören, die mit der Zeit korrodieren, mechanische Ermüdung, Lockerung von Gurten und Befestigungen, Schwingungsauswirkungen, verschleißende oder abfallende Kennzeichnungen, Materialverschlechterungen über lange Zeiträume.

C.2.22 Welchen mechanischen Kräften wird das Medizinprodukt unterworfen?

Zu den Faktoren, die berücksichtigt werden sollten, zählt, ob die Kräfte, denen das Medizinprodukt unterworfen wird, unter der Kontrolle des Anwenders stehen oder im Zusammenwirken mit anderen Personen gesteuert werden.

C.2.23 Was bestimmt die Lebensdauer des Medizinprodukts?

Zu den Faktoren, die berücksichtigt werden sollten, zählen die Alterung und die Entleerung von Batterien.

C.2.24 Ist das Medizinprodukt zum Einmalgebrauch bestimmt?

Zu den Faktoren, die berücksichtigt werden sollten, zählen, ob das Medizinprodukt sich nach der Verwendung selbst zerstört und ob es offensichtlich ist, dass das Medizinprodukt verwendet worden ist.

C.2.25 Ist eine sichere Außerbetriebnahme oder Entsorgung des Medizinprodukts erforderlich?

Zu den Faktoren, die berücksichtigt werden sollten, zählen die Abfallprodukte, die bei der Entsorgung des Medizinprodukts selbst entstehen. Enthält es zum Beispiel toxische oder gefährdende Substanzen oder sind die Werkstoffe recycelbar?

C.2.26 Erfordert die Installierung des Medizinprodukts eine Spezialausbildung oder spezielle Fertigkeiten?

Zu den Faktoren, die berücksichtigt werden sollten, zählen die Neuheit des Medizinprodukts und die wahrscheinlichen Fertigkeiten und Ausbildungen der Person, die das Medizinprodukt installiert.

C.2.27 Wie werden die Angaben über eine sichere Verwendung zur Verfügung gestellt?

Zu den Faktoren, die berücksichtigt werden sollten, zählen:

— ob die Angaben dem Endanwender direkt geliefert werden oder ob dritte Seiten wie Installierer, Pflegepersonen, Fachkräfte des Gesundheitswesens oder Apotheker einbezogen werden und ob dies Auswirkungen auf die erforderliche Ausbildung hat;

— die Inbetriebnahme und Übergabe an den Endanwender und ob es wahrscheinlich bzw. möglich ist, dass die Installation durch Personen ohne die erforderlichen Fertigkeiten durchgeführt werden kann;

— ob, auf der Grundlage der erwarteten Lebensdauer des Produkts, eine erneute Ausbildung oder erneute Zertifizierung von Bedienern oder Wartungspersonal erforderlich wäre.

36

C.2.28 Werden neue Prozesse der Herstellung eingerichtet oder eingeführt werden müssen?

Zu den Faktoren, die berücksichtigt werden sollten, zählen neue Techniken oder ein neuer Produktionsumfang.

C.2.29 Hängt die erfolgreiche Anwendung des Medizinprodukts entscheidend von menschlichen Faktoren wie der Schnittstelle für den Anwender ab?

C.2.29.1 Können die Gestaltungsmerkmale der Schnittstelle zum Anwender zu den Fehlern bei der Anwendung beitragen?

Zu den Faktoren, die berücksichtigt werden sollten, zählt die Gestaltung der Schnittstelle zum Anwender, die zu Fehlern bei der Anwendung beitragen kann. Zu Beispielen der Gestaltung der Schnittstelle gehören Stellteile und Anzeiger, verwendete Symbole, die ergonomische Gestaltung, die physische Gestaltung, die Hierarchie der Betriebsoperationen, die Menüs für softwaregesteuerte Geräte, die gute Sichtbarkeit von Warnvorrichtungen, die gute Hörbarkeit akustischer Warnsignale und eine genormte Farbkodierung. Siehe IEC 60601-1-6 [25] zu einer zusätzlichen Anleitung zur Gebrauchstauglichkeit und IEC 60601-1-8 [26] zu einer Anleitung zu Alarmeinrichtungen.

C.2.29.2 Wird das Medizinprodukt in einer Umgebung verwendet, in der Ablenkungen einen Fehler verursachen können?

Zu den Faktoren, die berücksichtigt werden sollten, zählt:

— die Auswirkung der Fehleranwendung;

— ob die Ablenkungen ein gewöhnlicher Zustand sind;

— ob der Anwender durch eine seltene Ablenkung gestört werden kann.

C.2.29.3 Hat das Medizinprodukt Verbindungs- oder Zubehörteile?

Zu den Faktoren, die berücksichtigt werden sollten, zählen die Möglichkeit falscher Anschlüsse, die Ähnlichkeit mit anderen Geräteanschlüssen, die zum Anschließen erforderliche Kraft, die Möglichkeit der Rückmeldung der Unversehrtheit der Anschlüsse sowie ein zu festes oder zu lockeres Anziehen von Verbindungen.

C.2.29.4 Hat das Medizinprodukt eine Schnittstelle für die Steuerung?

Zu den Faktoren, die berücksichtigt werden sollten, zählen die räumliche Gestaltung, die Kodierung, die Gruppierung der Bedienelemente, die Lageanordnung, die Modi der Rückmeldung, Fehlbedienungsmöglichkeiten, Versehen des Bedieners, die Differenzierbarkeit der Steuerung, gute Sichtbarkeit, die Richtungen von Einschaltung oder Umschaltung sowie ob die Steuerungen stufenlos oder schrittweise sind und die Umkehrbarkeit von Einstellungen oder Schaltungen.

C.2.29.5 Zeigt das Medizinprodukt Informationen an?

Zu den Faktoren, die berücksichtigt werden sollten, zählen die gute Sichtbarkeit in unterschiedlichen Umgebungen, die räumliche Anordnung, die Sehfähigkeiten des Anwenders, die Anwenderpopulation sowie die Sichtperspektive, die Klarheit der dargebotenen Angaben, Angabe der Einheiten, Farbkodierung und die Zugänglichkeit zu entscheidenden Angaben.

PROFESSIONELLES RISIKOMANAGEMENT VON MEDIZINPRODUKTEN

DIN EN ISO 14971:2013-04
EN ISO 14971:2012 (D)

C.2.29.6 Wird das Medizinprodukt durch ein Menü gesteuert?

Zu den Faktoren, die berücksichtigt werden sollten, zählen die Komplexität und die Anzahl der Schichten, die Statusanzeige, die räumliche Anordnung der Einstellungen, das Navigationsverfahren, die Anzahl der Schritte je Bedienhandlung, die Klarheit der Sequenzen und Probleme der Speicherung sowie die Wichtigkeit der Steuerfunktion im Verhältnis zu ihrer Zugänglichkeit und die Auswirkungen von Abweichungen von festgelegten Bedienungsverfahren.

C.2.29.7 Wird das Medizinprodukt durch Personen mit besonderen Bedürfnissen angewendet?

Zu den Faktoren, die berücksichtigt werden sollten, zählen die Anwender, deren geistige und körperliche Fähigkeiten, deren Fertigkeiten, ergonomische Gesichtspunkte, die Umgebung bei der Anwendung, Anforderungen an die Installation und die Fähigkeit des Patienten, die Anwendung des Medizinprodukts zu steuern oder zu beeinflussen. Besondere Beachtung sollten Anwender mit besonderen Bedürfnissen finden wie Behinderte. Zu ihren besonderen Bedürfnissen könnte die Unterstützung durch eine andere Person gehören, der die Anwendung eines Medizinprodukts ermöglicht. Ist das Medizinprodukt zur Anwendung durch Personen mit unterschiedlichen Graden der Fertigkeiten und unterschiedlichem kulturellem Hintergrund vorgesehen?

C.2.29.8 Kann die Schnittstelle zum Anwender verwendet werden, um Tätigkeiten des Anwenders einzuleiten?

Zu den Faktoren, die berücksichtigt werden sollten, zählt die Möglichkeit der Einleitung einer geplanten Tätigkeit des Anwenders, um in einen gesteuerten Betriebsmodus zu gelangen, der die Risiken für den Patienten erhöht und bei dem der Anwender sich dieses Zustands bewusst sein muss.

C.2.30 Wird beim Medizinprodukt ein Alarmsystem verwendet?

Zu den Faktoren, die berücksichtigt werden sollten, zählen das Risiko von Fehlalarmen, ausfallenden Alarmen, nicht angeschlossenen Alarmsystemen, unzuverlässiger externer Alarmsysteme und die Verständnismöglichkeit für das medizinische Personal, wie das Alarmsystem funktioniert. Eine Anleitung zu Alarmsystemen findet sich in IEC 60601-1-8 [26].

C.2.31 Auf welche Weise(n) könnte das Medizinprodukt vorsätzlich falsch angewendet werden?

Zu den Faktoren, die berücksichtigt werden sollten, zählen die falsche Verwendung von Anschlüssen, das Außerbetriebsetzen von sicherheitsbezogenen Merkmalen oder Alarmen und die Vernachlässigung der vom Hersteller empfohlenen Wartung.

C.2.32 Speichert das Medizinprodukt Daten, die für die Versorgung des Patienten entscheidend sind?

Zu den Faktoren, die berücksichtigt werden sollten, zählen die Auswirkungen veränderter oder verfälschter Daten.

C.2.33 Ist das Medizinprodukt als ortsbeweglich oder tragbar vorgesehen?

Zu den Faktoren, die berücksichtigt werden sollten, zählen die erforderlichen Griffe, Handgriffe, Räder und Bremsen, die mechanische Stabilität und Dauerhaftigkeit.

C.2.34 Hängt die Verwendung des Medizinprodukts von wesentlichen Leistungen ab?

Zu den Faktoren, die berücksichtigt werden sollten, zählen z. B. die Eigenschaften der Leistung lebensunterstützender Geräte oder der Betrieb eines Alarms.

Zu einer Diskussion über die wesentliche Leistung elektrischer medizinischer Geräte und Systeme siehe IEC 60601-1 [23].

DIN EN ISO 14971:2013-04
EN ISO 14971:2012 (D)

Anhang D
(informativ)

Auf Medizinprodukte angewendete Risikokonzepte

D.1 Allgemeines

Dieser Anhang liefert eine Anleitung zu den folgenden Risikokonzepten, die für das Management der Risiken durch Medizinprodukte wichtig sind:

— Gefährdungen und Gefährdungssituationen;

— Risikoabschätzung;

— Akzeptanz eines Risikos;

— Risikobeherrschung;

— Risiko-Nutzen-Analyse;

— Abschätzung des Gesamtrisikos.

Das Risiko ist in 2.16 als Kombination der Wahrscheinlichkeit des Auftretens eines Schadens und des Schweregrades dieses Schadens definiert. Dies bedeutet nicht, dass die beiden Faktoren multipliziert werden, um zu einem Risikowert zu gelangen. Ein Weg zur Beschreibung des Risikos und zur Veranschaulichung der Bedeutung der Definition wäre ein zweidimensionales Risikodiagramm.

Ein Risikodiagramm, wie in Bild D.1 dargestellt, kann eine sichtbare Darstellung des Schweregrades des Schadens auf der x-Achse und der Wahrscheinlichkeit des Auftretens des Schadens auf der y-Achse liefern. Für jede Gefährdung oder Gefährdungssituation kann die Abschätzung der Schwere und der Wahrscheinlichkeit eines Schadens als Einzelpunkt im Risikodiagramm eingezeichnet werden. In diesem Beispiel sind die geschätzten Risiken (R_1, R_2, R_3, ...) in dem Diagramm eingetragen.

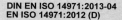

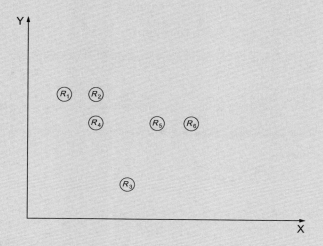

Legende

X   zunehmender Schweregrad des Schadens
Y   zunehmende Wahrscheinlichkeit des Auftretens des Schadens

Bild D.1 — Beispiel eines Risikodiagramms

D.2 Gefährdungen und Gefährdungssituationen

D.2.1 Allgemeines

Medizinprodukte verursachen einen Schaden nur dann, wenn eine Abfolge von Ereignissen eintritt, die eine Gefährdungssituation hervor ruft, und die dann einen Schaden bewirken oder zu diesem führen könnte. Eine Abfolge von Ereignissen schließt sowohl ein einzelnes Ereignis als auch eine Kombination von Ereignissen ein. Eine Gefährdungssituation tritt ein, wenn Personen, Güter oder die Umwelt einer Gefährdung ausgesetzt sind.

Anhang C liefert eine Anleitung in Form von Fragen zu Eigenschaften von Medizinprodukten, die bei der Identifizierung von Gefährdungen unterstützen können. Anhang E liefert eine Anleitung zur Identifizierung von Gefährdungen und Abfolgen von Ereignissen, die zu einer Gefährdungssituation führen können. Anhang H liefert eine Anleitung zur Identifizierung von Gefährdungen und Abfolgen von Ereignissen, die bei Medizinprodukten zur In-vitro-Diagnostik zu Gefährdungssituationen und einem Schaden führen können.

Es muss nachdrücklich betont werden, dass Gefährdungssituationen selbst dann entstehen können, wenn keine Fehler vorliegen, d. h. im Normalzustand des Medizinprodukts.

DIN EN ISO 14971:2013-04
EN ISO 14971:2012 (D)

D.2.2 Durch Fehler entstehende Gefährdungssituationen

D.2.2.1 Allgemeines

In Fällen, wo eine Gefährdungssituation nur aufgrund eines Fehlers auftritt, ist die Wahrscheinlichkeit eines Fehlers nicht die gleiche wie die Wahrscheinlichkeit des Auftretens eines Schadens. Ein Fehler führt nicht immer zu einer Gefährdungssituation und eine Gefährdungssituation führt nicht immer zu einem Schaden.

Besonders beachtet werden üblicherweise Gefährdungssituationen durch Fehler des Medizinprodukts. Es ist wichtig zu verstehen, dass es im Allgemeinen zwei Arten von Fehlern gibt, die zu einer Gefährdungssituation führen können: Zufallsfehler und systematische Fehler.

D.2.2.2 Durch Zufallsfehler entstehende Gefährdungssituationen

Für viele Ereignisse kann ein numerischer Wert für die Wahrscheinlichkeit angegeben werden, dass der Fehler auftreten wird. Einige Beispiele von Zufallsfehlern sind nachstehende aufgeführt.

— Das Versagen eines Teils wie eines integrierten Schaltkreises in einem elektronischen Aufbau.

— Die Unbrauchbarkeit eines Reagens zur In-vitro-Diagnostik, die durch Materialverschlechterung im Laufe der Zeit zu unrichtigen Ergebnissen führt.

— Das Vorhandensein einer infektiösen oder toxischen Substanz in oder auf einem Medizinprodukt. Eine quantitative Abschätzung kann nur für biologische Risiken gelten, wenn ausreichende Informationen über die Gefährdung und die Umstände bekannt sind, die die Wahrscheinlichkeit beeinflussen, dass die Gefährdungssituation auftritt, z. B. bei Anwendung des Sterility Assurance Levels (SAL). Diese Situation würde al gleiche Weise behandelt werden wie ein Zufallsfehler bei der Hardware. In vielen anderen Fällen müsste das Vorhandensein einer infektiösen oder toxischen Substanz als systematischer Fehler behandelt werden (siehe D.2.2.3). Das aus dem Vorhandensein einer toxischen Substanz in einem Produktmaterial resultierende Risiko sollte gemeinsam mit ISO 10993-17 [7] abgeschätzt werden. Dieses kann die Gewissheit bieten, dass der erwartete Expositionsgrad aus der Anwendung des Produktes geringer ist als die Wahrscheinlichkeit, einen Schaden für die Gesundheit hervorzurufen.

D.2.2.3 Durch systematische Fehler entstehende Gefährdungssituationen

Ein systematischer Fehler kann durch einen Irrtum bei irgendeiner Tätigkeit verursacht werden. Er wird systematisch zu einem Versagen führen, wenn eine besondere Kombination von Eingaben oder Umgebungsbedingungen entsteht, sonst aber latent bleiben.

Zu systematischen Fehlern führende Irrtümer können sowohl bei der Hardware als auch bei der Software auftreten und zu jedem Zeitpunkt während der Entwicklung, Herstellung oder Wartung eines Medizinprodukts verursacht werden. Einige Beispiele systematischer Fehler sind:

— Eine falsch bemessene Sicherung versagt bei der Verhinderung einer Gefährdungssituation: Die Bemessung der Sicherung könnte falsch festgelegt sein, oder die Sicherung wird während der Herstellung falsch eingesetzt oder während einer Reparatur falsch ersetzt.

— Die Datenbasis einer Software zeigt nicht den Zustand der Datenbasis voll an: Wenn die Datenbasis voll ist, ist es nicht klar, was die Software tun wird. Eine mögliche Folge ist, dass das System einfach bestehende Speicher durch neue ersetzt.

— Eine bei der Herstellung eines Medizinprodukts verwendete Flüssigkeit hat einen niedrigeren Siedepunkt als die Körpertemperatur: Rückstände der Flüssigkeit können unter bestimmten Umständen in das Blut gelangen, was möglicherweise zu einer Embolie führt.

— Der Antikörper bei einer Hepatitisuntersuchung entdeckt nicht bestimmte (neue) Varianten des Virus.

— Eine ungenügende Umweltkontrolle oder ein Zusammenbruch in Umweltkontrollsystemen führt zu einer Kontamination mit einer toxischen Substanz oder mit einem Infektionserreger.

DIN EN ISO 14971:2013-04
EN ISO 14971:2012 (D)

Die genaue Schätzung systematischer Fehlerraten ist schwierig. Dies hat folgende Hauptgründe.

— Die Messung der Häufigkeiten eines systematischen Fehlers ist arbeitsaufwändig und teuer. Die Erreichung eines vernünftigen Vertrauensniveaus beim Ergebnis wird nicht ohne umfangreiche Daten zu Fehlerhäufigkeiten oder für die Risikobeherrschung relevanten Kenngrößen möglich sein.

— Es gibt keinen Konsens über ein Verfahren zur quantitativen Abschätzung von systematischen Fehlerhäufigkeiten.

Da die Risikoabschätzung unter diesen Umständen schwierig ist, sollte der Schwerpunkt auf der Einführung eines stabilen Systems liegen, um das Entstehen einer Gefährdungssituation zu vermeiden.

D.3 Risikoabschätzung

D.3.1 Allgemeines

Zur Risikoabschätzung können vielfältige Verfahren verwendet werden. Während diese Internationale Norm nicht fordert, dass ein bestimmtes Verfahren angewendet wird, fordert sie jedoch die Durchführung einer Risikoabschätzung (siehe 4.4). Eine quantitative Risikoabschätzung ist vorzuziehen, wenn geeignete Daten zur Verfügung stehen; ohne geeignete Daten können jedoch qualitative Verfahren der Risikoabschätzung ausreichend sein.

Der Begriff des Risikos ist die Kombination der beiden folgenden Komponenten:

— der Wahrscheinlichkeit des Auftretens des Schadens;

— der Auswirkungen dieses Schadens, das heißt, wie schwer er sein könnte.

Bei der Risikoabschätzung sollten zum Beispiel untersucht werden:

— das auslösende Ereignis oder der auslösende Umstand (siehe E.3);

— die Abfolge von Ereignissen, die zum Auftreten einer Gefährdungssituation führen könnte;

— die Wahrscheinlichkeit des Auftretens einer solchen Situation;

— die Wahrscheinlichkeit, dass die Gefährdungssituation zu einem Schaden führt;

— die Art des Schadens, der die Folge sein könnte.

Abhängig vom Anwendungsgebiet müssen nur bestimmte Elemente des Prozesses der Risikoabschätzung berücksichtigt werden. Zum Beispiel wird es in einigen Fällen, wenn der Schaden äußerst gering ist oder die Wahrscheinlichkeit nicht eingeschätzt werden kann, nicht erforderlich sein, über eine vorläufige Analyse von Gefährdungen und Auswirkungen hinauszugehen.

Das Risiko sollte in Begriffen ausgedrückt werden, die die Entscheidungsfindung zur Risikobeherrschung erleichtern, z. B. unter Anwendung von Schadens- oder Wahrscheinlichkeitsskalen, und Einheiten, die die tatsächliche Anwendung widerspiegeln. Um Risiken zu analysieren, sollten ihre Bestandteile, d. h. ihre Wahrscheinlichkeit und Schwere, getrennt analysiert werden.

Ein Risikodiagramm wie das in Bild D.1 kann eine Beschreibung der abgeschätzten Risiken liefern, die für die spätere Entscheidungsfindung nützlich ist. Die Risiken würden so in das Diagramm eingetragen werden, wie sie abgeschätzt werden. Aus Bild D.1 abgeleitete Risikomatrizes werden in Beispielen in diesem gesamten Anhang verwendet werden. Dies bedeutet nicht, dass das Verfahren allgemein auf Medizinprodukte angewendet werden kann; es kann jedoch in vielen Fällen nützlich sein. Falls für die Einstufung oder Bewertung von Risiken ein Risikodiagramm oder eine Risikomatrix verwendet wird, sollten das/die jeweilige Risikodiagramm bzw. Risikomatrix und die angewendete Interpretation für diesen Anwendungszweck begründet werden.

DIN EN ISO 14971:2013-04
EN ISO 14971:2012 (D)

D.3.2 Wahrscheinlichkeit

D.3.2.1 Allgemeines

In Situationen, in denen genügend Daten zur Verfügung stehen, wird eine quantitative Einstufung der Wahrscheinlichkeitsniveaus vorgezogen. Falls dies nicht möglich ist, sollte der Hersteller eine qualitative Beschreibung liefern. Eine gute qualitative Beschreibung ist einer ungenauen quantitativen Beschreibung vorzuziehen. Für eine qualitative Einstufung von Wahrscheinlichkeitsniveaus kann der Hersteller Deskriptoren verwenden, die für das Medizinprodukt geeignet sind.

D.3.2.2 Einschätzung der Wahrscheinlichkeit

Obgleich die Wahrscheinlichkeit tatsächlich ein kontinuierlicher Begriff ist, kann in der Praxis eine Anzahl von Einzelniveaus angewendet werden. In diesem Fall entscheidet der Hersteller auf der Grundlage des erwarteten Vertrauens in die Schätzwerte, wie viele Wahrscheinlichkeitsniveaus erforderlich sind. Bei einem größeren Vertrauen kann eine größere Anzahl von Wahrscheinlichkeitsniveaus angewendet werden. Zur Erleichterung der Entscheidungsfindung sollten mindestens drei Niveaus verwendet werden. Die Niveaustufen können beschreibend sein (z. B. kein zu erwartendes Auftreten während der Lebensdauer des Medizinprodukts, Auftreten wahrscheinlich wenige Male, wahrscheinlich häufiges Auftreten usw.) oder als Symbole ausgedrückt werden (P_1, P_2 usw.). Die Hersteller sollten die Kategorien deutlich definieren, so dass keine Verwirrung darüber entsteht, was gemeint ist. Eine besonders wirksame Weise ist die Zuordnung eines Bereichs numerischer Werte zu den Einzelniveaus.

Die Einschätzung der Wahrscheinlichkeit wird die Umstände und die gesamte Abfolge von Ereignissen vom Auftreten der auslösenden Ursache bis zum Auftreten des Schadens einbeziehen. Einbegriffen in die Erwägung der Wahrscheinlichkeit eines Schadens ist der Begriff der Exposition. Falls beispielsweise eine Exposition gegenüber einer Gefährdung nicht vorliegt, kann kein Schaden auftreten. Deshalb sollte bei der Wahrscheinlichkeit eines Schadens das Niveau oder das Ausmaß der Exposition berücksichtigt werden. Dazu gehört die Beantwortung folgender Arten von Fragen:

— Tritt die Gefährdungssituation ohne Vorliegen eines Versagens auf?

— Tritt die Gefährdungssituation bei einem Versagensmodus auf?

— Tritt die Gefährdungssituation nur unter Bedingungen mehrfachen Versagens auf?

— Wie wahrscheinlich ist es, dass eine Gefährdungssituation zu einem Schaden führt?

Die Wahrscheinlichkeit, dass eine Gefährdungssituation zu einem Schaden führen wird, wird durch die Phase im Lebenszyklus des Medizinprodukts und die geschätzte Anzahl der auf dem Markt befindlichen Produkte beeinflusst.

Zur Einschätzung der Wahrscheinlichkeit werden üblicherweise sieben Vorgehensweisen angewendet:

— die Verwendung relevanter Daten aus der Vorgeschichte;

— die Vorhersage von Wahrscheinlichkeiten unter Anwendung von analytischen oder Simulationstechniken;

— die Verwendung experimenteller Daten;

— Schätzwerte der Zuverlässigkeit;

— Daten aus der Herstellung;

— Informationen aus der Herstellung nachgelagerten Phasen;

— die Verwendung von Beurteilungen durch Sachverständige.

DIN EN ISO 14971:2013-04
EN ISO 14971:2012 (D)

Alle diese Vorgehensweisen können einzeln oder gemeinsam eingesetzt werden. Die drei ersten Vorgehensweisen ergänzen sich; jede hat dort Stärken, wo die andere Schwächen aufweist. Wo immer es möglich ist, sollten mehrfache Ansätze verwendet werden. Auf diese Weise können sie als gegenseitige unabhängige Prüfung verwendet werden, und das könnte dazu dienen, das Vertrauen in die Ergebnisse zu erhöhen. Wenn diese Vorgehensweisen nicht angewendet werden können oder nicht ausreichend sind, könnte es erforderlich sein, sich nur auf die Beurteilung durch Sachverständige zu verlassen.

D.3.2.3 Risiken, deren Wahrscheinlichkeit nicht abgeschätzt werden kann

Das Vertrauen in eine Risikoabschätzung wird erhöht, wenn auf der Grundlage genauer und zuverlässiger Daten ein quantitativer Schätzwert der Wahrscheinlichkeit des Auftretens gewonnen werden kann oder wenn ein begründeter qualitativer Schätzwert möglich ist. Dies ist jedoch nicht immer erreichbar. So sind zum Beispiel die Wahrscheinlichkeiten systematischer Fehler wie der in D.2.2.3 diskutierten äußerst schwierig abzuschätzen. Wenn die Genauigkeit der Wahrscheinlichkeitsschätzungen zweifelhaft ist, ist es oft erforderlich, einen breiten Bereich für die Wahrscheinlichkeit einzusetzen oder festzustellen, dass sie nicht schlechter ist als irgendein besonderer Wert. Zu Beispielen, wo die Wahrscheinlichkeiten sehr schwierig abzuschätzen sind, gehören:

— das Versagen von Software;

— Situationen wie Sabotage oder unbefugte Anwendung eines Medizinprodukts;

— neue schwierig zu verstehende Gefährdungen: z. B. verhindern ungenaue Kenntnisse über die Infektiosität des Erregers der Bovinen Spongiformen Enzephalopathie (BSE) eine quantitative Erfassung des Risikos der Übertragung;

— bestimmte toxikologische Gefährdungen, wie genotoxische Karzinogene und sensibilisierende Substanzen, wo es unmöglich sein könnte, einen Schwellenwert der Exposition festzulegen, unterhalb dessen keine toxischen Auswirkungen auftreten.

Bei Fehlen jeglicher Daten über die Wahrscheinlichkeit des Auftretens eines Schadens ist es nicht möglich, irgendeine Risikoabschätzung zu erreichen und es ist üblicherweise erforderlich, das Risiko allein auf der Grundlage der Art des Schadens zu bewerten. Falls die Schlussfolgerung gezogen werden kann, dass die Gefährdung geringe praktische Auswirkungen hat, kann das Risiko als vertretbar beurteilt werden und es sind keine Risikobeherrschungsmaßnahmen erforderlich. Bei bedeutsamen Gefährdungen jedoch, das sind Gefährdungen, die einen Schaden hohen Schweregrades bewirken könnten wie die oben genannten, kann kein Expositionsniveau festgelegt werden, das einem so niedrigen Risiko entspricht, dass man sich nicht darum bemühen muss. In solchen Fällen sollte die Risikoabschätzung auf der Grundlage eines begründeten Schätzwerts des ungünstigsten Falls für die Wahrscheinlichkeit erfolgen. In einigen Fällen ist es bequem, diesen Versagenswert der Wahrscheinlichkeit mit eins anzusetzen und als Grundlage der Risikobeherrschungsmaßnahmen die vollständige Verhinderung der Gefährdung zu nehmen, wodurch die Wahrscheinlichkeit des Schadens auf ein vertretbares Niveau vermindert oder der Schweregrad des Schadens verringert wird (siehe D.4).

Es wird üblicherweise vorausgesetzt, dass eine umgekehrte Beziehung zwischen der Exaktheit der bei Gestaltung und Entwicklung komplexer Systeme angewendeten Prozesse und der Wahrscheinlichkeit des Einschleppens oder Unentdecktbleibens systematischer Fehler besteht. Es ist oft angemessen, die geforderte Exaktheit des Entwicklungsverfahrens unter Berücksichtigung des Schweregrades der Auswirkungen der systematischen Fehler und der Auswirkung der von außen auf das Medizinprodukt einwirkenden Risikobeherrschungsmaßnahmen festzulegen. Je schlimmer die Auswirkungen sind und je geringer die Wirksamkeit der von außen auf das Medizinprodukt einwirkenden Risikobeherrschungsmaßnahmen ist, umso höher ist die erforderliche Exaktheit des Entwicklungsverfahrens.

44

DIN EN ISO 14971:2013-04
EN ISO 14971:2012 (D)

D.3.3 Schweregrad

Zur Einstufung des Schweregrades des möglichen Schadens sollte der Hersteller Deskriptoren verwenden, die für das Medizinprodukt geeignet sind. Beim Schweregrad handelt es sich in Wirklichkeit um einen kontinuierlichen Begriff, in der Praxis vereinfacht die Verwendung einer Anzahl von Einzelniveaus des Schweregrades jedoch die Analyse. In solchen Fällen entscheidet der Hersteller, wie viele Kategorien (Stufen) erforderlich sind und wie sie zu definieren sind. Die Niveaustufen können beschreibend sein (z. B. kein medizinisches Eingreifen erforderlich, medizinisches Eingreifen erforderlich, Krankenhausaufnahme erforderlich, verursacht den Tod usw.). Sie können auch als Symbole ausgedrückt werden (S_1, S_2 usw.), aber in diesem Fall sollte jedes Symbol deutlich definiert werden. In jedem Fall sollten sie nicht irgendein Element der Wahrscheinlichkeit enthalten. Siehe die Beispiele in D.3.4.

Es wird erforderlich sein, dass der Hersteller die Schweregrade für ein bestimmtes Medizinprodukt unter klar definierten Anwendungsbedingungen wählt und begründet.

D.3.4 Beispiele

D.3.4.1 Qualitative Analysen

Für die qualitative Analyse können mehrere Ansätze verwendet werden. Ein typischer Ansatz ist die Verwendung einer N-M-Matrix zur Beschreibung der Wahrscheinlichkeiten und Schweregrade des Risikos, das mit jeder Gefährdungssituation zusammen hängt. Man bestimmt sorgfältig N Wahrscheinlichkeitsgrade und M Schweregrade. Jede Zelle der Matrix stellt eine Untergruppe des vollständigen Satzes der möglichen Risiken dar. Zellen werden geschaffen, indem der Bereich der möglichen Wahrscheinlichkeiten und der Bereich der möglichen Auswirkungen unterteilt werden. Ein einfaches Beispiel ist eine 3 × 3-Matrix auf der Grundlage der Definitionen in den Tabellen D.1 und D.2. Die Hersteller sollten diese Definitionen so produktspezifisch und deutlich wie erforderlich gestalten, um ihre reproduzierbare Verwendung sicherzustellen.

Tabelle D.1 — Beispiele qualitativer Schweregrade

Übliche Begriffe	Mögliche Beschreibung
Bedeutsam	Tod oder Verlust von Funktionen oder Strukturen
Mäßig	Reversible oder geringe Schädigung
Vernachlässigbar	Verursacht keine Schädigung oder nur eine leichte Schädigung

Tabelle D.2 — Vereinfachte Beispiele qualitativer Wahrscheinlichkeitsgrade

Übliche Begriffe	Mögliche Beschreibung
Hoch	Tritt wahrscheinlich auf, oft, häufig
Mittel	Kann auftreten, jedoch nicht häufig
Niedrig	Unwahrscheinliches Auftreten, selten, fernliegend

Unter Verwendung der Wahrscheinlichkeit als Zeilen und des Schweregrades des Schadens als Spalten wird eine 3 × 3-Matrix erzeugt. Die abgeschätzten Risiken (R_1, R_2, R_3, ...) werden in die entsprechenden Zellen eingetragen. Das Ergebnis ist in Bild D.2 dargestellt.

DIN EN ISO 14971:2013-04
EN ISO 14971:2012 (D)

		Qualitative Schweregrade		
		Vernachlässigbar	Mäßig	Bedeutsam
Qualitative Wahrscheinlichkeitsgrade	Hoch	R_1	R_2	
	Mittel		R_4	R_5, R_6
	Niedrig		R_3	

Bild D.2 — Beispiel einer qualitativen 3 × 3-Matrix zur Risikobewertung

D.3.4.2 Halbquantitative Analyse

Hier ist ein Beispiel einer halbquantitativen Analyse. Die Skale ist halbquantitativ, weil der Wert für die Wahrscheinlichkeit nicht genau bestimmt worden ist, jedoch bekannt ist, dass er innerhalb eines abgeschätzten Bereichs (wie einer Größenordnung) liegt. Es erfolgen Beurteilungen der relativen Werte für die Schweregrade, aber es wird kein Versuch unternommen, eine numerische Skale aufzustellen. In der Praxis wird der Schweregrad wegen der Schwierigkeit beim Vergleich des Wertes eines Todesfalls mit dem einer dauernden Behinderung oder einer Schädigung, die chirurgisches Eingreifen verlangt, selten quantifiziert.

In diesem Beispiel wird eine 5 × 5-Matrix verwendet. Die Niveaus der Wahrscheinlichkeit und des Schweregrades sind in Tabelle D.3 bzw. Tabelle D.4 definiert.

Tabelle D.3 — Beispiel von fünf qualitativen Schweregraden

Übliche Begriffe	Mögliche Beschreibung
Katastrophal	Führt zum Tod des Patienten
Kritisch	Führt zu dauernder Behinderung oder einer lebensbedrohlichen Schädigung
Ernst	Führt zu einer Schädigung oder Behinderung, die ein sachkundiges medizinisches Eingreifen erfordert
Gering	Führt zu einer zeitweiligen Schädigung oder Behinderung, die kein sachkundiges medizinisches Eingreifen erfordert
Vernachlässigbar	Unannehmlichkeiten oder zeitweilige Beschwerden

Tabelle D.4 — Beispiele halbquantitativer Wahrscheinlichkeitsniveaus

Übliche Begriffe	Beispiele des Wahrscheinlichkeitsbereichs
Häufig	$\geq 10^{-3}$
Wahrscheinlich	$< 10^{-3}$ und $\geq 10^{-4}$
Gelegentlich	$< 10^{-4}$ und $\geq 10^{-5}$
Fernliegend	$< 10^{-5}$ und $\geq 10^{-6}$
Unwahrscheinlich	$< 10^{-6}$

DIN EN ISO 14971:2013-04
EN ISO 14971:2012 (D)

Die Definitionen für die Wahrscheinlichkeit können für unterschiedliche Produktfamilien verschieden sein. Zum Beispiel kann ein Hersteller einen Satz von Definitionen zur Verwendung bei Röntgengeräten wählen, aber einen anderen Satz von Definitionen für sterile Kleidung zum Einmalgebrauch anwenden. Es werden unterschiedliche Maße der Wahrscheinlichkeit abhängig von der Anwendungsart geeignet sein. Die Skalen für die Wahrscheinlichkeit können enthalten „Wahrscheinlichkeit des Schadens je Gebrauch", „Wahrscheinlichkeit des Schadens je Produkt", „Wahrscheinlichkeit des Schadens je Gebrauchsstunde" usw.

Es gibt mehrere signifikante Faktoren und statistische Angaben, die für die Analyse der Wahrscheinlichkeit des Auftretens wichtig sind. Zu diesen statistischen Angaben gehören folgende, ohne auf sie begrenzt zu sein:

— wie oft wird ein bestimmtes Medizinprodukt angewendet?

— welches ist die Lebensdauer des Medizinprodukts?

— welches sind die Populationen der Anwender und Patienten?

— welches ist die Anzahl der Anwender bzw. Patienten?

— wie lange und unter welchen Umständen unterliegt der Anwender bzw. Patient der Exposition?

Die abgeschätzten Risiken (R_1, R_2, R_3, ...) werden in die entsprechenden Zellen eingetragen.

Ein Beispiel einer vervollständigten 5 × 5-Matrix ist in Bild D.3 dargestellt.

		Qualitative Schweregrade				
		Vernach-lässigbar	Gering	Ernst	Kritisch	Katastrophal
Halbquantitative Wahrscheinlich-keitsgrade	Häufig					
	Wahrscheinlich	R_1	R_2			
	Gelegentlich		R_4		R_5	R_6
	Fernliegend					
	Unwahrscheinlich			R_3		

Bild D.3 — Beispiel einer halbquantitativen Matrix zur Risikobewertung

Es können andere Matrizes als 3 × 3 oder 5 × 5 verwendet werden; jedoch können Matrizes mit mehr als fünf Graden signifikant mehr Daten erfordern, damit es möglich ist, zwischen den unterschiedlichen Graden sinnvoll zu unterscheiden. Die Begründungen für die Wahl von Matrizes und ihre Ergebnispunktwerte sollten dokumentiert werden. Es ist zu beachten, dass Matrizes mit drei Graden möglicherweise nicht immer ausreichend genau für eine angemessene Entscheidungsfindung sind. Wenn auch die obigen Beispiele Matrizes von 3 × 3 und 5 × 5 waren, gibt es keine Notwendigkeit, dass diese Matrizes ausgeglichen sind. Eine Matrix von 4 × 5 kann zum Beispiel für einen gegebenen Anwendungszweck geeignet sein.

DIN EN ISO 14971:2013-04
EN ISO 14971:2012 (D)

D.4 Risikobewertung und Risikoakzeptanz

Diese Internationale Norm legt keine vertretbaren Risiken fest. Diese Entscheidung wird dem Hersteller überlassen. Zu den Verfahren der Bestimmung eines vertretbaren Risikos gehören die folgenden, ohne darauf begrenzt zu sein:

— die Anwendung relevanter Normen, die Anforderungen festlegen, deren Durchsetzung die Erreichung der Akzeptanz für bestimmte Arten von Medizinprodukten oder bestimmte Risiken bedeutet;

— der Vergleich mit Risikograden, die bei bereits in Gebrauch befindlichen Medizinprodukten offenkundig sind;

— die Auswertung der Daten aus klinischen Studien, besonders bei neuen Techniken oder neuen Zweckbestimmungen,

unter Berücksichtigung des Standes der Technik und verfügbarer Angaben wie zur Technik und Praxis, der zum Zeitpunkt der Produktgestaltung vorhanden ist.

„Stand der Technik" wird hier verwendet, um auszudrücken, was gegenwärtig und allgemein anerkannt als Gute Praxis gilt. Es können unterschiedliche Verfahren zur Bestimmung des „Standes der Technik" für ein bestimmtes Medizinprodukt verwendet werden. Beispiele sind:

— für das gleiche Produkt oder ähnliche Produkte verwendete Normen;

— die beste Praxis, wie sie bei anderen Produkten des gleichen oder ähnlichen Typs angewendet wird;

— die Ergebnisse anerkannter wissenschaftlicher Forschung.

Stand der Technik bedeutet nicht unbedingt die technisch fortgeschrittenste Lösung.

Es ist hinreichend erwiesen, dass die Wahrnehmung von Risiken oftmals von empirisch bestimmten Risikoabschätzungen abweicht. Aus diesem Grund sollte die Risikowahrnehmung eines breiten Querschnitts der beteiligten Seiten berücksichtigt werden, wenn darüber zu entscheiden ist, welches Risiko vertretbar ist. Um die Erwartungen der Öffentlichkeit zu erfüllen, könnte es erforderlich sein, bestimmten Risiken ein zusätzliches Gewicht zu verleihen. In einigen Fällen könnte die einzige Option sein, daran zu denken, dass festgestellte Sorgen der interessierten Kreise die Werte der Gesellschaft widerspiegeln und dass diese Besorgnisse berücksichtigt wurden, als der Hersteller die oben angeführten Verfahren angewendet hat.

Ein Weg der Anwendung von Akzeptanzkriterien ist die Anzeige in einer Matrix, wie in Bild D.4 und D.5, welche Kombinationen von Schadenswahrscheinlichkeit und Schadensschwere vertretbar oder unvertretbar sind. Derartige Diagramme sind gewöhnlich, aber nicht immer spezifisch für ein Produkt und dessen spezielle vorgesehene Verwendung.

		Qualitative Schweregrade		
		Vernachlässigbar	Mäßig	Bedeutsam
Qualitative Wahrscheinlichkeitsgrade	Hoch	R_1	R_2	
	Mittel		R_4	R_5, R_6
	Niedrig		R_3	

Legende: Nicht vertretbares Risiko / Vertretbares Risiko

Bild D.4 — Beispiel einer qualitativen 3 × 3-Matrix zur Risikobewertung

		Qualitative Schweregrade				
		Vernachlässigbar	Gering	Ernst	Kritisch	Katastrophal
Halbquantitative Wahrscheinlichkeitsgrade	Häufig					
	Wahrscheinlich	R_1	R_2			
	Gelegentlich		R_4		R_5	R_6
	Fernliegend					
	Unwahrscheinlich			R_3		

Legende: Nicht vertretbares Risiko / Vertretbares Risiko

Bild D.5 — Beispiel einer halbquantitativen Matrix zur Risikobewertung

Es wird auch angemerkt, dass durch die Herstellererfahrungen der vertretbare Bereich der Matrix weiter unterteilt werden kann (z. B. bedeutungslos, weitere Risikominderung ist zu untersuchen). Siehe D.8.5.

DIN EN ISO 14971:2013-04
EN ISO 14971:2012 (D)

D.5 Risikobeherrschung

D.5.1 Analyse der Optionen der Risikobeherrschung

Es gibt mehrere Ansätze zur Risikominderung, die allein oder in gegenseitiger Kombination angewendet werden können. Der Gestalter bzw. Ingenieur muss dementsprechend unterschiedliche Optionen untersuchen, wie das Risiko bzw. die Risiken auf eine vernünftig durchführbare Weise auf ein vertretbares Niveau verringert werden kann/können. Das Folgende ist eine nicht erschöpfende Aufstellung von allgemein angewendeten Ansätzen zur Risikobeherrschung.

a) Gestaltung im Hinblick auf direkte Sicherheit durch:

— Beseitigung einer bestimmten Gefährdung;
— Verringerung der Wahrscheinlichkeit des Auftretens des Schadens

oder

— Verringerung der Schwere des Schadens.

b) Zusätzliche Schutzmaßnahmen durch:

— Verwendung automatischer Absperr- oder Sicherheitsventile

oder

— Verwendung optischer oder akustischer Alarme zur Warnung des Bedieners vor gefährdenden Zuständen.

c) Schaffung von Informationen zur Sicherheit durch:

— Unterbringung von Warnhinweisen in der Kennzeichnung des Medizinprodukts;
— Einschränkung der Verwendung oder der Verwendungsbedingungen des Medizinprodukts;
— Mitteilungen über unrichtige Anwendung, mögliche Gefährdungen oder sonstige Angaben, die helfen können, das Risiko zu verringern;
— Förderung der Anwendung persönlicher Schutzausrüstung wie Handschuhe und Brillen, wenn mit toxischen oder gefährdenden Materialien gearbeitet wird;
— Einarbeitung von Informationen über Maßnahmen zur Verringerung des Schadens;
— Schaffung einer Ausbildung für die Bediener zur Verbesserung ihrer Leistung oder ihrer Fähigkeiten beim Aufdecken von Fehlern

oder

— Festlegung der erforderlichen Wartung und der Wartungsabstände, der höchsten zu erwartenden Betriebsdauer des Produkts oder wie das Medizinprodukt richtig entsorgt wird.

Die Ansätze a) bis c) sind im Hinblick auf ihre allgemein anerkannte Wirksamkeit bei der Verringerung von Risiken in absteigender Reihenfolge aufgeführt. Der Gestalter bzw. Ingenieur sollte diese und weitere Faktoren berücksichtigen, bevor Entscheidungen getroffen werden, welche Kombination von Maßnahmen angewendet werden wird.

D.5.2 Bestandteile und Produkte, die nicht nach ISO 14971 gestaltet sind

Es wird anerkannt, dass der Hersteller nicht in der Lage sein könnte, alle in dieser Internationalen Norm festgelegten Verfahren für jedes Bestandteil des Medizinprodukts wie firmenspezifische Bauteile, Teilsysteme nicht-medizinischer Herkunft und Medizinprodukte, die vor der Veröffentlichung dieser Internationalen Norm ausgelegt wurden, zu befolgen. In diesem Fall sollte der Hersteller das Erfordernis zusätzlicher Risikobeherrschungsmaßnahmen besonders berücksichtigen.

DIN EN ISO 14971:2013-04
EN ISO 14971:2012 (D)

D.5.3 Beispiele für die Risikobeherrschung

In Bild D.6 sind einige Beispiele von Risikobeherrschungsmaßnahmen aufgeführt, die allgemein angewendet werden. Die Entscheidung, eine dieser Maßnahmen anzuwenden, ist produkt- und verfahrensspezifisch.

Produkt/ Verfahren	Beispielgeräte	Gefährdung	Direkte sichere Gestaltung	Schutzmaßnahme	Informationen zur Sicherheit
Medizinprodukt zum Einmalgebrauch	Katheter	Biologische (Kreuz-)Kontamination	Selbstzerstörung nach der Verwendung	Eindeutige Anzeige nach der ersten Verwendung	Warnhinweis gegen Wiederverwendung und die nachteiligen Auswirkungen, die durch irgendeine solche Wiederverwendung auftreten könnten
Aktives Implantat	Herzschrittmacher	Elektrische Felder	Verwendung nicht elektrischer Antriebe und Steuerungen	Verwendung von Differentialverstärkern und zusätzlichen Filteralgorithmen	Warnhinweis über allgemein anzutreffende Gefährdungssituationen
Medizinprodukt zur In-vitro-Diagnostik	Blutanalysator	Unrichtiges Ergebnis durch systematischen Fehler des Verfahrens	Rückverfolgbare Kalibratoren einsetzen	Rückverfolgbare Genauigkeitskontrollen einsetzen	Anwender über unvertretbare Abweichungen von zugeordneten Werten informieren
Software	Verwaltung von Patientendaten	Fehlerhafte Daten	Software mit hoher Integrität	Verwendung von Prüfsummen	Warnhinweis für den Anwender auf dem Bildschirm
Dampfsterilisation	Biopsiegerät, Operationspinzette	Hohe Temperatur (Materialverschlechterung)	Verwendung von Werkstoffen, die mit hohen Temperaturen verträglich sind	Überwachung und Aufzeichnung von Druck und Temperatur	Anweisungen zu Verpackung und Beladung

Bild D.6 — Einige Beispiele für Risikobeherrschungsmaßnahmen

D.5.4 Herstellungsprozesse und Risikobeherrschung

Der Mangel an Kontrolle des Herstellungsprozesses kann Sicherheitsanforderungen des Medizinprodukts beeinträchtigen, zum Beispiel durch:

— Einschleppung von Rückständen oder unerwünschten Teilchen;

— Beeinträchtigung entscheidender physikalischer und chemischer Materialeigenschaften wie Oberflächenbeschichtung, Zugfestigkeit, Widerstandsfähigkeit gegen Alterung, Homogenität usw.;

— Überschreitung entscheidender Grenzabmaße

oder

— Beeinträchtigung der Unversehrtheit der Löt-, Klebe- oder sonstigen Verbindungen von Bauteilen.

DIN EN ISO 14971:2013-04
EN ISO 14971:2012 (D)

Es ist wichtig, die Elemente des Herstellungsprozesses festzustellen, um ein oder mehrere solche Risiken zu beherrschen.

Einige dieser Risiken werden am wirksamsten durch sorgfältige Beachtung des Herstellungsprozesses beherrscht. In diesen Fällen können Techniken wie die Gefahrenanalyse an kritischen Kontrollpunkten (Hazard Analysis Critical Control Points, HACCP) nützlich sein (siehe G.6).

D.5.5 Normen und Risikobeherrschung

Durch Anwendung einer Norm kann der Hersteller die Aufgabe des Analysierens des verbleibenden Restrisikos vereinfachen, es muss jedoch betont werden, dass Normen möglicherweise nicht alle mit einem Produkt zusammenhängenden Risiken behandeln.

Viele Normen behandeln die produkteigene Sicherheit, Schutzmaßnahmen und Informationen zur Sicherheit bei Medizinprodukten. Wenn relevante Sicherheitsnormen vorhanden sind, können sie einige oder alle der Risiken behandeln, mit denen bei einem bestimmten Medizinprodukt umgegangen werden muss. Es wird angenommen, dass bei Fehlen des objektiven Beweises für das Gegenteil die Erfüllung der Anforderungen der jeweiligen Normen dazu führt, dass bestimmte Risiken auf ein vertretbares Maß verringert werden; die Verantwortung für den Nachweis, dass dieses bei einem bestimmten Medizinprodukt der Fall ist, liegt jedoch beim Hersteller.

D.6 Risiko-Nutzen-Analyse

D.6.1 Allgemeines

Durch diese Internationale Norm wird keine Risiko-Nutzen-Analyse für jedes Risiko gefordert. Eine Risiko-Nutzen-Analyse wird verwendet, um die Berechtigung für ein Risiko zu liefern, nachdem alle praktisch durchführbaren Maßnahmen zur Verringerung des Risikos angewendet wurden. Falls das Risiko nach Anwendung dieser Maßnahmen immer noch nicht als vertretbar beurteilt wird, ist eine Risiko-Nutzen-Analyse erforderlich, um festzustellen, ob das Medizinprodukt mit Wahrscheinlichkeit mehr Nutzen als Schaden bietet.

Im Allgemeinen muss die Konstruktion aufgegeben werden, wenn alle durchführbaren Risikobeherrschungsmaßnahmen nicht ausreichen, um die Kriterien für die Risikoakzeptanz im Risikomanagementplan zu erfüllen. In einigen Fällen können jedoch größere Risiken berechtigt sein, falls sie durch den erwarteten Nutzen bei der Anwendung des Produkts überwogen werden. Diese Internationale Norm gestattet den Herstellern die Gelegenheit, eine Risiko-Nutzen-Analyse durchzuführen, um zu bestimmen, ob das Restrisiko auf der Grundlage des Nutzens vertretbar ist.

Die Entscheidung, ob Risiken durch Nutzen überwogen werden, ist im Wesentlichen eine Sache der Beurteilung durch erfahrene und auf dem aktuellen Wissensstand stehende Personen. Eine wichtige Überlegung bei der Akzeptanz eines Restrisikos besteht darin, ob erwarteter klinischer Nutzen durch die Anwendung alternativer Konstruktionslösungen oder therapeutischer Wahlmöglichkeiten erreicht werden kann, die verhindern, dass sie einem Risiko ausgesetzt sind oder das Gesamtrisiko vermindern. Vor der Betrachtung des Nutzens sollte die Ausführbarkeit einer weiteren Risikominderung berücksichtigt werden (siehe D.8.4). Diese Internationale Norm erklärt, wie Risiken festgestellt werden können, so dass eine zuverlässige Risikoabschätzung erfolgen kann. Unglücklicherweise gibt es keinen genormten Ansatz zur Abschätzung des Nutzens.

D.6.2 Abschätzung des Nutzens

Der durch ein Medizinprodukt entstehende Nutzen steht mit der Wahrscheinlichkeit und dem Ausmaß der Verbesserung der Gesundheit in Beziehung, die/das von seiner Anwendung erwartet wird. Der Nutzen kann aus der Kenntnis von Dingen wie

— der bei der klinischen Anwendung erwarteten Leistung,

— dem aus dieser Leistung erwarteten klinischen Ergebnis,

— relevanten Faktoren für Risiken und Nutzen anderer Behandlungsoptionen abgeschätzt werden.

52

DIN EN ISO 14971:2013-04
EN ISO 14971:2012 (D)

Das Vertrauen in die Nutzenabschätzung hängt erheblich von der Zuverlässigkeit der Beweise ab, die sich auf diese Faktoren beziehen. Dazu gehört die Erkenntnis, dass wahrscheinlich ein Bereich möglicher Ergebnisse vorliegt, und Faktoren wie die folgenden müssen berücksichtigt werden:

— Es wird schwierig sein, unterschiedliche Ergebnisse zu vergleichen, z. B. was ist schlimmer, Schmerzen oder der Verlust der Mobilität? Unterschiedliche Ergebnisse können aus den Nebenwirkungen herrühren, die gegenüber dem ursprünglichen Problem sehr unterschiedlich sein können.

— Es ist schwierig, instabile Ergebnisse zu berücksichtigen. Diese können sich sowohl aus der Erholungsdauer als auch aus Langzeitwirkungen ergeben.

Wegen der Schwierigkeiten eines exakten Ansatzes ist es im Allgemeinen erforderlich, vereinfachende Annahmen zu machen. Deshalb wird es sich üblicherweise als zweckmäßig erweisen, sich auf die wahrscheinlichsten Ergebnisse für jede Option sowie die zu konzentrieren, die die günstigsten oder ungünstigsten sind. Weiter kann man nach überwiegenden Auswirkungen suchen und die Anzahl der zu berücksichtigenden Optionen verringern.

Eine Abschätzung des klinischen Nutzens kann zwischen unterschiedlichen Stadien des Konstruktionszyklus ausgeprägt abweichend sein. Falls zuverlässige klinische Daten zur Verfügung stehen, die die durchgängige Leistung und Wirksamkeit des Produkts nachweisen, kann der klinische Nutzen mit Vertrauen abgeschätzt werden. In Fällen, in denen die klinischen Daten quantitativ oder qualitativ begrenzt sind, wird der Nutzen mit größerer Unsicherheit aus allen verfügbaren relevanten Informationen abgeschätzt. Zum Beispiel ist es manchmal bereits früh im Verfahren erforderlich, den erwarteten Grad der Gesundheitsverbesserung aus der Absicht der Gestaltung abzuschätzen; bei Fehlen relevanter klinischer Daten muss die Wahrscheinlichkeit der Erreichung der vorgesehenen Leistung und der gewünschten klinischen Wirkung durch Verweisung auf Qualitätssicherungsmaßnahmen und Leistungsmerkmale *in vitro* oder *in vivo* vorausgesagt werden.

Wo bedeutende Risiken vorliegen und bei der Abschätzung des Nutzens ein hoher Grad der Unsicherheit besteht, wird es erforderlich sein, die voraussichtliche Leistung oder Wirksamkeit so bald wie möglich durch eine Studie mit einem Ersatzgerät oder eine klinische Untersuchung zu verifizieren. Dies ist wesentlich für die Bestätigung, dass der Ausgleich zwischen Risiko und Nutzen wie erwartet ist, und für die Verhinderung der ungerechtfertigten Exposition von Patienten gegenüber einem großen Restrisiko. In ISO 14155-1 [10] und ISO 14155-2 [11] sind Verfahren zur Durchführung und der Leistung klinischer Untersuchungen von Medizinprodukten festgelegt.

D.6.3 Kriterien für Risiko-Nutzen-Beurteilungen

Die an Risiko-Nutzen-Beurteilungen Beteiligten sind dafür verantwortlich, den technischen, klinischen, durch Vorschriften gegebenen, ökonomischen, soziologischen und politischen Zusammenhang ihrer Entscheidungen zum Risikomanagement zu verstehen und zu berücksichtigen. Dazu kann eine Interpretation der in geltenden Vorschriften oder Normen festgelegten grundlegenden Anforderungen gehören, da sie das fragliche Produkt unter den vorgesehenen Anwendungsbedingungen einsetzen. Da diese Art der Analyse äußerst produktspezifisch ist, ist eine weitere Anleitung allgemeiner Art nicht möglich. Stattdessen kann vorausgesetzt werden, dass die in bestimmte Produkte oder Risiken behandelnden Normen festgelegten Anforderungen an die Sicherheit mit einem vertretbaren Risikograd übereinstimmen, besonders dort, wo die Verwendung dieser Normen durch das herrschende System von Vorschriften gebilligt wird. Es ist anzumerken, dass eine klinische Forschung nach einem gesetzlich anerkannten Verfahren für die Verifizierung erforderlich sein könnte, dass der Ausgleich zwischen medizinischem Nutzen und Restrisiko vertretbar ist.

DIN EN ISO 14971:2013-04
EN ISO 14971:2012 (D)

D.6.4 Vergleich von Risiko und Nutzen

Ein direkter Vergleich von Risiken und Nutzwirkungen ist nur valide, falls eine gemeinsame Skale angewendet wird. Falls diese benutzt wird, kann der Vergleich von Risiko und Nutzen quantitativ ausgewertet werden. Indirekte Risiko-Nutzen-Vergleiche verwenden keine gemeinsame Skale und werden qualitativ ausgewertet. Ob sie nun quantitativ oder qualitativ sind, sollte bei Risiko-Nutzen-Vergleichen Folgendes berücksichtigt werden.

— Zunächst wird eine Literaturnachsuche nach der bzw. den Gefährdung(en) und der in Frage stehenden Produktklasse wesentliche Einsichten in das Verhältnis von Nutzen und Risiko verschaffen.

— Produkte mit hohem Nutzen und hohem Risiko stehen üblicherweise für die beste verfügbare Technik, die eine medizinische Nutzwirkung liefert, aber das Risiko einer Schädigung oder Erkrankung nicht vollkommen beseitigt. Deshalb ist für eine genaue Risiko-Nutzen-Analyse ein Verständnis des aktuellen Technik erforderlich, soweit sie sich auf die medizinische Praxis bezieht. Der Risiko-Nutzen-Vergleich kann als Vergleich zu anderen in Verkehr gebrachten Produkten angegeben werden.

— Für die Validierung, dass ein Produkt vertretbare Risiko-Nutzen-Kriterien erfüllt, ist oft eine klinische Prüfung erforderlich. Die klinische Prüfung kann Nutzwirkungen und Risiken quantitativ erfassen. Auch die Akzeptanz durch die Gesellschaft, d. h. für Patienten, Anwender und praktizierende Ärzte, kann in einer klinischen Studie behandelt werden.

— Bei Produkten mit hohem Nutzen und hohem Risiko sollte die Kennzeichnung den jeweiligen Anwendern, Patienten und praktizierenden Ärzten angemessene Informationen übermitteln, damit sichergestellt wird, dass diese Personen vor der Anwendung sachgerechte Risiko-Nutzen-Entscheidungen treffen können.

— Für Produkte mit hohem Nutzen und hohem Risiko bestehen im typischen Fall zusätzliche Anforderungen durch Vorschriften, die vor dem Inverkehrbringen erfüllt werden müssen.

Vor der Freigabe eines neuen oder überarbeiteten Produkts, bei dem eine Risiko-Nutzen-Analyse erforderlich ist, sollte der Hersteller die sich auf die Risiko-Nutzen-Bestimmung beziehenden verfügbaren Informationen zusammenfassen und, wo anwendbar, die Risiko-Nutzen-Schlussfolgerungen mit ihren Begründungen dokumentieren. Eine Anleitung für die Durchführung einer Literatursuche klinischer Daten kann in ISO 14155-1:2003, Anhang A [10] gefunden werden.

D.6.5 Beispiele von Risiko-Nutzen-Entscheidungen

BEISPIEL 1 Wenn die Rückkehrelektrode eines Geräts für die Hochfrequenzchirurgie am Patienten unrichtig angebracht ist, können Verbrennungen auftreten. Obgleich die Einhaltung der relevanten Produktnorm die Wahrscheinlichkeit solcher Verbrennungen auf ein Mindestmaß herabsetzt, kommen sie noch vor. Dennoch überwiegt der Nutzen der Anwendung eines Geräts für die Hochfrequenzchirurgie im Vergleich mit anderen chirurgischen Techniken das Restrisiko von Verbrennungen.

BEISPIEL 2 Obgleich bekannt ist, dass die Anwendung von Röntgenstrahlen bei Patienten Schäden verursacht, rechtfertigt die klinische Wirksamkeit der konventionellen diagnostischen Bildgebung fast immer deren Anwendung. Dennoch bleiben die unerwünschten Wirkungen der Strahlung auf den Patienten nicht unbeachtet. Es bestehen Normen zur Minimierung einer unnötigen Aussetzung der Patienten gegenüber Strahlung, was die Risiko-Nutzen-Entscheidung verwirklichen lässt. Wenn eine neue Anwendung ionisierender Strahlung bei der diagnostischen Bildgebung überlegt wird und bestehende Normen nicht anwendbar sind, sollte der Hersteller verifizieren, dass die Ergebnisse der Risiko-Nutzen-Analyse mindestens so günstig sind wie die bei alternativen Produkten und Behandlungen.

BEISPIEL 3 Wenn sie einmal implantiert sind, können einige Bestandteile von Gehörschneckenimplantaten wie der Empfängerstimulator des Implantats mit Elektrodenanordnung nicht leicht ersetzt werden. Sie sind dafür vorgesehen, auf Lebenszeit implantiert zu bleiben und müssen über Jahre und sogar Jahrzehnte zuverlässig funktionieren. (Dies ist eine besonders wichtige Überlegung im Fall eines jungen Erwachsenen oder eines Kindes.) Hinsichtlich spezifischer Versagensmechanismen kann eine beschleunigte Zuverlässigkeitsprüfung dieser Bauteile durchgeführt werden. Eine Validierung der Zuverlässigkeit von Bauteilen, die Jahrzehnte halten müssen, ist jedoch nicht durchführbar. Deshalb muss das Gesamt-Restrisiko einschließlich des Risikos des Geräteversagens gegen den Nutzen abgewogen werden, den das Potenzial für eine Hörverbesserung leistet. Das Gesamt-Restrisiko wird von der abgeschätzten Zuverlässigkeit der Bauteile und dem Vertrauen abhängen, das in die Zuverlässigkeitsschätzwerte für die Bauteile gesetzt werden kann, die nicht validiert werden können. In einigen Fällen wird das Restrisiko den Nutzen überwiegen, in anderen Fällen wird der Nutzen das Risiko überwiegen.

54

D.7 Bewertung des Gesamt-Restrisikos

D.7.1 Allgemeines

Die Bewertung des Gesamt-Restrisikos ist der Punkt, an dem das Restrisiko aus einer umfassenden Perspektive betrachtet wird. Der Hersteller muss überlegen, wie das verbleibende Restrisiko im Hinblick auf die Akzeptanzkriterien zu bewerten ist.

Die Bewertung des Gesamt-Restrisikos muss durch Personen erfolgen, die das Wissen, die Erfahrung und die Befugnis zur Durchführung solcher Aufgaben haben. Es ist oft wünschenswert, Anwendungsfachleute mit Kenntnissen und Erfahrungen über das Medizinprodukt einzubeziehen (siehe 3.3).

Es gibt kein bevorzugtes Verfahren zur Bewertung des Gesamt-Restrisikos und der Hersteller ist für die Festlegung eines geeigneten Verfahrens verantwortlich. Es werden einige mögliche Techniken zusammen mit Überlegungen über deren Wahl aufgeführt.

D.7.2 Ereignisbaumanalyse

Eine spezifische Abfolge von Ereignissen kann zu mehreren unterschiedlichen Einzelrisiken führen, von denen jedes zum Gesamt-Restrisiko beiträgt. Zum Beispiel kann die Wiederverwendung eines Produkts zum Einmalgebrauch mit einer Wiederinfektion, dem Auslaugen toxischer Substanzen, einem mechanischen Versagen durch Alterung und biologisch unverträglichen Desinfektionsmittelrückständen verbunden sein. Ein Ereignisbaum kann ein geeignetes Verfahren zur Analyse dieser Risiken sein. Die einzelnen Restrisiken müssen gemeinsam erwogen werden, um festzustellen, ob das Gesamt-Restrisiko vertretbar ist.

D.7.3 Überprüfung sich widersprechender Anforderungen

Risikobeherrschungsmaßnahmen, die für Einzelrisiken angemessen sind, können zu sich widersprechenden Anforderungen führen; z. B. könnte ein Warnhinweis hinsichtlich des Risikos, dass ein bewusstloser Patient von einem Patiententisch fallen kann, lauten „lassen Sie einen bewusstlosen Patienten nie unbeaufsichtigt"; dies könnte einem Warnhinweis „schalten Sie die Röntgenstrahlen in Entfernung vom Patienten ein" widersprechen, der dazu vorgesehen ist, einen Bediener vor der Einwirkung von Röntgenstrahlen zu schützen.

D.7.4 Fehlerbaumanalyse

Die Schädigung eines Patienten oder Anwenders kann aus unterschiedlichen Gefährdungssituationen herrühren (siehe Anhang E). In diesen Fällen ist Grundlage der Wahrscheinlichkeit des Schadens, die zur Identifizierung des Gesamt-Restrisikos verwendet wird, eine Kombination der einzelnen Wahrscheinlichkeiten. Eine Fehlerbaumanalyse kann ein geeignetes Verfahren zur Ableitung der kombinierten Schadenswahrscheinlichkeit sein.

D.7.5 Überprüfung von Warnhinweisen

Ein für sich selbst betrachteter Warnhinweis könnte eine angemessene Risikoverringerung schaffen, jedoch können zu viele Warnhinweise die Wirkung von Einzelwarnungen verringern. Es kann eine Analyse erforderlich sein, um zu beurteilen, ob sich zu sehr auf Warnhinweise verlassen wird sowie die Auswirkungen, die ein solches übermäßiges Verlassen auf die Warnungen auf die Risikoverringerung und das Gesamt-Restrisiko haben könnte.

D.7.6 Überprüfung der Betriebsanweisungen

Bei einem Überdenken aller Betriebsanweisungen für das Produkt kann entdeckt werden, dass die Informationen widersprüchlich oder zu schwierig zu befolgen sind.

DIN EN ISO 14971:2013-04
EN ISO 14971:2012 (D)

D.7.7 Vergleich von Risiken

Ein anderes Verfahren wäre der Vergleich der zusammengetragenen Einzel-Restrisiken, die durch das Produkt verursacht werden, mit denen bei ähnlichen vorhandenen Produkten, z. B. Risiko nach Risiko unter Berücksichtigung unterschiedlicher Verwendungszusammenhänge. Bei solchen Vergleichen sollte sorgfältig vorgegangen werden, damit aktualisierte Angaben über nachteilige Ereignisse bei den vorhandenen Produkten verwendet werden.

D.7.8 Überprüfung durch Anwendungsfachleute

Eine Beurteilung der für den Patienten mit der Anwendung des Produkts verbundenen Nutzwirkungen kann erforderlich sein, um die Akzeptanz des Produkts nachzuweisen. Ein Ansatz könnte die Gewinnung einer neuen Sicht auf das Gesamt-Restrisiko durch Einsatz von Anwendungsfachleuten sein, die an der Entwicklung des Produkts nicht direkt beteiligt waren. Die Anwendungsfachleute würden die Akzeptanz der Gesamt-Restrisiken unter Berücksichtigung von Gesichtspunkten wie der Gebrauchstauglichkeit bewerten, indem sie das Produkt in einem repräsentativen klinischen Umfeld anwenden. Dann könnte die Bewertung des Produkts im klinischen Umfeld die Akzeptanz bestätigen.

D.8 Ansatz „des so gering wie vernünftigerweise Praktikablen"

D.8.1 Allgemeines

Bei der Festlegung der Politik für die Akzeptanz von Risiken könnte der Hersteller es bequem finden, einen Ansatz „des so gering wie vernünftigerweise Praktikablen" anzuwenden.

Nach Anwendung einer bestimmten Option für die Risikobeherrschung gibt es drei mögliche Ergebnisse:

a) das Restrisiko überschreitet das Kriterium des Herstellers für die Akzeptanz des Risikos;

b) das Restrisiko ist vertretbar, weil es so gering ist, dass es vernachlässigt werden kann

oder

c) das Restrisiko liegt zwischen den beiden in a) und b) beschriebenen Zuständen. Bei diesen Risiken ist das Restrisiko für die Option vertretbar, die das Risiko auf das niedrigste erreichbare Niveau verringert, wobei an die sich aus seiner Akzeptanz ergebenden Nutzwirkungen zu denken ist und die Kosten für irgendeine weitere Verringerung zu berücksichtigen sind.

Der Ansatz des so gering wie vernünftigerweise Praktikablen kann als Teil der Analyse von Optionen der Risikobeherrschung (6.2) angewendet werden. Bei Risiken, für die die Wahrscheinlichkeit nicht abgeschätzt werden kann, würde üblicherweise der Ansatz „des so gering wie vernünftigerweise Praktikablen" verwendet werden.

D.8.2 Risikoniveaus

Unterhalb eines bestimmten Niveaus wird das Restrisiko als so unbedeutend angesehen, dass es mit den täglichen Risiken vergleichbar ist, denen wir alle ausgesetzt sind und die wir tolerieren. Solche Risiken können als vernachlässigbar bezeichnet werden.

Es ist ein bedeutender Unterschied zwischen den Restrisiken zu machen, die so niedrig sind, dass sich deren Betrachtung erübrigt, und den Restrisiken, die größer als die anderen, jedoch vertretbar sind aufgrund der mit ihnen in Zusammenhang stehenden Vorteile und der Unmöglichkeit, die Risiken zu vermindern.

Bei der Abschätzung eines Risikos ist zuerst zu fragen, ob das Risiko bereits vernachlässigbar ist und folglich keine Notwendigkeit besteht, Optionen zur Risikoverringerung zu untersuchen. Diese Entscheidung wird für jedes Risiko einmal getroffen.

56

D.8.3 Analyse der Optionen zur Risikobeherrschung

Optionen der Risikoverringerung werden für jedes Risiko untersucht, das nicht vernachlässigbar ist. Die Risikoverringerung könnte praktisch durchführbar sein oder nicht, aber sie sollte erwogen werden. Die möglichen Ergebnisse sind:

— eine oder mehrere Risikobeherrschungsmaßnahmen verringern das Risiko auf ein unbedeutendes Niveau und es ist nicht erforderlich, es weiter zu berücksichtigen

oder

— unabhängig davon, ob eine gewisse Risikoverringerung möglich ist, ist es praktisch nicht durchführbar, es bis auf ein vernachlässigbares Niveau zu verringern.

Jedes spezifische Restrisiko, das nach Anwendung der Risikobeherrschungsmaßnahmen verbleibt, sollte unter Anwendung der im Risikomanagementplan festgelegten Kriterien bewertet werden. Falls das Restrisiko das Kriterium des Herstellers für die Akzeptanz des Risikos nicht überschreitet und der Ansatz „des so gering wie vernünftigerweise Praktikablen" angewendet worden ist, ist keine weitere Risikoverringerung erforderlich.

D.8.4 Erwägungen zur praktischen Durchführbarkeit

Man könnte denken, dass jedes mit einem Medizinprodukt zusammenhängende Risiko vertretbar wäre, falls die Prognose des Patienten verbessert wird. Das kann nicht als Begründung für die Akzeptanz unnötiger Risiken verwendet werden. Alle Risiken sollten auf das geringste erreichbare Niveau verringert werden, wobei an den Stand der Technik, die Vorteile der Akzeptanz des Risikos und die praktische Durchführbarkeit einer weiteren Minderung zu denken ist.

Die praktische Durchführbarkeit bezieht sich auf die Fähigkeit eines Herstellers, das Risiko zu verringern. Die praktische Durchführbarkeit besteht aus zwei Bestandteilen:

— technische Durchführbarkeit;

— ökonomische Durchführbarkeit.

Die technische Durchführbarkeit bezieht sich auf die Fähigkeit, das Risiko ohne Rücksicht auf die Kosten zu verringern. Folgendes sind wenige Beispiele dafür, wo die technische Durchführbarkeit Fragen aufwirft:

— Einsatz so vieler Warnkennzeichnungen, dass der Anwender in der Bedienung des Medizinprodukts behindert wird;

— vielfache Alarme, die Verwirrung schaffen;

— Mitteilung über zu viele Restrisiken, so dass der Bediener schwierig verstehen kann, welche wirklich wichtig sind;

— übermäßig komplizierte Abläufe bei der Anwendung des Medizinprodukts, so dass die vorgesehene Anwendung beeinträchtigt wird;

— Anwendung von Risikobeherrschungsmaßnahmen, die die vorgesehene Anwendung beeinträchtigen (z. B. die Verringerung der Energieeinspeisung in eine elektrochirurgische Einheit bis unter ihr wirksames Niveau).

DIN EN ISO 14971:2013-04
EN ISO 14971:2012 (D)

Die ökonomische Durchführbarkeit bezieht sich auf die Fähigkeit, das Risiko zu verringern, ohne aus dem Medizinprodukt eine ökonomisch fragwürdiges Vorhaben zu machen. Zu diesen Entscheidungen gehören notwendigerweise Kompromisse zwischen der Akzeptanz von Risiken und der Verfügbarkeit von Behandlungen oder Diagnostik. Begleiterscheinungen wie Kosten und Verfügbarkeit werden bei der Entscheidung darüber berücksichtigt, was bis zu einem bestimmten Ausmaß durchführbar ist, der sich auf die Erhaltung, Förderung oder Verbesserung der menschlichen Gesundheit auswirkt. Die ökonomische Durchführbarkeit sollte jedoch nicht als Begründung für die Akzeptanz unnötiger Risiken verwendet werden. Folgendes ist ein Beispiel, in dem die ökonomische Durchführbarkeit Fragen aufwirft:

— Verdoppelung jedes entscheidenden Bestandteils in einem Defibrillator.

Risiken, die das Kriterium des Herstellers für die Akzeptanz des Risikos nahezu überschreiten, sollten üblicherweise sogar mit beträchtlichen Kosten verringert werden. In der Nähe des vernachlässigbaren Bereichs könnte eine weitere Risikoverringerung möglicherweise nicht erforderlich sein, außer wenn sie leicht erreichbar ist.

In einigen Fällen wird ein Ansatz „des so gering wie vernünftigerweise Praktikablen" angewendet (z. B. beim Strahlenschutz). In diesem Fall wird die Erreichbarkeit anstelle der praktischen Durchführbarkeit berücksichtigt. In der Tat bedeutet dies, dass nur die technische Erreichbarkeit berücksichtigt und die ökonomische Durchführbarkeit außer Acht gelassen wird.

D.8.5 Beispiel

Bild D.7 ist ein Beispiel eines Risikodiagramms, bei dem der vertretbare Bereich der Matrix weiter unterteilt wurde. Die abgeschätzten Risiken (R_1, R_2, R_3, ...) wurden in die entsprechenden Zellen eingetragen.

		Qualitative Schweregrade				
		Vernach-lässigbar	Gering	Ernst	Kritisch	Katastrophal
	Häufig					
Halbquantitative Wahrscheinlich-keitsgrade	Wahrscheinlich	R_1	R_2			
	Gelegentlich		R_4		R_5	R_6
	Fernliegend					
	Unwahrscheinlich			R_3		

Legende:
- Nicht vertretbares Risiko
- Weitere Risikoverminderung untersuchen
- Vertretbares Risiko

Bild D.7 — Beispiel einer Bewertungs-Matrix in drei Bereichen

DIN EN ISO 14971:2013-04
EN ISO 14971:2012 (D)

Anhang E
(informativ)

Beispiele von Gefährdungen, vorhersehbaren Abfolgen von Ereignissen und Gefährdungssituationen

E.1 Allgemeines

Unterabschnitt 4.3 fordert, dass der Hersteller eine Liste bekannter und vorhersehbarer, mit dem Medizinprodukt zusammenhängender Gefährdungen sowohl unter üblichen als auch unter Fehlerbedingungen zusammenstellt. Unterabschnitt 4.4 fordert vom Hersteller, vorhersehbare Abfolgen von Ereignissen, die Gefährdungssituationen und Schäden verursachen können, zu betrachten. Entsprechend den Definitionen kann eine Gefährdung nicht zu einem Schaden führen, bis eine Abfolge von Ereignissen oder anderen Umständen (einschließlich der Zweckbestimmung) zu einer Gefährdungssituation führt. In diesem Stadium kann das Risiko beurteilt werden durch Abschätzung sowohl des Schweregrades als auch der Wahrscheinlichkeit des Auftretens des Schadens, der entstehen könnte (siehe Bild E.1).

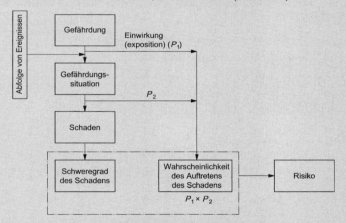

ANMERKUNG P_1 ist die Wahrscheinlichkeit des Auftretens einer Gefährdungssituation.

P_2 ist die Wahrscheinlichkeit einer Gefährdungssituation, die zu Schaden führt.

Bild E.1 — Bildliche Darstellung der Beziehungen zwischen Gefährdung, Abfolge von Ereignissen, Gefährdungssituation und Schaden

Ein guter Ausgangspunkt für diese Zusammenstellung ist eine Übersicht über die Erfahrungen mit der gleichen Art und ähnlichen Arten von Produkten. Bei der Übersicht sollten die eigene Erfahrung eines Herstellers ebenso berücksichtigt werden wie die Erfahrungen anderer Hersteller, wie sie in Datenbanken über nachteilige Ereignisse, Veröffentlichungen und sonstigen zugänglichen Quellen berichtet werden. Diese Art von Übersicht ist besonders nutzbringend für die Identifizierung und listenartige Erfassung typischer Gefährdungssituationen bei einem Produkt und dem damit verbundenen Schaden, der auftreten kann. Als Nächstes können diese Aufstellung und Hilfsmittel wie die Beispielliste in Tabelle E.1 dazu verwendet werden, eine anfängliche Liste von Gefährdungen zusammenzustellen.

DIN EN ISO 14971:2013-04
EN ISO 14971:2012 (D)

Es ist dann möglich, mit der Identifizierung einiger der Abfolgen von Ereignissen zu beginnen, die zusammen mit Gefährdungen zu Gefährdungssituationen und Schäden führen könnten. Da viele Gefährdungen möglicherweise niemals zu Schäden führen würden und aus den weiteren Erwägungen ausgeschlossen werden können, könnte es nutzbringend sein, diese Analyse mit dem Schaden zu beginnen, den das Produkt verursachen könnte, und von da aus nach rückwärts vorzugehen. Obgleich diese Vorgehensweise aus dem beschriebenen Grund nützlich ist, sollte dennoch anerkannt werden, dass dies keine eingehende Analyse ist. Viele Abfolgen von Ereignissen werden nur durch die systematische Anwendung von Techniken der Risikoanalyse festgestellt werden wie den in Anhang G beschriebenen. Die Analyse und die Identifizierung werden weiter durch die vielen auslösenden Ereignisse und Umstände kompliziert, die zu berücksichtigen sind wie die in Tabelle E.2 aufgeführten. So sind mehr als eine Technik der Risikoanalyse und manchmal die Anwendung ergänzender Techniken erforderlich, um eine umfassende Analyse zu vervollständigen. Tabelle E.3 liefert Beispiele über die Beziehungen zwischen Gefährdungen, Abfolgen von Ereignissen, Gefährdungssituationen und Schäden.

Obgleich die Zusammenstellung der Listen der Gefährdungen, Gefährdungssituationen und Ereignisabfolgen so früh wie möglich im Prozess der Gestaltung und Entwicklung abgeschlossen werden sollte, um die Risikobeherrschung zu erleichtern, ist die Identifizierung und Zusammenstellung in der Praxis eine fortlaufende Tätigkeit, die bis in die der Herstellung nachgelagerten Phasen weitergeht.

Dieser Anhang liefert eine nicht erschöpfende Aufstellung möglicher Gefährdungen, die mit unterschiedlichen Medizinprodukten verbunden sein können (Tabelle E.1), sowie eine Aufstellung auslösender Ereignisse und Umstände (Tabelle E.2), die zu Gefährdungssituationen und so zu Schäden führen können. Tabelle E.3 liefert in einer logischen Folge Beispiele, wie eine Gefährdung in eine Gefährdungssituation umgewandelt werden und durch eine Abfolge von Ereignissen oder Umständen einen Schaden bewirken kann.

Die Erkenntnis, wie Gefährdungen zu Gefährdungssituationen fortschreiten, ist entscheidend für die Abschätzung der Auftretenswahrscheinlichkeit und des Schweregrades des Schadens, der entstehen könnte. Eine Zielstellung des Prozesses besteht im Zusammenstellen einer umfassenden Gruppe von Gefährdungssituationen. Die Identifizierung der Gefährdungen und Abfolgen von Ereignissen ist eine Möglichkeit, dies zu erreichen. Die Aufstellungen in den Tabellen des vorliegenden Anhangs können bei der Identifizierung von Gefährdungssituationen unterstützend verwendet werden. Was als Gefährdung zu bezeichnen ist, unterliegt der Verantwortung des Herstellers, um der speziellen Analyse zu entsprechen.

E.2 Beispiele von Gefährdungen

Die Aufstellung in Tabelle E.1 kann verwendet werden, um bei der Identifizierung von mit einem bestimmten Medizinprodukt verbundenen Gefährdungen zu helfen, die schließlich zu Schädigungen des Patienten oder anderer Personen führen könnten.

DIN EN ISO 14971:2013-04
EN ISO 14971:2012 (D)

Tabelle E.1 — Beispiele von Gefährdungen

Beispiele energetischer Gefährdungen	Beispiele biologischer und chemischer Gefährdungen	Beispiele von Gefährdungen durch den Betrieb	Beispiele von Gefährdungen durch Informationen
Elektromagnetische Energie	**Biologische Gefährdungen**	**Funktion**	**Kennzeichnung**
Leitungsspannung	Bakterien	unrichtige oder ungeeignete Ausgabe oder Funktionsweise	unvollständige Gebrauchsanweisung
Ableitströme	Viren	unkorrekte Messungen	unzureichende Beschreibung der Leistungsmerkmale
— Ableitströme bei Gehäusen	sonstige Erreger (z. B. Prione)	fehlerhafte Datenübertragung	
— Erdungsableitströme	erneute oder Kreuzinfektion	Verlust oder Abbau der Funktion	unzureichende Spezifikation der Zweckbestimmung
— Patientenableitströme	**Chemische Gefährdungen**	**Anwendungsfehler**	unzureichende Information über Gebrauchseinschränkungen
Elektrische Felder	Einwirkung auf die Luftwege, Gewebe, die Umwelt oder Güter, z. B. durch Fremdsubstanzen:	Aufmerksamkeitsversagen	
Magnetische Felder		Gedächtnisversagen	**Betriebsanweisungen**
Strahlungsenergie	— Säuren oder Basen	Versagen aufgrund von Regeln	unzureichende Spezifikation von mit dem Medizinprodukt zu verwendenden Zusatzgeräten
ionisierende Strahlung	— Rückstände	Versagen aufgrund mangelnder Kenntnisse	
nicht ionisierende Strahlung	— Verunreinigungen		
Thermische Energie	— Zusatzstoffe oder Verfahrenshilfsstoffe	Durchbrechung der Routine	unzureichende Spezifikation der Überprüfungen vor Gebrauch
hohe Temperatur	— Reinigungs-, Desinfektions- oder Prüfmittel		überkomplizierte Betriebsanweisungen
niedrige Temperatur			
Mechanische Energie	— Abbauprodukte		**Warnhinweise**
Schwerkraft	— medizinische Gase		zu Nebenwirkungen
— Stürze	— Anästhesiemittel		zu Gefährdungen, die bei Wiederverwendung von Medizinprodukten zum Einmalgebrauch wahrscheinlich sind
— aufgehängte Massen	**Biokompatibilität**		
Schwingungen	Toxizität chemischer Bestandteile, z. B.:		
gespeicherte Energie			
sich bewegende Teile	— Allergenität/Reizwirkung		**Festlegungen zu Betrieb und Instandhaltung**
Torsions-, Scher- und Zugkräfte	— Pyrogenität		
Bewegen und Lagern des Patienten			
akustische Energie			
— Ultraschallenergie			
— Infraschallenergie			
— Schall			
Injektion von Flüssigkeiten unter Hochdruck			

E.3 Beispiele auslösender Ereignisse und Umstände

Um vorhersehbare Abfolgen von Ereignissen festzustellen, ist es oft nützlich, auslösende Ereignisse und Umstände zu berücksichtigen, die sie verursachen können. Tabelle E.2 liefert Beispiele von auslösenden Ereignissen und Umständen, die in allgemeine Kategorien eingestuft sind. Obgleich die Aufstellung sicher nicht erschöpfend ist, ist beabsichtigt, die vielen unterschiedlichen Arten auslösender Ereignisse und Umstände aufzuzeigen, die berücksichtigt werden müssen, um die vorhersehbaren Abfolgen von Ereignissen bei einem Produkt festzustellen.

DIN EN ISO 14971:2013-04
EN ISO 14971:2012 (D)

Tabelle E.2 — Beispiele von auslösenden Ereignissen und Umständen

Allgemeine Kategorie	Beispiele von auslösenden Ereignissen und Umständen
Unvollständige Anforderungen	Unzureichende Spezifikation: — von Gestaltungsparametern — von Betriebsparametern — von Leistungsanforderungen — von Anforderungen während des Betriebs (z. B. Wartung, Wiederaufbereitung) — des Lebensendes
Herstellungsverfahren	unzureichende Kontrolle von Veränderungen an Herstellungsverfahren
	Kontrolle von Werkstoffen bzw. Informationen über die Verträglichkeit von Werkstoffen unzureichend
	unzureichende Kontrolle von Herstellungsverfahren
	unzureichende Kontrolle von Unterauftragnehmern
Transport und Lagerung	unzureichende Verpackung
	Verunreinigung oder Materialverschlechterung
	ungeeignete Umgebungsbedingungen
Umgebungsfaktoren	physikalische (z. B. Wärme, Druck, Zeit)
	chemische (z. B. Korrosion, Materialverschlechterung, Verunreinigung)
	elektromagnetische Felder (z. B. Empfindlichkeit gegen elektromagnetische Störungen)
	unzureichende Energieversorgung
	unzureichende Kühlmittelversorgung
Reinigung, Desinfektion und Sterilisation	fehlende oder unzureichende Spezifikation validierter Verfahren für die Reinigung, Desinfektion und Sterilisation
	unzureichende Durchführung von Reinigung, Desinfektion und Sterilisation
Entsorgung und Verschrottung	Lieferung keiner oder unzureichender Informationen
	Anwendungsfehler
Formulierung	biologischer Abbau
	biologische Unverträglichkeit
	fehlende Informationen oder unzureichende Lieferung der Spezifikation
	unzureichende Warnung vor Gefährdungen durch unrichtige Formulierungen
	Anwendungsfehler
Menschliche Faktoren	Möglichkeit von Anwendungsfehlern, ausgelöst durch Gestaltungsfehler wie — verwirrende oder fehlende Gebrauchsanweisungen — kompliziertes oder verwirrendes Kontrollsystem — zweifelhafter oder unklarer Zustand des Geräts — zweifelhafte oder unklare Darstellung von Einstellungen, Messergebnissen oder anderen Angaben — falsche Interpretation von Ergebnissen — unzureichende Sichtbarkeit, Hörbarkeit oder Berührbarkeit — unzureichende Darstellung von Steuervorgängen bezogen auf die Betätigung oder von angezeigten Angaben gegenüber dem tatsächlichen Zustand — widersprechende Modi oder Darstellungen im Vergleich zu bereits vorhandenen Anlagen

62

Tabelle E.2 *(fortgesetzt)*

Allgemeine Kategorie	Beispiele von auslösenden Ereignissen und Umständen
Menschliche Faktoren	— Anwendung durch unausgebildetes/ungeübtes Personal — unzureichende Warnung vor Nebenwirkungen — unzureichende Warnung vor Gefährdungen bei Wiederverwendung von Medizinprodukten zum Einmalgebrauch — Fehlmessung und andere messtechnische Gesichtspunkte — Unverträglichkeit mit Verbrauchsmaterialien/Zubehörteilen/anderen Medizinprodukten — Versehen und Fehler
Versagensmodi	unerwarteter Verlust der elektrischen oder mechanischen Unversehrtheit Funktionsverschlechterung (z. B. zunehmender Verschluss von Flüssigkeits- oder Gasleitungen, oder Veränderungen des Strömungswiderstandes oder der elektrischen Leitfähigkeit) als Ergebnis von Alterung, Verschleiß und wiederholtem Gebrauch Ermüdungsversagen

E.4 Beispiele von Zusammenhängen zwischen Gefährdungen, vorhersehbaren Abfolgen von Ereignissen, Gefährdungssituationen und dem möglicherweise auftretenden Schaden

Tabelle E.3 stellt für einige vereinfachte Beispiele den Zusammenhang zwischen Gefährdungen, vorhersehbaren Abfolgen von Ereignissen, Gefährdungssituationen und dem Schaden dar. Ein weiteres allgemeines Beispiel von Ereignissen, die zu einem indirekten Risiko führen, findet sich für Medizinprodukte zur In-vitro-Diagnostik in Bild H.1.

Es ist daran zu denken, dass eine Gefährdung zu mehr als einem Schaden führen und dass eine Abfolge von Ereignissen Ursache für eine Gefährdungssituation sein kann.

Die Entscheidung, was eine Gefährdungssituation ist, muss abgestimmt auf die durchzuführende spezielle Analyse erfolgen. Unter Umständen kann es zweckmäßig sein, eine abgenommene Abdeckung eines Hochspannungsanschlusses als Gefährdungssituation zu beschreiben, unter anderen Umständen kann eine Gefährdungssituation besser beschrieben werden, wenn eine Person Kontakt mit dem Hochspannungsanschluss hat.

DIN EN ISO 14971:2013-04
EN ISO 14971:2012 (D)

Tabelle E.3 — Zusammenhang zwischen Gefährdungen, vorhersehbaren Abfolgen von Ereignissen, Gefährdungssituationen und dem möglicherweise auftretenden Schaden

Gefährdung	Vorhersehbare Abfolge von Ereignissen	Gefährdungssituation	Schaden
Elektromagnetische Energie (Leitungsspannung)	(1) Elektrodenkabel unbeabsichtigt in eine Steckdose der Stromleitung gesteckt	Leitungsspannung erscheint auf den Elektroden	Ernsthafte Verbrennungen, Herzflimmern, Tod
Chemische Gefährdung (Flüchtiges Lösemittel)	(1) Unvollständige Reinigung vom bei der Herstellung verwendeten flüchtigen Lösemittel (2) Lösemittelrückstand verwandelt sich bei Körpertemperatur in Gas	Entwicklung von Gasblasen im Blutstrom während der Dialyse	Gasembolien, Hirnschaden, Tod
Biologische Gefährdung (Mikrobiologische Kontamination)	(1) Unzureichende Anweisungen für die Dekontamination wieder verwendeter Anästhesieschläuche (2) Kontaminierte Schläuche werden bei der Anästhesie verwendet	Bakterien werden bei der Anästhesie in die Luftwege des Patienten freigesetzt	Bakterielle Infektion, Tod
Elektromagnetische Energie (ESD)	(1) Elektrostatisch aufgeladener Patient berührt die Infusionspumpe (2) Die ESD verursacht Versagen der Pumpe und der Pumpenalarme (3) Keine Insulinabgabe an den Patienten	Dem Patienten mit erhöhtem Blutglucosewert nicht bekanntes Versagen der Insulinabgabe	Leichte Organschäden, Bewusstseinstrübung, Koma, Tod
Funktion (Keine Leistungsabgabe)	(1) Batterie eines implantierbaren Defibrillators erreicht das Ende ihrer Nutzungsdauer (2) Unangemessen langer Abstand zwischen klinischen Nachuntersuchungen	Gerät kann bei Auftreten einer Arrhythmie keinen Defibrillationsschock abgeben	Tod

DIN EN ISO 14971:2013-04
EN ISO 14971:2012 (D)

Anhang F
(informativ)

Risikomanagementplan

F.1 Allgemeines

Der Risikomanagementplan kann ein gesondertes Dokument oder in andere Dokumentationen eingearbeitet sein, z. B. in die Dokumentation des Qualitätsmanagementsystems. Er kann die Unterlagen selbst enthalten oder auf andere Dokumente verweisen, um die in 3.4 beschriebenen Anforderungen zu erfüllen.

Darstellung und Grad der Einzelheiten für den Plan sollten dem Risikograd angemessen sein, der mit dem Medizinprodukt verbunden ist. Die in 3.4 festgelegten Anforderungen sind die Mindestanforderungen für einen Risikomanagementplan. Der Hersteller kann weitere Punkte wie Zeitplan, Mittel der Risikoanalyse oder eine Begründung für die Wahl spezifischer Risikoakzeptanzkriterien aufnehmen.

F.2 Aufgabengebiet des Plans

Das Aufgabengebiet identifiziert und beschreibt das Medizinprodukt und die Phasen des Lebenszyklus, für die jedes Element des Plans anwendbar ist.

Alle Elemente des Risikomanagement-Prozesses sollten nach dem vom Hersteller festgelegten Lebenszyklus des Produkts eingeteilt sein. Einige der Elemente des Risikomanagement-Prozesses werden für die Phasen des vom Hersteller aufgestellten Prozesses der Produktrealisierung (siehe zum Beispiel ISO 13485:2003 [8]) wie Design- und Entwicklungskontrolle gültig sein. Die restlichen Elemente werden während der anderen Phasen des Lebenszyklus bis hin zur Außerbetriebnahme des Produkts auftreten. Der Risikomanagementplan liefert diese Einteilung für ein bestimmtes Produkt entweder direkt oder durch Verweis auf andere Dokumente.

Obwohl sämtliche Risikomanagementaktivitäten geplant werden müssen, kann ein Hersteller über verschiedene Pläne verfügen, die unterschiedliche Teile des Lebenszyklus abdecken. Indem verdeutlicht wird, welchen Aufgabenbereich jeder Plan hat, wird es möglich zu bestätigen, dass der gesamte Lebenszyklus abgedeckt ist.

F.3 Zuordnung von Verantwortlichkeiten und Befugnissen

Im Risikomanagementplan sollte das Personal mit Verantwortlichkeit für die Durchführung bestimmter Tätigkeiten des Risikomanagements festgelegt sein, zum Beispiel einer oder mehrere Überprüfer, einer oder mehrere Fachleute, einer oder mehrere unabhängige Spezialisten für die Verifizierung, eine oder mehrere Personen mit Befugnis zur Anerkennung (siehe 3.2). Diese Zuordnung kann in eine für das Gestaltungsprojekt festgelegte Unterlage über die Zuteilung von Ressourcen aufgenommen werden.

F.4 Anforderungen an die Überprüfung von Tätigkeiten des Risikomanagements

Im Risikomanagementplan sollte im Einzelnen festgelegt sein, wann und wie diese Managementüberprüfungen für ein bestimmtes Medizinprodukt vorgenommen werden. Die Anforderungen an die Überprüfung von Tätigkeiten des Risikomanagements könnten Teil anderer Anforderungen an die Überprüfung des Qualitätsmanagementsystems sein (siehe zum Beispiel ISO 13485:2003, 7.3.4) [8].

DIN EN ISO 14971:2013-04
EN ISO 14971:2012 (D)

F.5 Kriterien für die Akzeptanz von Risiken einschließlich von Kriterien für die Akzeptanz von Risiken, wenn die Wahrscheinlichkeit des Auftretens eines Schadens nicht abgeschätzt werden kann

Die Kriterien für die Akzeptanz von Risiken werden aus der Politik des Herstellers für die Festlegung vertretbarer Risiken abgeleitet (siehe D.4). Die Kriterien können für ähnliche Kategorien von Medizinprodukten gemeinsam sein. Die Kriterien für die Akzeptanz von Risiken können Teil des festgelegten Qualitätsmanagementsystems des Herstellers sein, auf die im Risikomanagementplan verwiesen wird (siehe zum Beispiel ISO 13485:2003, 7.1) [8].

F.6 Tätigkeiten zur Verifizierung

Im Risikomanagementplan wird festgelegt, wie die beiden durch diese Internationale Norm geforderten gesonderten Tätigkeiten zur Verifizierung durchgeführt werden (siehe auch A.2.6.3). Die Verifizierung der Wirksamkeit von Risikobeherrschungsmaßnahmen kann die Sammlung klinischer Daten, Studien zur Gebrauchstauglichkeit usw. (siehe auch 2.28) erfordern. Im Risikomanagementplan können diese Einzelheiten über die Tätigkeiten zur Verifizierung entweder direkt oder durch Verweis auf den Plan für sonstige Tätigkeiten zur Verifizierung enthalten sein.

F.7 Ein oder mehrere Verfahren zur Gewinnung sachdienlicher Informationen aus den der Herstellung nachgelagerten Phasen

Das oder die Verfahren zur Gewinnung von Informationen aus den der Herstellung nachgelagerten Phasen kann/können Teil der erarbeiteten Verfahrensweisen für das Qualitätsmanagementsystem sein (siehe zum Beispiel ISO 13485:2003, 8.2.1) [8]. Die Hersteller sollten allgemeine Verfahrensweisen zur Sammlung von Informationen aus unterschiedlichen Quellen wie Anwender, Wartungspersonal, Personalausbildung, Berichten über Zwischenfälle und Kundenrückmeldungen festlegen. Während in den meisten Fällen eine Verweisung auf die Verfahrensweisen des Qualitätsmanagementsystems ausreichen kann, sollten mögliche produktspezifische Anforderungen direkt in den Risikomanagementplan eingefügt werden.

Der Risikomanagementplan sollte eine Dokumentation über Entscheidungen auf der Grundlage einer Risikoanalyse enthalten, welche Art der Überwachung nach dem Inverkehrbringen für das Produkt geeignet ist; zum Beispiel, ob eine Überwachung durch Reaktionen angemessen ist oder ob aktive Studien erforderlich sind. Die Einzelheiten aller ins Auge gefassten klinischen Studien sollten festgelegt sein.

DIN EN ISO 14971:2013-04
EN ISO 14971:2012 (D)

Anhang G
(informativ)

Informationen zu Techniken des Risikomanagements

G.1 Allgemeines

Dieser Anhang gibt eine Anleitung für einige verfügbare Techniken der Risikoanalyse, die nach 4.3 angewendet werden können. Diese Techniken können einander ergänzen und es könnte erforderlich sein, mehr als eine von ihnen anzuwenden. Das grundlegende Prinzip ist, dass die Kette der Ereignisse Schritt für Schritt analysiert wird.

Die vorläufige Gefährdungsanalyse (Preliminary Hazard Analysis, PHA) ist eine Technik, die früh in den Entwicklungsstadien angewendet werden kann, um die Gefährdungen, Gefährdungssituationen und Ereignisse festzustellen, die einen Schaden verursachen können, wenn erst wenige Einzelheiten der Konstruktion des Medizinprodukts bekannt sind.

Die Fehlerbaumanalyse (Fault Tree Analysis, FTA) ist besonders nützlich bei der Sicherheitstechnik früh in den Entwicklungsstadien, um Gefährdungen und Gefährdungssituationen festzustellen und deren Rangfolge zu bestimmen, wie auch für die Analyse von Vorkommnissen.

Die Fehler-Möglichkeits- und -einflussanalyse (Failure Mode and Effect Analysis, FMEA) und die Analyse von Fehlermöglichkeit, -einfluss und -bedeutung (Failure Mode Effect and Criticality Analysis, FMECA) sind Techniken, durch die eine Auswirkung oder Bedeutung einzelner Bauteile systematisch festgestellt wird; sie sind geeigneter für eine ausgereiftere Konstruktion.

Die Studie über Gefährdung und Beherrschbarkeit (Hazard and Operability Study, HAZOP) und die Gefahrenanalyse an kritischen Kontrollpunkten (Hazard Analysis on Critical Control Points, HACCP) werden üblicherweise in den späteren Stadien der Entwicklungsphase angewendet, um eine Verifizierung durchzuführen und dann die Gestaltungskonzepte oder -änderungen zu optimieren.

G.2 Vorläufige Gefährdungsanalyse (PHA)

Die PHA ist ein induktives Analyseverfahren mit dem Ziel, die Gefährdungen, Gefährdungssituationen und Ereignisse festzustellen, die bei einer gegebenen Tätigkeit, Einrichtung oder einem gegebenen System Schaden verursachen können. Sie wird meist früh bei der Entwicklung eines Projekts angewendet, wenn wenige Angaben über Einzelheiten der Gestaltung oder über Betriebsabläufe vorliegen, und sie kann oft ein Vorläufer für weitere Studien sein. Sie kann bei der Analyse bestehender Systeme oder der Prioritätenvergabe von Gefährdungen nützlich sein, wenn die Umstände die Anwendung einer ausführlicheren Technik verhindern.

Bei einer PHA wird eine Liste von Gefährdungen und allgemeinen Gefährdungssituationen erarbeitet, indem Merkmale berücksichtigt werden wie:

a) verwendete oder hergestellte Werkstoffe und deren Reaktionsweise;

b) verwendete Ausrüstungen;

c) die Betriebsumgebung;

d) die Gestaltung;

e) Schnittstellen zwischen Bestandteilen des Systems.

DIN EN ISO 14971:2013-04
EN ISO 14971:2012 (D)

Das Verfahren wird abgeschlossen mit der Identifizierung der Wahrscheinlichkeiten des Auftretens eines Unfalls, der qualitativen Bewertung des Ausmaßes einer möglichen Verletzung oder Schädigung der Gesundheit, der eintreten könnte, und der Identifizierung möglicher Abhilfemaßnahmen. Die erreichten Ergebnisse können auf verschiedene Weise wie in Tabellen oder Baumskizzen dargestellt werden.

Zu weiteren Angaben über die Vorgehensweisen bei der vorläufigen PHA siehe IEC 60300-3-9:1995, A.5 [21].

G.3 Fehlerbaumanalyse (FTA)

Die FTA ist in erster Linie ein Mittel zur Analyse von Gefährdungen, die mit anderen Techniken festgestellt wurden. Sie beginnt mit einer postulierten unerwünschten Folge, auch „top event" genannt. In deduktiver Weise, ausgehend vom top event, werden die möglichen Ursachen oder Fehlermöglichkeiten auf der nächst niedrigeren Ebene des Funktionssystems, die die unerwünschte Folge verursacht, festgestellt. Das Befolgen einer schrittweisen Identifizierung der unerwünschten Systemfunktion zu immer niedrigeren Systemebenen wird zur gewünschten Systemebene führen, die üblicherweise die Fehlermöglichkeit der Komponente oder die niedrigste Ebene ist, auf der Risikobeherrschungsmaßnahmen angewendet werden können. Auf diese Weise werden die Kombinationen aufgedeckt, die am wahrscheinlichsten zur postulierten unerwünschten Folge führen. Die Ergebnisse werden bildlich in Form eines Baums der Fehlermöglichkeiten dargestellt. Auf jeder Ebene des Baumes werden Kombinationen der Fehlermöglichkeiten mit logischen Operatoren beschrieben (UND, ODER, usw.). Die im Fehlerbaum festgestellten Fehlermöglichkeiten können Ereignisse sein, die mit Hardware-Fehlern, menschlichem Versagen oder jedem anderen relevanten Ereignis zusammenhängen, das zu dem unerwünschten Ereignis geführt hat. Sie sind nicht auf den Zustand des Ersten Fehlers beschränkt.

Die FTA ermöglicht einen systematischen Ansatz, der gleichzeitig flexibel genug ist, um die Analyse einer Vielzahl von Faktoren zu ermöglichen, einschließlich menschlicher Interaktionen. Die FTA wird in der Risikoanalyse als Mittel zur Einschätzung der Fehlerwahrscheinlichkeiten und zur Identifizierung von ersten Fehlerzuständen sowie Fehlern infolge gemeinsamer Ursache verwendet, die zu Gefährdungssituationen führen. Die bildliche Darstellung führt zu einem einfachen Verständnis des Systemverhaltens und der darin enthaltenen Faktoren; wenn aber die Bäume groß werden, kann die Bearbeitung der Fehlerbäume Computersysteme erfordern, die leicht verfügbar sind.

Zu weiteren Angaben über die Vorgehensweisen bei der FTA siehe IEC 61025 [28].

G.4 Fehler-Möglichkeits- und -einflussanalyse (FMEA)

Die FMEA ist eine Technik, durch die die Auswirkungen einer einzelnen Fehlermöglichkeit systematisch untersucht und bewertet werden. Sie ist eine induktive Technik, die die Frage stellt: „Was geschieht, falls ...?". Es wird jeweils eine Komponente zu einem Zeitpunkt untersucht, wobei allgemein ein Zustand des Ersten Fehlers betrachtet wird. Dies geschieht in einem „bottom up"-Modus, d. h., indem man dem Pfad des Prozesses aufwärts zur nächsten Ebene des Funktionssystems folgt.

Die FMEA ist nicht auf das Versagen der Gestaltung eines einzelnen Bestandteils begrenzt, sondern kann auch Versagen bei der Herstellung und Montage von Bestandteilen (Prozess-FMEA) und Anwendung oder falsche Anwendung des Produkts durch den Endanwender erfassen (Anwendungs-FMEA). Die FMEA kann erweitert werden, indem eine Untersuchung der Fehlermöglichkeiten einzelner Komponenten, von deren Auftretenswahrscheinlichkeit und Nachweisbarkeit (nur bis zu dem Grad, indem ein Nachweis Vorbeugungsmaßnahmen im Kontext dieser Internationalen Norm ermöglicht) und auch dem Härtegrad der Auswirkungen eingearbeitet wird. Die FMEA kann dann zu einer Analyse von Fehlermöglichkeit, -einfluss und -bedeutung (FMECA) werden. Um eine solche Analyse durchführen zu können, sollte die Konstruktion des Medizinprodukts einigermaßen detailliert bekannt sein.

Die FMEA kann auch eine nützliche Technik zum Umgang mit menschlichem Versagen (Anwenderfehlern) sein. Nachteile dieser Technik können durch Schwierigkeiten bei der Behandlung von Redundanzen und der Einbeziehung von Reparaturen oder vorbeugender Wartung entstehen, genauso wie bei ihrer Begrenzung auf den Zustand des Ersten Fehlers.

Zu weiteren Angaben über die Vorgehensweisen bei der FMEA siehe IEC 60812 [27].

DIN EN ISO 14971:2013-04
EN ISO 14971:2012 (D)

G.5 Studie über Gefährdung und Beherrschbarkeit (HAZOP)

Die HAZOP ist einer FMEA ähnlich. Ihre Grundlage ist eine Theorie, die voraussetzt, dass Unfälle durch Abweichungen von den Absichten der Gestaltung oder des Betriebs verursacht werden. Sie ist eine systematische Technik zur Identifizierung von Gefährdungen und Problemen der Beherrschbarkeit. Sie wurde ursprünglich für chemische industrielle Herstellungsverfahren entwickelt. Während die Anwendung der HAZOP-Studien sich in der chemischen Industrie in erster Linie auf Abweichungen von der Absicht der Konstruktion richtet, sind die Anwendungsweisen für den Entwickler eines Medizinprodukts anders. Eine HAZOP-Untersuchung kann auf den Betrieb bzw. die Funktion eines Medizinprodukts angewendet werden (z. B. auf die vorhandenen Verfahren/Prozesse für die Erkennung, Behandlung oder Linderung einer Krankheit als „Absicht der Konstruktion") oder auf einen bei der Herstellung oder Wartung eines Medizinprodukts angewendeten Prozess (z. B. die Sterilisation), der bedeutende Auswirkungen auf die Funktion des Medizinprodukts haben kann. Zwei Hauptmerkmale einer HAZOP-Untersuchung sind:

— an ihr arbeitet ein Team von Menschen mit Sachverstand über die Konstruktion des Medizinprodukts und seine Anwendung;

— es werden Leitworte (KEIN, TEIL VON usw.) verwendet, um die Identifizierung von Abweichungen von der normalen Anwendung zu erleichtern.

Die Ziele der Technik sind:

— die Erarbeitung einer vollständigen Beschreibung des Medizinprodukts und seiner beabsichtigten Anwendung;

— die systematische Überprüfung jedes Teils der Zweckbestimmung, um zu erkennen, wie Abweichungen von den normalen Betriebsbedingungen und der Absicht der Konstruktion auftreten können;

— die Auswirkungen solcher Abweichungen festzustellen und zu entscheiden, ob diese Auswirkungen zu Gefährdungen oder zu Problemen der Betriebsfähigkeit führen können.

Bei Anwendung auf die zur Herstellung eines Medizinprodukts verwendeten Prozesse ist die letzere Zielstellung besonders nutzbringend in den Fällen, in denen die Eigenschaften des Medizinprodukts vom Herstellungsprozess abhängen.

Zu weiteren Angaben über die Vorgehensweisen bei der HAZOP siehe IEC 61882 [29].

G.6 Gefahrenanalyse an kritischen Kontrollpunkten (HACCP)

Dies ist ein systematisches Vorgehen zur Identifizierung, Bewertung und Kontrolle von Gefährdungen. Sie wurde ursprünglich von der NASA entwickelt, um Lebensmittelvergiftungen bei Astronauten zu verhindern. Ihre Grundlage ist eine Zusammenstellung von Prinzipien und definierten Begriffen. Auf Medizinprodukte angewendet, wird die HACCP für die Kontrolle und Überwachung auslösender Ursachen für die Gefährdung durch Produkte verwendet, die ihren Ursprung in Verfahren, besonders Herstellungsverfahren, haben.

DIN EN ISO 14971:2013-04
EN ISO 14971:2012 (D)

Der Kern des Ablaufs einer HACCP besteht aus folgenden sieben Prinzipien:

1	Durchführung einer Gefährdungsanalyse (4.3) und Identifizierung von Vorbeugungsmaßnahmen (6.2)	5	Festlegung von Korrekturmaßnahmen (Abschnitt 9)
2	Festlegung der kritischen Kontrollpunkte (CCPs) (6.2)	6	Festlegung von Verfahren zur Verifizierung (6.3 und Abschnitt 9)
3	Festlegung kritischer Grenzwerte (4.2 und Abschnitt 5)	7	Festlegung von Verfahren für die Führung von Aufzeichnungen und die Dokumentation (3.5 und Abschnitt 8)
4	Überwachung jedes CCP (6.3 und Abschnitt 9)		

Jedes Produkt weist seine eigenen Gefährdungen auf, die mit seiner Zweckbestimmung zusammenhängen. Gefährdungssituationen könnten durch Ereignisse (Ursachen oder beitragende Faktoren) in unterschiedlichen Stadien des Lebenszyklus wie Gestaltung, Herstellung, Wartung, Anwendung, Entsorgung usw. ausgelöst werden. Zu Beispielen einiger Arten von Gefährdungen siehe Anhang E.

Das Kernstück eines wirksamen HACCP-Systems konzentriert sich auf die fortgesetzte Kontrolle und Überwachung (**HACCP-Prinzipien 2, 3 und 4**) der festgestellten Gefährdungen. Ein Hersteller weist die Wirksamkeit einer oder mehrerer Kontrollmaßnahmen (**HACCP-Prinzipien 5 und 6**) durch Erarbeitung einer methodisch dokumentierten Verfahrensaufzeichnung, der Analyse der Gefährdungen im Verfahren und des Kontrollplans für die kritischen Punkte (**HACCP-Prinzip 7**) nach.

Das HACCP-System verwendet folgende Mittel als dokumentierten Nachweis für die Aufzeichnungsführung:

a) Fließdiagramm des Verfahrens

Zweck des Diagramms ist die Schaffung einer klaren und einfachen Beschreibung der in das Verfahren einbezogenen Schritte. Das Diagramm ist für das HACCP-Team für seine folgende Arbeit erforderlich. Das Diagramm kann auch als zukünftige Anleitung für andere Personen dienen, die das Verfahren für ihre Tätigkeiten zur Verifizierung verstehen müssen. Der Aufgabenbereich des Fließdiagramms sollte alle Verfahrensschritte erfassen, die direkt unter der Kontrolle des Herstellers stehen.

b) Arbeitsblatt für die Gefährdungsanalyse

Gefährdungsanalyse ist die Identifizierung von Gefährdungen und ihrer auslösenden Ursachen. Die Aufzeichnungen zur Analyse enthalten:

1) die Identifizierung und Auflistung von Schritten im Verfahren, wo bedeutsame Gefährdungen auftreten;
2) die Auflistung aller festgestellten Gefährdungen und ihrer mit jedem Schritt zusammen hängenden Bedeutung;
3) die Auflistung aller Vorbeugungsmaßnahmen zur Kontrolle jeder Gefährdung;
4) die Festlegung aller CCP, ihrer Überwachung und ihrer Kontrollen.

c) HACCP-Plan

Das schriftliche Dokument basiert auf den sieben Prinzipien der HACCP und beschreibt die zu befolgenden Verfahrensabläufe, mit denen die Kontrolle einer bestimmten Konstruktion, eines bestimmten Produkts, Prozesses oder Verfahrens sichergestellt wird. Der Plan enthält:

1) die Identität der kritischen Kontrollpunkte und die Festlegung der kritischen Grenzwerte;
2) die Überwachung und die fortgesetzten Kontrolltätigkeiten;
3) die Identität und Überwachung von Korrekturmaßnahmen, der Verifizierung und der Tätigkeiten zur Aufzeichnungsführung.

DIN EN ISO 14971:2013-04
EN ISO 14971:2012 (D)

Anhang H
(informativ)

Anleitung zum Risikomanagement bei Medizinprodukten zur In-vitro-Diagnostik

H.1 Allgemeines

Dieser Anhang gibt eine zusätzliche Anleitung für die Anwendung des Risikomanagements bei Medizinprodukten zur In-vitro-Diagnostik (IVD). Er konzentriert sich auf das Management von Risiken, die für die Patienten durch die Verwendung von Ergebnissen der IVD entstehen. Die verwendeten Beispiele sollen Konzepte illustrieren und als Ausgangspunkt für das Risikomanagement bei Medizinprodukten zur IVD dienen. Sie sind nicht als erschöpfend gemeint. Zu Definitionen der in diesem Anhang verwendeten Begriffe siehe ISO 18113-1 [42].

Medizinprodukte zur IVD sind für die Verwendung bei der Abnahme bzw. Sammlung, Vorbereitung und Untersuchung von aus dem menschlichen Körper stammenden Proben vorgesehen. Zu diesen Produkten gehören Reagenzien, Instrumente, Software, Probensammelgeräte und -gefäße, Kalibratoren, Kontrollmaterialien und zugehörige Zubehörteile. Diese Produkte können allein oder in Kombination als System verwendet werden.

Die von bei Medizinprodukten zur IVD gelieferten Ergebnisse können bei der Diagnose von Krankheiten oder sonstigen Zuständen einschließlich der Identifizierung des Gesundheitszustandes verwendet werden, um Krankheiten zu heilen, lindern, behandeln oder diesen vorzubeugen ebenso wie bei der Überwachung einer medikamentösen Behandlung und der Identifizierung der Sicherheit gespendeten Blutes oder gespendeter Organe. Diese Produkte können von Personen mit einem unterschiedlichen Niveau der Ausbildung, Schulung und Erfahrung und an unterschiedlichen Orten mit vielfältigen Graden der Umgebungskontrolle bzw. -steuerung verwendet werden. Zum Beispiel sind einige Medizinprodukte zur IVD für die Verwendung durch berufsmäßige Untersucher in medizinischen Laboratorien bestimmt, andere für Pflegekräfte am Betreuungsort und noch andere für Laienbenutzer zu Hause.

Am einen Ende des Spektrums werden in einem Laboratorium durchgeführte IVD-Untersuchungen einem Arzt berichtet, der die Daten und Diagnosen interpretiert und einen Patienten behandelt oder überwacht; am anderen Ende werden IVD-Untersuchungen durch den Patienten durchgeführt, der die Ergebnisse benutzt, um seinen Zustand zu überwachen und zu behandeln.

Wegen der Vielfalt der Medizinprodukte zur IVD und ihrer vorgesehenen Verwendungen könnten diese Richtlinien möglicherweise nicht in allen Fällen anwendbar sein. Bei IVD-Medizinprodukten zur Selbstuntersuchung werden die Begriffe „Patient" und „Laienbenutzer" austauschbar verwendet, obgleich selbst diese unterschiedliche Personen sein können (z. B. kann ein Elternteil Glucosemessungen an einem diabetischen Kind vornehmen). Wo der Begriff „Arzt" verwendet wird, sollte daran gedacht werden, dass andere Personen im Gesundheitswesen ebenfalls IVD-Untersuchungen anordnen, sie empfangen, sie interpretieren und nach den Ergebnissen handeln können.

Bei Medizinprodukten zur IVD besteht die Möglichkeit, dass sie zu einer Schädigung des Patienten beitragen können. Unrichtige oder verzögerte Ergebnisse können zu ungeeigneten oder verzögerten medizinischen Entscheidungen und Handlungen führen, die in einem Schaden für den Patienten enden können. Unrichtige Ergebnisse von Medizinprodukten zur IVD, die zur Überprüfung einer Transfusion oder Transplantation vorgesehen sind, können bei Blut- oder Organempfängern zu Schäden führen, und unrichtige Ergebnisse von IVD-Medizinprodukten, die zum Nachweis von Infektionskrankheiten vorgesehen sind, können eine Gefährdung der öffentlichen Gesundheit darstellen.

DIN EN ISO 14971:2013-04
EN ISO 14971:2012 (D)

Ein Risikomodell für in einem Laboratorium verwendete IVD-Medizinprodukte ist in Bild H.1 dargestellt. In diesem Beispiel löst ein Versagen des Qualitätsmanagementsystems des Herstellers (z. B. bei der Gestaltung, Entwicklung, Herstellung, Verpackung, Kennzeichnung, bei Vertrieb oder Wartung) eine Abfolge von Ereignissen aus, beginnend mit einem mangelhaften oder fehlerhaften Medizinprodukt für die IVD. Falls das Produkt im medizinischen Laboratorium versagt, kommt es zu einem unrichtigen Untersuchungsergebnis. Falls das Ergebnis nicht durch das Laboratorium als unrichtig erkannt wird, wird es dem Behandelnden übermittelt. Falls der Behandelnde das Ergebnis nicht als unrichtig erkennt, könnte das die Diagnose nachteilig beeinflussen und zu einer Gefährdungssituation für den Patienten führen.

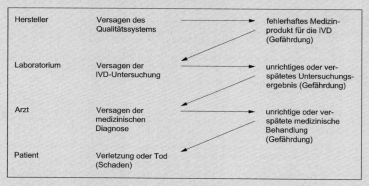

Bild H.1 — Ein Risikomodell für IVD-Medizinprodukte zur Verwendung im Laboratorium

Ärzte verwenden IVD-Untersuchungen zusammen mit anderen verfügbaren medizinischen Angaben, um den Patienten zu beurteilen, eine Diagnose zu erreichen oder eine Therapie zu leiten. In einigen Fällen kann das Ergebnis der IVD die erstrangige oder sogar die einzige Grundlage für eine medizinische Entscheidung sein. Die Wahrscheinlichkeit der Schädigung eines Patienten ist eine Kombination der Wahrscheinlichkeiten für das Auftreten jedes in Bild H.1 dargestellten Ereignisses. Jede Einzelwahrscheinlichkeit des Auftretens wird zum Teil durch eine Wahrscheinlichkeit ausgeglichen, dass die Gefährdung oder Gefährdungssituation durch den Hersteller, das Laboratorium oder den Arzt entdeckt wird, was ein Eingreifen ermöglicht und Schaden verhindert. Die tatsächliche Abfolge von Ereignissen wird vom jeweiligen Medizinprodukt für die IVD und von dessen Verwendung abhängen.

Bild H.1 zeigt auch, dass das Laboratorium zu unrichtigen oder verzögerten Untersuchungsergebnissen beitragen kann, zum Beispiel als Folge der Nichtbefolgung von Verfahrensweisen, der Nichteinhaltung der Wartungs- oder Kalibrierzeitpläne oder der Nichtbeachtung von Warn- oder Vorsichtshinweisen. Zusätzlich können auch Ereignisse, die beim Patienten zu einem Schaden führen, ihren Ausgang im Laboratorium nehmen. Das Erfordernis der Verringerung von Fehlern durch ein Risikomanagement im medizinischen Laboratorium ist erkannt worden und Informationen zur Sicherheit als Ergebnis des Risikomanagement-Prozesses des Herstellers könnten als Eingabe in den Risikomanagement-Prozess des Laboratoriums dienen.

H.2 Risikoanalyse

H.2.1 Identifizierung der vorgesehenen Verwendungen

H.2.1.1 Allgemeines

Medizinprodukte zur IVD für Untersuchungen im Laboratorium oder am Betreuungsort haben zwei Anwender: (1) eine Bedienungskraft, die die Untersuchung durchführt, und (2) einen Behandelnden, der die Ergebnisse empfängt, interpretiert und auf sie einwirkt. Im Fall von Medizinprodukten für die IVD zur Selbstuntersuchung ist der Patient möglicherweise der einzige Anwender.

Bei der Identifizierung der vorgesehenen Verwendungen sollte das objektive Ziel des Gesichtspunkts der Herstellung hinsichtlich beider Verwendungselemente berücksichtigt werden: (1) die Anwendung des Medizinprodukts für die IVD zur Erbringung eines Untersuchungsergebnisses und (2) die Verwendung des Untersuchungsergebnisses zur Erreichung einer Entscheidung über die Diagnose, Behandlung oder Überwachung eines Patienten.

In diesem Anhang sollten die folgenden Begriffe weit gefasst interpretiert werden:

— mit „Bedienungskraft" ist die Person gemeint, die die IVD-Untersuchung durchführt: Diese Person kann eine Laborkraft, ein Behandelnder oder ein Laie mit einer sehr geringen Ausbildung oder ohne Ausbildung sein;

— „Behandelnder" bedeutet die Person, die für den Patienten die Untersuchung anordnet, die Ergebnisse empfängt oder nach ihnen handelt: Diese Person kann ein Arzt, eine Krankenschwester, eine ambulante Pflegekraft oder irgendeine andere Person sein, die auf der Grundlage von IVD-Untersuchungsergebnissen eine medizinische Entscheidung trifft.

H.2.1.2 Vorgesehene Verwendung

Die vorgesehene Verwendung eines Medizinprodukts für die IVD kann das Messsystem, die zu untersuchende Substanz, den Eigentumstyp, die Probenmatrix, das Untersuchungsverfahren (qualitativ, halbquantitativ oder quantitativ), den Typ der Bedienungskraft und den Anwendungsort umfassen.

Zum Beispiel können quantitative Untersuchungen auf die Konzentration humaner Beta-Choriongonadotropins (β-hCG) in Serum-, Plasma- oder Urinproben angeordnet werden. Nicht jedes Untersuchungsverfahren für β-hCG hat Leistungsmerkmale, die für alle drei Arten einer Probenmatrix geeignet sind.

H.2.1.3 Anwendungsindikationen

Die Anwendungsindikationen schließen die medizinischen Anwendungsarten und Patientenpopulationen ein, für die das Medizinprodukt für die IVD vorgesehen ist.

Zum Beispiel können Untersuchungsergebnisse bei β-hCG zum Nachweis einer Schwangerschaft, für die Überwachungsuntersuchung schwangerer Frauen auf ein fötales Down-Syndrom und für die Überwachung bestimmter Krebsformen verwendet werden. Jede medizinische Anwendungsart kann unterschiedliche Anforderungen an die Messung von Sensibilität, Spezifität, Präzision und Richtigkeit haben.

H.2.2 Identifizierung möglicher Anwendungsfehler

H.2.2.1 Anwendungsfehler

Zu Anwendungsfehlern gehören vom Hersteller nicht vorgesehene Tätigkeiten wie Kurzverfahren, Optimierungsversuche und Improvisation sowie das Auslassen vom Hersteller vorgesehener Tätigkeiten wie beschrieben in den Gebrauchsanweisungen.

DIN EN ISO 14971:2013-04
EN ISO 14971:2012 (D)

H.2.2.2 Beispiele möglicher Anwendungsfehler durch das Laborpersonal

Folgendes sind Beispiele möglicher Anwendungsfehler im Laboratorium. Diese Beispiele sollen die Prinzipien illustrieren und sind keine erschöpfende Checkliste.

— Verwendung eines Medizinprodukts für die IVD mit einem ungeeigneten Kalibrator, Reagens, Gerät oder einer ungeeigneten Probenmatrix;

— Versuch der Optimierung eines Untersuchungsverfahrens, um dessen Leistungsmerkmale zu verbessern;

— Abkürzung des Untersuchungsverfahrens (Anwendung von „Kurzverfahren");

— Vernachlässigung der Gerätewartung;

— Außerkraftsetzen von Sicherheitsmerkmalen oder Versagen bei deren Inbetriebsetzen;

— Tätigkeit unter nachteiligen Umgebungsbedingungen.

H.2.2.3 Beispiele möglicher Anwendungsfehler durch Behandelnde

Folgendes sind Beispiele möglicher Anwendungsfehler durch einen Behandelnden. Diese Beispiele sollen die Prinzipien illustrieren und sind keine erschöpfende Checkliste.

— Verwendung von IVD-Untersuchungsergebnissen für die Übersichtsuntersuchung einer Population auf eine Krankheit, wenn das Untersuchungsverfahren für die Diagnose der Krankheit vorgesehen ist (die Leistungsmerkmale könnten möglicherweise für die Übersichtsuntersuchung einer Population nicht geeignet sein).

— Verwendung von IVD-Untersuchungsergebnissen für die Diagnose einer Krankheit, wenn das Untersuchungsverfahren für die Überwachung eines Zustands vorgesehen ist (die Leistungsmerkmale könnten möglicherweise für die Diagnose nicht geeignet sein).

— Verwendung von IVD-Untersuchungsergebnissen für eine neue klinische Anwendungsweise, für die seitens des Herstellers keine Behauptungen vorliegen (die Leistungsmerkmale könnten möglicherweise für die neue Anwendungsweise nicht geeignet sein).

H.2.2.4 Beispiele möglicher Anwendungsfehler durch Patienten bei der Selbstuntersuchung

Folgendes sind Beispiele möglicher Anwendungsfehler durch einen Patienten bei der Selbstuntersuchung. Diese Beispiele sollen die Prinzipien illustrieren und stellen keine erschöpfende Checkliste dar.

— Verwendung eines nicht ausreichenden Probenvolumens.

— Versagen beim richtigen Einsetzen eines Reagensmoduls.

— Teilung von Reagensstreifen (z. B. zur Kostenverringerung).

— Außerkraftsetzen von Sicherheitsmerkmalen oder Versagen bei deren Inbetriebsetzen.

— Aufbewahrung des Reagens unter ungeeigneten Bedingungen.

H.2.3 Identifizierung sicherheitsbezogener Merkmale

H.2.3.1 Allgemeines

Zusätzlich zu den chemischen, mechanischen, elektrischen und biologischen Merkmalen, die sie mit anderen Medizinprodukten gemeinsam haben, haben Medizinprodukte für die IVD Leistungsmerkmale, die die Genauigkeit der Untersuchungsergebnisse bestimmen. Ein Versagen beim Erfüllen der für eine bestimmte medizinische Anwendung erforderlichen Leistungsmerkmale könnte zu einer Gefährdungssituation führen, die auf ihr Risiko für Patienten bewertet werden sollte.

H.2.3.2 Leistungsmerkmale quantitativer Untersuchungsverfahren

Bei quantitativen Untersuchungsverfahren soll die Menge oder Konzentration einer zu untersuchenden Substanz bestimmt werden. Die Ergebnisse werden nach einer Skale von Zahlenstufen berichtet. Die analytischen Haupt-Leistungsmerkmale bei quantitativen Untersuchungsverfahren sind Präzision (fehlende Präzision), Wahrheit der Werte (systematische Abweichung), analytische Spezifität und die quantitative Bestimmungsgrenze. Die Leistungsmerkmale hängen von der medizinischen Anwendungsart ab. Ein falsch hohes oder falsch niedriges Ergebnis kann zu einer falschen Diagnose oder einer verzögerten Behandlung führen, und der folgende Schaden für den Patienten könnte von der Konzentration der zu untersuchenden Substanz und der Größe der systematischen Abweichung abhängen.

H.2.3.3 Leistungsmerkmale qualitativer Untersuchungsverfahren

Qualitative Untersuchungsverfahren sind nur dazu vorgesehen, das Vorhandensein oder Nichtvorhandensein einer zu untersuchenden Substanz nachzuweisen. Die Ergebnisse werden als positiv, negativ oder ohne Beweiskraft berichtet. Die Leistungsmerkmale qualitativer Untersuchungsverfahren werden im Allgemeinen als diagnostische Empfindlichkeit und Spezifität angegeben. Ein positives Ergebnis bei Nichtvorhandensein der zu untersuchenden Substanz oder ein negatives Ergebnis bei Vorhandensein der zu untersuchenden Substanz kann zu einer unrichtigen Diagnose oder verzögerten Behandlung und zu einem Schaden für den Patienten führen.

H.2.3.4 Zuverlässigkeitsmerkmale

Wenn Ärzte von IVD-Untersuchungsergebnissen abhängen, damit diese beim Treffen dringender medizinischer Entscheidungen helfen wie in einer Intensivpflegestation, können rechtzeitige Ergebnisse ebenso wichtig sein wie genaue Ergebnisse. Das Versagen beim Erreichen eines Ergebnisses dann, wenn es benötigt wird, könnte zu einer Gefährdungssituation führen.

H.2.3.5 Zusatzangaben über den Patienten

In einigen Fällen können zur richtigen Interpretation der Untersuchungsergebnisse demographische Angaben über den Patienten wie auch zugehörige Angaben über die Probe oder deren Untersuchung erforderlich sein. Beispiele solcher Angaben sind die Identität des Patienten, Identität der Probe, Art der Probe, Beschreibung der Probe, Maßeinheiten, Referenzbereiche, Alter, Geschlecht und genetische Faktoren, die von einem Laboranalytiker manuell oder durch ein Laborcomputersystem automatisch eingegeben werden könnten. Falls ein Medizinprodukt für die IVD gestaltet ist, um die Zusatzangaben mit dem Untersuchungsergebnis anzugeben, könnte ein Versagen beim Zuordnen der richtigen Information an das Untersuchungsergebnis die richtige Interpretation des Ergebnisses beeinträchtigen und zu einer Gefährdungssituation führen.

H.2.4 Identifizierung bekannter und vorhersehbarer Gefährdungen

H.2.4.1 Gefährdungen für den Patienten

Vom Standpunkt eines Patienten stellt das Ergebnis einer IVD-Untersuchung eine Gefährdung dar, falls es (1) zu einem ungeeigneten medizinischen Eingreifen führen könnte, das zu einer Schädigung oder zum Tod führen könnte, oder (2) zum Fehlen geeigneten medizinischen Eingreifens, das eine Schädigung oder den Tod verhindern könnte. Ein unrichtiges oder verzögertes Ergebnis einer IVD-Untersuchung kann durch eine Fehlfunktion des Medizinprodukts für die IVD verursacht werden, was die auslösende Gefährdung in einer vorhersehbaren Ereignisabfolge ist, die zu einer Gefährdungssituation führt. Mit der Identifizierung von Gefährdungen und Abfolgen von Ereignissen wird beabsichtigt, dem Hersteller beim Zusammenstellen einer Liste von Gefährdungssituationen zu helfen. Der Hersteller legt während der Risikoanalyse fest, was als Gefährdung anzusehen ist.

Wie in Bild H.1 dargestellt, kann eine Gefährdungssituation auftreten, wenn ein Behandler ein unrichtiges Ergebnis erhält und danach handelt. Eine Gefährdungssituation kann auch auftreten, wenn ein Ergebnis nicht zur Verfügung steht, wenn es gebraucht wird. Im Fall von Geräten zur Selbstuntersuchung kann eine Gefährdungssituation auftreten, wenn ein Patient ein unrichtiges Ergebnis erhält oder ein Ergebnis bei Bedarf nicht zur Verfügung steht.

DIN EN ISO 14971:2013-04
EN ISO 14971:2012 (D)

Bei quantitativen Untersuchungsverfahren kann ein Ergebnis als unrichtig angesehen werden, falls die Differenz gegenüber einem richtigen Wert einen Grenzwert überschreitet, dessen Grundlage der klinische Nutzen ist. Die klinische Bedeutung eines unrichtigen Ergebnisses kann von der Größe der Differenz zwischen dem gemessenen Wert und einem richtigen Wert wie auch vom physiologischen Zustand des Patienten (z. B. Hypoglykämie oder Hyperglykämie) abhängen.

Bei qualitativen Untersuchungsverfahren, bei denen nur ein positives oder negatives Ergebnis geliefert wird (z. B. Untersuchungen auf HIV und Schwangerschaft), sind die Ergebnisse entweder richtig oder unrichtig.

Folgende Gefährdungen könnten eine Fehldiagnose verursachen oder zu ihr beitragen, wobei die Möglichkeit eines schädigenden medizinischen Eingreifens oder von Verzögerungen besteht:

— unrichtige Ergebnisse (siehe H.2.3.2 und H.2.3.3);

— verzögerte Ergebnisse (siehe H.2.3.4);

— unrichtige, das Ergebnis begleitende Angaben (siehe H.2.3.5).

H.2.4.2 Zusammenhang mit Leistungsmerkmalen

Das Versagen bei der Erfüllung der Spezifikationen für eines der sicherheitsbezogenen Leistungsmerkmale (siehe H.2.3) sollte bewertet werden, um festzustellen, ob eine Gefährdungssituation die Folge sein könnte.

Die Mittel für die Analyse solcher Gefährdungen wie die Vorläufige Gefährdungsanalyse (PHA), die Fehlerbaumanalyse (FTA), die Fehler-Möglichkeits- und -einflussanalyse (FMEA) und die Gefahrenanalyse an kritischen Kontrollpunkten (HACCP) werden in Anhang G beschrieben.

H.2.4.3 Identifizierung von Gefährdungen unter Fehlerbedingungen

Versagensmodi, die dazu führen können, dass die für die medizinische Verwendung geforderten Leistungsmerkmale (z. B. Wahrheit der Werte, Präzision, Spezifität usw.) nicht erfüllt werden, sollten bei der Identifizierung von Gefährdungen durch die IVD unter Fehlerbedingungen berücksichtigt werden, z. B.:

— Inhomogenitäten innerhalb eines Fertigungsloses;

— Ungleichmäßigkeiten zwischen den Fertigungslosen;

— nicht rückführbare Werte bei Kalibratoren;

— nicht austauschbare Kalibratoren;

— Unspezifität (z. B. durch Störfaktoren);

— Übertragungseffekte von Proben oder Reagenzien;

— nicht präzise Messungen (gerätbezogen);

— Haltbarkeitsprobleme (Lagerung, Transport, bei der Verwendung).

Versagensmodi, die zu verzögerten Ergebnissen in Dringlichkeitssituationen führen können, sollten bei der Identifizierung von Gefährdungen durch die IVD unter Fehlerbedingungen berücksichtigt werden, z. B.:

— instabile Reagenzien;

— Versagen von Hardware bzw. Software;

— Versagen der Verpackung.

Versagensmodi, die zu unrichtigen Angaben über den Patienten führen können, sollten bei der Identifizierung von Gefährdungen durch die IVD unter Fehlerbedingungen berücksichtigt werden. Zum Beispiel:

— unrichtiger Name des Patienten oder unrichtige Identitätsnummer;

— unrichtiges Geburtsdatum oder Alter;

— unrichtiges Geschlecht.

H.2.4.4 Identifizierung von Gefährdungen im Normalbetrieb

Unrichtige Ergebnisse können im Normalbetrieb auftreten, selbst wenn das Medizinprodukt für die IVD den vom Hersteller behaupteten Leistungsmerkmalen entspricht. Das könnte auf die Unsicherheit von Untersuchungsergebnissen durch biologische Schwankungen der Patientenproben, die Wahl eines Wertes aus einem Kurzverfahren oder sonstige Faktoren zurückzuführen sein. Ein unrichtiges Ergebnis bei Normalbetrieb könnte zu einer Gefährdungssituation bei einem Einzelpatienten führen, z. B.:

— unvollständige Unterscheidung zwischen positiven und negativen Proben: Qualitative Untersuchungsverfahren zeigen im typischen Fall verfahrenseigene falsch negative und falsch positive Untersuchungsprozentsätze, zum Teil verursacht durch Unsicherheiten, die mit der Festlegung eines geeigneten Trennwerts zusammenhängen;

— Messunsicherheit: Selbst eine Technik des aktuellen Standes kann die Präzision von IVD-Produkten zur quantitativen Bestimmung wie der in ISO 15197 [13] beschriebenen Blutzuckerüberwachungssysteme begrenzen: Falls die Leistungsmerkmale fordern, dass nur 95 % der Ergebnisse einen festgelegten Grenzwert des medizinischen Nutzens erfüllen, können bis zu 5 % der Einzelergebnisse außerhalb des Grenzwerts fallen;

— unerwartete Einflüsse anderer Bestandteile (Störfaktoren) in der Probenmatrix: Neue Medikamente, biochemische Metaboliten, heterophile Antikörper und Materialien zur Probenvorbereitung können die Leistungsmerkmale eines IVD-Untersuchungsverfahrens beeinträchtigen;

— die natürliche Heterogenität der zu analysierenden Substanz: Antikörper und andere Proteine in Blutproben sind Gemische unterschiedlicher Iso-Formen. Die veröffentlichten Leistungsmerkmale eines IVD-Untersuchungsverfahrens könnten möglicherweise nicht für alle Bestandteile des Gemischs gelten.

H.2.4.5 Identifizierung von Gefährdungssituationen

Zu Beispielen von Gefährdungssituationen, die durch Medizinprodukte für die IVD geschaffen werden, gehören:

— eine Blutbank erhält bei der Reihenuntersuchung von Transfusionsblut falsch negative Ergebnisse für HIV oder HbsAg;

— ein Arzt stellt die Diagnose einer Lebererkrankung auf der Grundlage von Untersuchungsergebnissen von Leberfunktionsproben, die durch Störwirkung von Bilirubin beeinträchtigt waren;

— ein Diabetespatient mit Hypoglykämie erhält von einem Selbstüberwachungsgerät falsche erhöhte Messungen des Blutzuckerwertes.

DIN EN ISO 14971:2013-04
EN ISO 14971:2012 (D)

H.2.5 Abschätzung des Risikos für Patienten

H.2.5.1 Allgemeines

Die Risikoabschätzung beruht auf dem Schweregrad und der Wahrscheinlichkeit eines Schadens für jede festgestellte gefährliche Situation in Verbindung mit Medizinprodukten für die IVD unter normalen und Fehlerbedingungen.

Im Fall eines unrichtigen Untersuchungsergebnisses bei der IVD sind grundlegende bestimmende Faktoren (a) die Wahrscheinlichkeit, dass das Ergebnis als unrichtig erkannt wird, und (b) die Wahrscheinlichkeit, dass das Ergebnis zu einem nachteiligen medizinischen Handeln führen wird.

Bei Ergebnissen, die falsch anzeigen, dass ein medizinisches Eingreifen nicht erfolgen sollte (z. B. falsch negative Ergebnisse oder falsche „Normal"ergebnisse), sollten zur Risikobeurteilung gehören (1) die Prognose des unbehandelt gelassenen Zustands, (2) die Möglichkeit der Diagnose des Zustands mit anderen Mitteln und (3) die Auswirkungen auf andere Personen als den Patienten (wie Übertragbarkeit eines Infektionserregers oder eines vererblichen Zustands oder die Exposition eines Fötus gegenüber gefährdenden Substanzen).

Bei Ergebnissen, die falsch anzeigen, dass ein medizinisches Eingreifen erfolgen sollte (z. B. falsch positive Ergebnisse oder falsche „anomale" Ergebnisse), sollten bei der Risikobeurteilung berücksichtigt werden (1) der mögliche Schaden einer unangemessenen Behandlung, (2) die Möglichkeit, den Zustand mit anderen Mitteln auszuschließen, und (3) die Auswirkungen auf andere Personen (wie Untersuchung oder Behandlung wegen Exposition gegenüber einem Infektionserreger und Beratung oder Behandlung wegen eines vererblichen Zustands).

H.2.5.2 Abschätzung des Schweregrades des Schadens

Die medizinische Verwendung eines Untersuchungsergebnisses aus der IVD bestimmt die mögliche Gefährdung, die ein unrichtiges Ergebnis bei einem Patienten bewirken kann. Die in H.2.1 und H.2.2 diskutierten vorgesehenen Verwendungen und möglichen Fehlanwendungen sollten berücksichtigt werden.

Die Abschätzung des Schweregrades des Schadens erfordert ein Verständnis für die medizinische Verwendung des Untersuchungsergebnisses aus der IVD, die analytischen Leistungsanforderungen für jede Verwendung und für das Ausmaß, in dem medizinische Entscheidungen Untersuchungsergebnisse aus der IVD zur Grundlage haben. Aus diesem Grunde sind qualifizierte medizinische Eingaben in den Prozess der Risikoabschätzung von wesentlicher Bedeutung.

H.2.5.3 Abschätzung der Wahrscheinlichkeit des Auftretens

Wie in Anhang E dargestellt, hängt die Wahrscheinlichkeit, dass die Verwendung eines Medizinprodukts für die IVD zu einem Schaden führt, von den kumulativen Wahrscheinlichkeiten ab, die mit einer Reihe von Ereignissen verbunden sind.

Im Fall eines im Laboratorium verwendeten Medizinprodukts für die IVD gehört zu diesen Wahrscheinlichkeiten, wie in Bild H.1 dargestellt:

— die Wahrscheinlichkeit, dass das Medizinprodukt für die IVD ein unrichtiges Ergebnis erbringt;

— die Wahrscheinlichkeit, dass das Laboratorium das Ergebnis nicht als unrichtig erkennt und das unrichtige Ergebnis berichtet;

— die Wahrscheinlichkeit, dass der Arzt das Ergebnis nicht als unrichtig erkennt und veranlasst wird, Maßnahmen durchzuführen (oder nicht durchzuführen);

— die Wahrscheinlichkeit, dass das Handeln oder Nichthandeln des Arztes einen Schaden beim Patienten verursacht.

Laboratorien können u. a. aus folgenden Gründen ein Ergebnis als unrichtig erkennen:

— das Qualitätskontrollsystem stellte eine Veränderung der Leistung des Untersuchungsverfahrens fest;
— der Wert der gemessenen Eigenschaft ist mit dem Leben nicht vereinbar;
— das Ergebnis hat einen kritischen Grenzwert überschritten, der die Verifizierung des Untersuchungsergebnisses erforderte;
— die Differenz im Vergleich zu den früheren Ergebnissen beim Patienten hat eine erwartete oder einleuchtende Größe überschritten.

Bei der Abschätzung der Wahrscheinlichkeit des Auftretens ist zu berücksichtigen, dass nicht alle Laboratorien über wirksame Nachweissysteme verfügen, die den Bericht unrichtiger Ergebnisse verhindern können.

Ärzte können u. a. aus folgenden Gründen ein Ergebnis als unrichtig erkennen:

— das Ergebnis ist physiologisch unmöglich;
— das Ergebnis ist mit dem klinischen Zustand des Patienten unvereinbar;
— das Ergebnis wird nicht durch weitere Daten bestätigt.

Wo Medizinprodukte für die IVD außerhalb des Laboratoriumsstandorts verwendet werden, gibt es oft keine zureichenden oder wirksamen Nachweissysteme. Laienanwender könnten sich möglicherweise nicht dessen bewusst sein, dass bestimmte Ergebnisse unwahrscheinlich sind. Bei derartigen, nicht in einem Laboratorium verwendeten Medizinprodukten für die IVD sollten die Beispiele in diesem Unterabschnitt verändert werden, indem die nicht anwendbaren Ereignisse und Wahrscheinlichkeiten ausgenommen werden.

Es stehen selten ausreichend Daten zur Verfügung, um quantitative Schätzwerte der oben aufgeführten Wahrscheinlichkeiten zu berechnen. Die Fragen in H.2.5.4 könnten bei der Erarbeitung qualitativer oder halbquantitativer Schätzwerte der Wahrscheinlichkeiten hilfreich sein. Diese Fragen beziehen sich in erster Linie auf Medizinprodukte für die IVD in einem Laboratorium; es können jedoch ähnliche Fragen für andere Arten von Medizinprodukten für die IVD entwickelt werden.

H.2.5.4 Bei der Abschätzung des Risikos für den Patienten zu berücksichtigende Punkte

H.2.5.4.1 Wo besteht die Möglichkeit, dass das Medizinprodukt für die IVD ein unrichtiges Ergebnis erbringen würde?

— In einem wahrscheinlichen Fehlermodus?
— Bei Normalbetrieb?
— Bei begründet vorhersehbarem Fehlbetrieb?

H.2.5.4.2 Wie besteht die Möglichkeit, dass das unrichtige Ergebnis der IVD durch einen Anwender bzw. das Laboratorium entdeckt würde?

— Werden Kontrollmaterialien mit dem Medizinprodukt für die IVD geliefert?
— Sind in das Produkt Kontrollmöglichkeiten einbezogen, die den Fehlerzustand aufdecken?
— Wie wirksam wären die Kontrollmöglichkeiten bei der Entdeckung des Fehlerzustandes?
— Gibt es sonstige Qualitätssicherungsmaßnahmen, die das unrichtige Ergebnis entdecken könnten (z. B. System der kritischen Werte, Überprüfungen der Glaubwürdigkeit)?
— Würden Fehlermeldungen es einem Anwender ermöglichen, das Problem zu korrigieren und bei der Neuuntersuchung ein valides Untersuchungsergebnis zu erlangen? Ist zum Beispiel die Meldung „nicht genug Blut" bei einem Gerät zur Selbstuntersuchung dafür vorgesehen, den Anwender aufzufordern, die Untersuchung zu wiederholen?
— Falls das Produkt zur Verwendung im Laboratorium vorgesehen ist, verfügen die Laboratorien über wirksame Systeme zur Entdeckung eines solchen unrichtigen Ergebnisses?

DIN EN ISO 14971:2013-04
EN ISO 14971:2012 (D)

H.2.5.4.3 Wie besteht die Möglichkeit, dass das unrichtige Ergebnis der IVD-Untersuchung durch den Arzt entdeckt würde?

— Fordern aktuelle Standards der medizinischen Praxis eine Bestätigungsuntersuchung für diese zu analysierende Substanz?

— Wird durch das Laboratorium automatisch eine Bestätigungsuntersuchung nach einem positiven Befund einer Übersichtsuntersuchung durchgeführt?

— Ist diese Art eines unrichtigen Ergebnisses im Zusammenhang mit anderen Ergebnissen, Anzeichen, Symptomen und der medizinischen Vorgeschichte des Patienten erkennbar?

— Erhärten Ärzte routinemäßig die Ergebnisse für diese zu analysierende Substanz durch andere Mittel und stellen sie die Ergebnisse in Frage, die nicht zum klinischen Eindruck passen?

— Gibt es andere Überprüfungen der Glaubwürdigkeit für diese zu analysierende Substanz, die den Arzt vor einem Fehler warnen würden?

— Ist die Untersuchung die einzige Grundlage für wesentliche klinische Entscheidungen? In welchem Umfang ist das Untersuchungsergebnis Grundlage der Diagnose (d. h., wie trägt die Untersuchung zur medizinischen Entscheidung bei)?

— Fordert die Dringlichkeit der Lage eine sofortige Entscheidung, ohne eine Gelegenheit, bestätigende Daten oder erhärtende Angaben einzuholen? Führt das Untersuchungsergebnis direkt zu einer medizinischen Entscheidung bzw. Behandlung?

— Stehen alternative Untersuchungen wie im Zentrallaboratorium zur Verfügung, falls ein Produkt am Betreuungsort versagen würde?

H.2.5.4.4 Welche Möglichkeit besteht, dass ein Arzt nach dem Ergebnis handeln oder nicht handeln würde?

— Ist das Medizinprodukt für die IVD wesentlich bestimmend für die Therapie unter schwierigen Bedingungen, wie bösartige Tumoren oder lebensbedrohliche Infektionen?

— Ist das Medizinprodukt für die IVD für Transfusionen, Transplantationen oder sonstige medizinische Anwendungen vorgesehen, die die Übertragung einer Krankheit auf Empfänger verursachen könnten?

— Ist das Medizinprodukt für die IVD für die Überwachung einer entscheidenden Körperfunktion vorgesehen, so dass Fehler oder Verzögerungen zum Tod oder zur bleibenden Behinderung eines Patienten führen könnten?

H.2.5.4.5 Welche Möglichkeit besteht, dass das Handeln oder Nichthandeln eines Arztes Schaden für den Patienten verursachen oder zu diesem beitragen würde?

— Ist die Handlung unumkehrbar wie eine chirurgische Resektion oder eine Schwangerschaftsunterbrechung?

— In welchem Umfang ist die Handlung umkehrbar?

— In welchem Umfang besteht die Wahrscheinlichkeit, dass die Handlung den Patienten schädigt?

— In welchem Umfang würde ein Nichthandeln zum Tod oder zu einer Schädigung führen?

— Welche physiologischen Bedingungen würden zur Möglichkeit des Schadens beitragen?

DIN EN ISO 14971:2013-04
EN ISO 14971:2012 (D)

H.2.5.4.6 Welches ist der Schweregrad des entstehenden Schadens?

— Tod?

— Eine lebensbedrohliche Schädigung?

— Verringerung der Lebenserwartung?

— Unumkehrbare Verschlechterung des Gesundheitszustandes?

— Dauernde Behinderung?

— Dauernde Schädigung einer Körperfunktion bzw. -struktur?

— Schädigung, die ein medizinisches Eingreifen verlangt, um einen ernsthaften Schaden zu verhindern?

— Umkehrbare Verschlechterung des Gesundheitszustandes?

— Leichte körperliche Schädigung?

— Zeitweilige Behinderung, die kein medizinisches Eingreifen verlangt?

— Zeitweilige Beschwerden?

H.2.5.5 Risikoinformationen für Medizinprodukte für die IVD

H.2.5.5.1 Datenbanken über nachteilige Ereignisse

Die Überwachungsprogramme für Medizinprodukte sammeln Daten von Herstellern und Endanwendern, zu denen Beispiele nachteiliger Auswirkungen unrichtiger oder verzögerter IVD-Untersuchungsergebnisse gehören können. Hersteller können Berichte über ähnliche Medizinprodukte für die IVD auf die mögliche Bedeutung für ihre eigenen Produkte und unterstützend zur Identifizierung vorher unerkannter Gefährdungen oder wesentlicher Trends auswerten. Beim Ziehen von Schlussfolgerungen aus Einzelberichten ist jedoch Vorsicht erforderlich. Die Angaben in Datenbanken über nachteilige Ereignisse sind nicht verifiziert und Einzelberichte können unvollständige, unrichtige oder irreführende Angaben enthalten.

H.2.5.5.2 Durcharbeiten von Übereinkünften

Die Übereinkunft medizinischer Fachleute wurde verwendet, um die Auswirkungen unrichtiger Blutzuckerwerte bei sich selbst kontrollierenden Patienten mit Diabetes mellitus einzustufen. Parkes et al. [41] beschreiben das Vorgehen mit einer systematischen Übersicht zur Erreichung medizinischer Eingaben (inputs) über das Risiko für Patienten. Sie konstruierten ein „Fehlerraster", das nach dem von Clarke et al. [36] verwendeten graphischen Ansatz modelliert wurde. Das Verfahren der Übereinkunft nach Parkes et al. [41] kann auf andere zu analysierende Substanzen angewendet werden.

H.2.5.5.3 Interviews mit Ärzten

Ein traditionelles Verfahren zur Gewinnung medizinischer Eingaben über das Risiko für Patienten sind Interviews mit praktizierenden Ärzten und die Identifizierung, (1) wie sie die IVD-Untersuchungsergebnisse verwenden, (2) ob sie unrichtige Ergebnisse erkennen konnten, (3) welche Maßnahmen sie bei einem gegebenen spezifischen Ergebnis unternehmen würden und (4) welche Auswirkungen eine ungeeignete medizinische Handlung haben könnte. Obgleich sie subjektiver ist als das Herangehen von Parkes mit der Übersicht, kann eine Interviewstrategie erarbeitet werden, die helfen kann, Grade des systematischen Fehlers oder der Ungenauigkeit aufzudecken, die ein Risiko für Patienten darstellen könnten.

DIN EN ISO 14971:2013-04
EN ISO 14971:2012 (D)

H.3 Risikobewertung

Die Gründlichkeit einer Risikoabschätzung sollte dem Schweregrad des möglichen Schadens proportional sein. Das Risiko jedes unrichtigen Ergebnisses, das als gefährdend festgestellt wurde, sollte wie in D.3 und D.4 beschrieben bewertet werden.

H.4 Risikobeherrschung

H.4.1 Allgemeines

Der Schweregrad des Schadens wird durch das medizinische Eingreifen oder dessen Fehlen bestimmt, das durch das IVD-Untersuchungsergebnis ausgelöst wurde. Die Fähigkeit eines Herstellers, auf den Schweregrad des Schadens einzuwirken, hängt von der jeweiligen IVD-Untersuchung ab.

Falls das medizinische Eingreifen von der Größe des berichteten Wertes abhängt, wie bei Untersuchungen des Blutzuckerspiegels, der Elektrolytwerte, des Spiegels therapeutisch angewendeter Medikamente und bestimmter Enzyme, könnte der Schweregrad des Schadens durch Risikobeherrschungsmaßnahmen verringert werden, die auf die Begrenzung des möglichen systematischen Fehlers, von Ungenauigkeiten und Störungen abzielt. Falls das Ergebnis entweder positiv oder negativ ist, kann jedoch der Schweregrad des Schadens für den Patienten durch den Hersteller nicht verringert werden.

Die Risiken für Patienten aus unrichtigen IVD-Untersuchungsergebnissen werden im Allgemeinen durch Herabsetzung der Auftretenswahrscheinlichkeit verringert. Den Tätigkeiten zur Verringerung von Risiken durch unrichtige Ergebnisse sollte nach der in 6.2 angegebenen Hierarchie Vorrang zuerteilt werden. Bei Medizinprodukten für die IVD bedeutet das:

a) Versuch zur Verringerung der Wahrscheinlichkeit des Auftretens eines unrichtigen Ergebnisses durch produkteigene Sicherheit durch die Auslegung. Die Verbesserung der entscheidenden Leistungsmerkmale (zum Beispiel analytische oder diagnostische Spezifität, Wahrheit oder Präzision der Werte) könnte für die Sicherstellung erforderlich sein, dass die Ergebnisse den medizinischen Anforderungen entsprechen;

b) falls eine produkteigene Sicherheit durch die Auslegung nicht erreichbar ist, dann sind Schutzmaßnahmen einzuführen, um die Wahrscheinlichkeit der Ausgabe eines unrichtigen Ergebnisses an den Arzt oder Patienten zu verringern, vorzugsweise durch Entdeckung durch das Produkt selbst oder durch die mit dem Produkt zur Verfügung gestellten Qualitätskontrollmaßnahmen;

c) falls Schutzmaßnahmen nicht durchführbar sind, sind den Anwendern sicherheitsbezogene Angaben zur Verfügung zu stellen wie spezifische Anweisungen, Warnhinweise und weitere zur Vermeidung von Gefährdungssituationen erforderliche Angaben.

ANMERKUNG 1   Getrennt vom Gerät zur Umsetzung vorgesehene Nachweisverfahren wie die empfohlenen Qualitätskontrollprüfungen durch das Laboratorium oder vom Arzt angeordnete Bestätigungsuntersuchungen werden als sicherheitsbezogene Angaben angesehen, nicht als Schutzmaßnahmen.

ANMERKUNG 2   Die mit einem Medizinprodukt für die IVD durch einen Hersteller zu liefernden Mindestangaben sind in Vorschriften und Internationalen Normen festgelegt. Siehe H.4.2.4.

H.4.2 Analyse der Optionen

H.4.2.1 Produkteigene Sicherheit durch die Auslegung

Falls die medizinischen Anforderungen nicht durchgängig erfüllt werden, kann vielleicht die Auslegung des Medizinprodukts für die IVD verändert werden, um den Erhalt klinisch unrichtiger Ergebnisse zu vermeiden, zum Beispiel durch Verbesserung von einem oder mehreren der folgenden Punkte, wie der:

— Präzision des Messsystems;

— Wahrheit der Werte der Kalibratoren;

— analytischen Spezifität der Reagenzien zur IVD (z. B. bessere Antikörper);

— Nachweisgrenze oder quantitativen Nachweisgrenze des Untersuchungsverfahrens;

— Zuverlässigkeit des Geräts (z. B. Verhinderung unechter Ergebnisse);

— Unterscheidung zwischen Proben mit Positiv- und Negativergebnis;

— Automatisierung von zu Fehlern neigenden Verfahrensschritten;

— positiven Identifizierung von Proben (z. B. Strichkodes);

— Einfachheit der Anwendung (z. B. wie durch Studien über den menschlichen Faktor festgestellt).

In ähnlicher Weise kann vielleicht das Herstellungsverfahren verbessert werden, um die Herstellung von Medizinprodukten für die IVD zu verhindern, die klinisch unrichtige Ergebnisse erbringen (d. h. Nichterfüllung der medizinischen Anforderungen). Die Gefahrenanalyse an kritischen Kontrollpunkten (HACCP, siehe G.6) kann helfen, Schritte im Herstellungsverfahren festzustellen, um fehlerhafte Produkte zu verhindern wie:

— Reagenzien mit überstarken Ungleichmäßigkeiten zwischen den Fertigungslosen;

— Gerätebestandteile, die unechte Ergebnisse verursachen;

— Kalibratorwerte, die die Spezifikationen für den systematischen Fehler überschreiten;

— Kontrollmaterialien, Kalibratoren oder Reagenzien, die nicht den Ansprüchen an die Lagerdauer genügen.

H.4.2.2 Schutzmaßnahmen

Falls eine Verbesserung der Auslegung des Medizinprodukts für die IVD nicht durchführbar ist, können vielleicht zusätzliche Kontrollvorrichtungen in das Gerät einbezogen werden, um Zustände nachzuweisen, die zu unrichtigen Ergebnissen führen, z. B.:

— Überprüfungen der Unversehrtheit der Probe zum Nachweis unannehmbarer Proben (z. B. Hämolyse);

— Entfernung von Schaum (falls das Probenahmegerät mit einem Sensor für den Flüssigkeitsspiegel versehen ist) oder Fibrinklumpen von der Probe;

— Überprüfungen der eingebauten Sensoren und der Software zur Entdeckung nachteiliger Systembedingungen (z. B. unrichtige Temperatur, Drift des Spektrofotometers, verstopfte Pipettierungsmechanismen);

— eingebaute Kontrollvorrichtungen zum Nachweis des Versagens von Kalibratoren, Reagenzien oder Geräten;

— Alarmeinrichtungen, Fehlermeldungen oder Algorithmen, die unrichtige Ergebnisse unterdrücken;

— Algorithmen für die Glaubwürdigkeit zur Identifizierung unwahrscheinlicher Ergebnisse.

DIN EN ISO 14971:2013-04
EN ISO 14971:2012 (D)

Falls Verbesserungen des Herstellungsprozesses nicht durchführbar sind, könnten vielleicht zusätzliche Verfahrenskontrollen oder engere Spezifikationen erforderlich sein, um bei der Verhinderung der Freigabe fehlerhafter Produkte zu unterstützen, z. B.:

— Sichtprüfung eingehender Materialien gegenüber geeigneten Spezifikationen der Qualität;

— Leistungsprüfungen während des Verfahrens zur Entdeckung fehlerhafter Bauteile;

— Verwendung von Referenzmaterialien zur Sicherstellung der metrologischen Rückverfolgbarkeit von Kalibratoren (siehe ISO 17511 [15] und ISO 18153 [17]);

— auf die Anforderungen der Anwender bezogene Leistungsmerkmale;

— endgültige Prüfungen vor Freigabe.

H.4.2.3 Sicherheitsbezogene Informationen

H.4.2.3.1 Leistungsmerkmale

Die Leiter der Laboratorien und die Behandelnden müssen die jeweiligen Leistungsmerkmale kennen, um festzulegen, ob das Medizinprodukt für die IVD für ihre Verwendung geeignet ist. Diese Angaben werden durch den Hersteller bereitgestellt. Zuverlässige Schätzwerte von Leistungsmerkmalen an anerkannten Punkten für die medizinische Entscheidung decken Restrisiken auf und ermöglichen die sachgerechte Interpretation von Untersuchungsergebnissen, z. B.:

— der analytischen Spezifität (z. B. Auswirkungen störender oder kreuzreagierender Substanzen);

— der Wahrheit der Werte (d. h. akzeptierbarer systematischer Fehler);

— der Präzision;

— der Nachweisgrenze oder der quantitativen Nachweisgrenze;

— der Genauigkeit (Kombination von Präzision und Wahrheit der Werte);

— der diagnostischen Empfindlichkeit (Anteil der wahren Positivbefunde bei Patienten mit Erkrankungen);

— der diagnostischen Spezifität (Anteil der wahren Negativbefunde bei Patienten ohne Erkrankungen).

H.4.2.3.2 Angaben zur Verhinderung der Erreichung unrichtiger Ergebnisse

Gebrauchsanweisungen, Verfahrensbegrenzungen und Spezifikationen zur Umgebung sind erforderlich, um die Anwender dabei zu unterstützen, unrichtige (gefährdende) Ergebnisse zu verhindern, z. B.:

— Anforderungen an die Entnahme, Lagerung und Vorbereitung von Proben;

— bekannte Störsubstanzen;

— ein validiertes Messintervall;

— Warnungen über unrichtige Verwendung, die zu unrichtigen Ergebnissen beitragen kann;

— Einschränkungen hinsichtlich spezifischer Patientenpopulationen;

— Warnungen über ungeeignete klinische Zustände oder ungeeignete Probenarten;

— sachgerechte Reinigungsverfahren;

— Maßnahmen der vorbeugenden Wartung und Wartungsabstände;

— Anforderungen an die Lagerung und das Verfallsdatum von Reagenzien.

DIN EN ISO 14971:2013-04
EN ISO 14971:2012 (D)

H.4.2.3.3 Informationen zur Ermöglichung des Entdeckens unrichtiger Ergebnisse

Zusätzliche Anweisungen und Empfehlungen können dabei unterstützen, die Wahrscheinlichkeit zu verringern, dass unrichtige (gefährdende) Ergebnisse mitgeteilt werden, z. B.:

— Kontrollverfahren zur Aufdeckung von Bedingungen, die zu unrichtigen Ergebnissen führen (siehe ISO 15198 [14]);

— ein Installationsverfahren, mit dem eine vertretbare Leistung verifiziert wird;

— Richtlinien zur Eignung des Systems zur Identifizierung des Versagens von HPLC- oder GC-Säulen;

— bestätigende Untersuchungsverfahren auf der Grundlage eines unterschiedlichen Messprinzips.

H.4.2.3.4 Ausbildung und Qualifikation der Anwender

Eine Ausbildung kann durch den Hersteller angeboten werden, um Anwendungsfehler vermeiden zu helfen.

Den Anwendern von Medizinprodukten für die IVD können Ausbildungsmaterialien, die für die fortgesetzte Weiterbildung geeignet sind, zur Verfügung gestellt werden. Bei einigen entscheidenden Medizinprodukten für die IVD (z. B. Überwachungssysteme für orale Gaben von Antikoagulanzien für den häuslichen Gebrauch) kann ein vom Hersteller gesponsertes formelles Qualifizierungsprogramm geeignet sein (siehe ISO 17593 [16]).

H.4.2.4 Vorgeschriebene sicherheitsbezogene Informationen

In vielen Ländern wurden Anforderungen an die vom Hersteller zu liefernden Informationen durch Vorschriften festgelegt. Das sind vorgeschriebene Risikobeherrschung, die mögliche Anwendungsfehler und sonstige mögliche Gefährdungen behandelt, die Medizinprodukten für die IVD gemeinsam sind. Die Einhaltung geltender Vorschriften und Normen darf als Beweis angeführt werden, dass Risiken durch bestimmte Anwendungsfehler kontrolliert worden sind, was der Verifizierung der Wirksamkeit unterliegt (siehe H.4.3).

Tabelle H.1 enthält Beispiele von möglichen Anwendungsfehlern und den entsprechenden Angaben, die im Allgemeinen vom Hersteller geliefert werden, um den Anwendern zu helfen, diese zu vermeiden.

Tabelle H.1 — Beispiele von möglichen Anwendungsfehlern und der Kennzeichnung der Risikobeherrschung

Anwendungsfehler	Risikobeherrschung
Nicht kalibriertes Gerät	Festgelegter Kalibrierungsabstand
Reagenzien, die ihre Wirkung verloren haben	Verfallsdatum auf der Reagensverpackung
Nicht ausreichende Wartung des Geräts	Wartungsanweisungen
Mischung miteinander unverträglicher Lose von Reagenzien	Identifizierung der Lose und Anweisungen
Untersuchung nicht miteinander austauschbarer Körperflüssigkeiten	Festlegung geeigneter Probenarten
Unrichtige Probenvorbereitung	Anweisung zur Probenvorbereitung
Unrichtige Lagerung von Reagenzien	Anforderungen an die Lagerung einschließlich entscheidender Faktoren (Temperatur, Licht, Feuchte usw.)
Durcheinanderbringen von Maßeinheiten im Bericht (z. B. mmol/l oder mg/dl)	die Einheiten werden mit jedem Ergebnis angezeigt oder ausgedruckt
Unrichtige Installation des Geräts	Anweisungen zur Installation und Verifizierung
Unrichtiges Betreiben des Geräts	Betriebsanweisungen mit Festlegung entscheidender Schritte
Unrichtige Probenverdünnung	Anforderungen an die Verdünnung einschließlich vertretbarer Verdünnungsmittel

DIN EN ISO 14971:2013-04
EN ISO 14971:2012 (D)

H.4.2.5 Warnungen, Sicherheitsvorkehrungen und Einschränkungen

Ausdrückliche Warnungen, Anweisungen und Kontraindikationen können bei Medizinprodukten für die berufliche Verwendung eine wirksame Risikobeherrschung darstellen, so lange die Auswirkungen des Versagens bei ihrer Einhaltung auf angemessene Weise mitgeteilt werden oder offenbar sind. Eine Angabe, die nicht eine gefährdende Folge des Außerachtlassens einer Anweisung anzeigt, könnte möglicherweise keine wirksame Risikobeherrschung sein.

Beispielsweise könnte ein Medizinprodukt für die IVD für die Untersuchung von Plasma oder Serum, jedoch nicht für die von Urin vorgesehen sein. Falls die Gebrauchsanweisung hinsichtlich der Leistungsmerkmale bei Urinproben schweigt, können einige Laboratorien das Produkt zur Untersuchung von Urinproben anwenden, besonders wenn dem aktuellen Stand der Technik entsprechende Medizinprodukte für die IVD in der Lage sind, die Urinproben zu untersuchen. Ohne die Angabe, dass das Verfahren bei Urinproben keine zufrieden stellende Leistung zeigen wird, wäre die Untersuchung derartiger Proben ein vorhersehbarer Anwendungsfehler.

Auf ähnliche Weise können Untersuchungsergebnisse für medizinische Anwendungsarten verwendet werden, die vom Hersteller nicht vorgesehen waren, und könnten für das Medizinprodukt für die IVD nicht geeignet sein. Die Hersteller sollten die möglichen Risiken aus diesen Anwendungsarten unter Berücksichtigung von Faktoren wie Erfahrungen mit ähnlichen Produkten, ähnliche Verwendungsbedingungen für sonstige Produkte und Wahrscheinlichkeit einer solchen Verwendung bewerten. Ein Hersteller könnte es als notwendig erachten, Anwender mit geeigneten Warnhinweisen, Sicherheitsvorkehrungen und Einschränkungen zu versorgen, um die Risiken zu vermindern.

H.4.2.6 Normen über Medizinprodukte für die IVD

Für einige Arten von Medizinprodukten für die IVD stehen Internationale Normen, nationale Normen, Vorschriften und als Vorschriften geltende Anleitungsdokumente zur Verfügung. Die Einhaltung anerkannter Produktnormen sowie von Anforderungen durch Vorschriften und Richtlinien, die sich auf die produkteigene Sicherheit, Schutzmaßnahmen und Informationen zur Sicherheit beziehen, könnten verwendet werden, um Anforderungen an Gestaltung und Prüfung festzulegen, und deren Einhaltung kann als Nachweis der Risikobeherrschung angeführt werden. Beispiele sind: ISO 15197 [13], ISO 17693 [16], ISO 19001 [18] und ISO 18113-1 [42].

H.4.3 Verifizierung der Wirksamkeit der Risikobeherrschung

Die Umsetzung und Wirksamkeit von Risikobeherrschungsmaßnahmen, einschließlich der sicherheitsbezogenen Informationen, erfordern eine Verifizierung. Der Grad der Verifizierung hängt von dem zu kontrollierenden Risiko ab.

Für Risiken, bei denen der Schweregrad oder die Wahrscheinlichkeit des Eintretens eines Schadens niedrig ist, kann eine Überprüfung von Beschwerdeaufzeichnungen eine ausreichende Verifizierung darstellen. Sofern zutreffend, sollte die Verifizierung eine prospektive Überprüfung von zur Verfügung stehenden Angaben über Medizinprodukte für die IVD mit ähnlicher Risikobeherrschung einschließen. Für Risiken, bei denen der Schweregrad oder die Wahrscheinlichkeit des Eintretens eines Schadens hoch ist, könnte eine prospektive Studie erforderlich sein, um die Wirksamkeit der Risikobeherrschung zu verifizieren. Z. B. kann eine Studie über die menschlichen Faktoren den Umfang des Verständnisses der Anwender und deren Einhaltung von Warnungen und Anweisungen beurteilen und die Wirksamkeit der gelieferten sicherheitsbezogenen Informationen verifizieren. Dazu können auf den Menschen bezogene Faktoren wie Schriftgröße des Drucks, das Niveau der Lesefähigkeit, richtig herausgestellte Warninformationen usw. gehören.

Die Annahmen über die Wirksamkeit der gelieferten sicherheitsbezogenen Informationen sollten mit Vorsicht erfolgen. Folgende Einschränkungen sollten berücksichtigt werden, wenn die Risikoverminderung infolge der vom Hersteller gelieferten Informationen zu bewerten sind:

— Anforderungen an die Akkreditierung von Laboratorien, die Vorschriften und deren Durchsetzung sind in der Welt nicht gleichartig. Das Vorgehen bei Qualitätskontrolle und Qualitätssicherung variiert stark.

— Die mit den Medizinprodukten für die IVD gelieferten Gebrauchanweisungen für die professionelle Anwendung sind für medizinische Laboratorien vorgesehen. Angaben über kontraindizierte Verwendungen, sich gegenseitig überlagernde Medikamente sowie sonstige Angaben in Verbindung mit der Anwendung der IVD-Untersuchungsergebnisse könnten die Ärzte nicht erreichen, die die Untersuchungen anordnen.

DIN EN ISO 14971:2013-04
EN ISO 14971:2012 (D)

H.5 Überwachung der Herstellung und der Herstellung nachgelagerten Phasen

H.5.1 Externe Leistungsüberwachung

Die Hersteller von IVD-Produkten haben im Allgemeinen Zugang zu externen Daten, die verwendet werden können, um einige Gesichtspunkte der Leistung von Medizinprodukten für die IVD zu überwachen. Dazu gehören je nach Fall:

— Berichte über nachteilige Ereignisse;

— Beschwerden hinsichtlich unrichtiger Ergebnisse, falsch identifizierter Proben, der Zuverlässigkeit von Geräten usw.;

— Qualitätskontrolldaten innerhalb eines Laboratoriums;

— Pläne der externen Qualitätsbeurteilung (EQAS), auch als Eignungsübersichten bezeichnet;

— Leistungsbewertungen durch unabhängige Laboratorien, die oft in der wissenschaftlichen Literatur veröffentlicht sind.

H.5.2 Interne Leistungsüberwachung

Die Hersteller erzeugen auch routinemäßig Daten, die zur Überwachung bestimmter Leistungsmerkmale unter kontrollierten Bedingungen verwendet werden können. Zu diesen Quellen gehören:

— die Verfahrensüberwachung;

— die Überwachung der Beständigkeit;

— die Festlegung von Kalibratorwerten;

— die Akzeptanzprüfung;

— die Prüfung der Zuverlässigkeit der Geräte;

— Tätigkeiten zur Validierung.

DIN EN ISO 14971:2013-04
EN ISO 14971:2012 (D)

Anhang I
(informativ)

Anleitung zum Verfahren der Risikoanalyse für biologische Gefährdungen

I.1 Allgemeines

Dieser Anhang gibt eine Anleitung für die Anwendung der Risikoanalyse auf biologische Gefährdungen. Der Bereich der Auswirkungen potenzieller biologischer Gefährdungen ist groß und kann sowohl kurzzeitige Auswirkungen wie akute Toxizität, Irritationen von Haut, Augen und Schleimhäuten, Hämolyse und Thrombogenität, als auch langfristige oder spezifisch toxische Auswirkungen haben, wie z. B. subchronische und chronische toxische Auswirkungen, Sensibilisierung, Genotoxizität, Karzinogenität (Tumorgenität) und Auswirkungen auf die Fortpflanzung, einschließlich Teratogenität.

ISO 10993-1 [5] legt die allgemeinen Grundsätze für die biologische Bewertung von Materialien bzw. Medizinprodukten fest.

I.2 Einschätzung biologischer Risiken

I.2.1 Zu berücksichtigende Faktoren

Die biologische Risikoanalyse sollte berücksichtigen:

— die physikalischen und chemischen Eigenschaften der verschiedenen ausgewählten Materialien;

— frühere Vorgeschichten der klinischen Anwendung oder Daten der Exposition am Menschen;

— eine vorhandene Toxikologie und sonstige Angaben zur biologischen Sicherheit im Bezug auf das Produkt und die verwendeten Materialien der Komponenten;

— Prüfverfahren.

Die Menge der erforderlichen Daten und der Umfang der Untersuchung werden nach der Zweckbestimmung unterschiedlich sein und sind abhängig von der Art und Dauer des Kontakts mit dem Patienten. Anforderungen an die Daten sind üblicherweise weniger streng für Verpackungsmaterialien, Medizinprodukte in Kontakt mit gesunder Haut und jedes Bestandteil eines Medizinprodukts, das nicht in direkten Kontakt mit Körpergeweben, Infusionsflüssigkeiten, Schleimhäuten oder verletzter Haut kommt.

Der gegenwärtige Wissensstand über den Werkstoff bzw. das Medizinprodukt, der sich aus der wissenschaftlichen Literatur, früheren klinischen Erfahrungen und anderen relevanten Daten ergibt, sollte gesichtet werden, um den Bedarf zusätzlicher Daten festzustellen. In einigen Fällen kann es erforderlich werden, Daten über die Zusammensetzung, Daten über Rückstände (z. B. aus Sterilisationsverfahren, Monomere), biologische Prüfdaten usw. zu ermitteln.

DIN EN ISO 14971:2013-04
EN ISO 14971:2012 (D)

I.2.2 Chemische Natur der Werkstoffe

Zur Bewertung eines Medizinprodukts für die Zweckbestimmung sind Informationen, die die chemische Identität von Werkstoffen und die biologische Reaktion auf sie kennzeichnen, nützlich. Einige Faktoren, die die Bioverträglichkeit des Werkstoffs beeinträchtigen können, sind:

— die Identität, Konzentration, Vorhandensein und Toxizität aller Bestandteile (z. B. Zusatzstoffe, Hilfsmittel für die Verarbeitung, Monomere, Katalysatoren, Reaktionsprodukte usw.);

— der Einfluss des biologischen Abbaus und der Korrosion auf den Werkstoff.

Wo biologisch reaktive oder gefährliche Inhaltsstoffe verwendet worden sind oder durch Herstellung, Verarbeitung, Lagerung oder Abbau eines Werkstoffs entstehen können, sollte die Möglichkeit der Exposition gegen Rückstände in Betracht gezogen werden. Informationen über die Konzentration von Rückständen oder herauslösbaren Substanzen können erforderlich sein. Dies kann in Form von experimentellen Daten oder Informationen über die chemischen Eigenschaften des beteiligten Werkstoffs geschehen.

Wo aufgrund der Geheimhaltung einem Hersteller die erforderlichen Daten (z. B. vollständige Rezepturdaten) nicht zur Verfügung stehen, sollte eine Verifizierung eingeholt werden, dass eine Bewertung der Eignung des Werkstoffs für die vorgeschlagene Anwendung durchgeführt worden ist.

I.2.3 Frühere Verwendung

Die verfügbaren Informationen über die vorherige Verwendung jedes Werkstoffs oder vorgesehenen Zusatzstoffs und über irgendwelche aufgetretenen nachteiligen Reaktionen sollten durchgesehen werden. Die frühere Verwendung eines Inhaltsstoffs oder Werkstoffs stellt jedoch nicht unbedingt dessen Eignung bei vergleichbaren Anwendungen sicher. Berücksichtigt werden sollten die Zweckbestimmung, die Konzentration der Inhaltsstoffe und aktuelle toxikologische Angaben.

I.2.4 Prüfdaten zur biologischen Sicherheit

ISO 10993-1 [5] gibt Leitlinien, welche Prüfungen der Normenreihe ISO 10993 für eine bestimmte Anwendung berücksichtigt werden sollten. Das Erfordernis einer Prüfung sollte von Fall zu Fall auf der Grundlage der bereits vorliegenden Daten überprüft werden, damit unnötige Prüfungen vermieden werden.

DIN EN ISO 14971:2013-04
EN ISO 14971:2012 (D)

Anhang J
(informativ)

Informationen zur Sicherheit und zum Restrisiko

J.1 Einleitung

Zweck dieses Anhangs ist, eine Anleitung zu liefern, wie:

— Informationen zur Sicherheit [siehe 6.2 c) und D.5.1 c)] eine Risikobeherrschungsmaßnahme sein können und

— eines oder mehrere Restrisiken offen gelegt werden können (siehe 6.4 und Abschnitt 7)

derart, dass Risiken beherrscht werden und das Bewusstsein über Risiken gefördert wird.

Informationen zur Sicherheit sind das am geringsten bevorzugte Verfahren der Risikobeherrschungsmaßnahmen und nur anzuwenden, wenn die sonstigen Risikobeherrschungsmaßnahmen erschöpft sind. Informationen zur Sicherheit geben Anweisungen zu Handlungen, die zur Vermeidung eines Risikos durchzuführen oder nicht durchzuführen sind.

Die Offenlegung einzelner Restrisiken und des Gesamt-Restrisikos liefert einen Hintergrund und erforderliche relevante Informationen zur Erklärung des Restrisikos, so dass die Anwender aktiv geeignete Handlungen durchführen können, um das Einwirken eines oder mehrerer Restrisiken auf ein Mindestmaß herabzusetzen.

Es sollte anerkannt werden, dass möglicherweise sowohl Struktur und Inhalt der Informationen als auch die Verwirklichungsverfahren berücksichtigt werden müssen.

Es sollte anerkannt werden, dass Informationen zur Sicherheit im Einzelfall möglicherweise auf unterschiedliche Weise umgesetzt werden müssen, abhängig davon, wann die Information im Verlauf des Lebenszyklus des Medizinprodukts mitgeteilt werden muss, z. B. als Warnhinweise in den Begleitpapieren oder in einer Beratungsnotiz oder über die Anwenderschnittstelle eines durch ein Menü gesteuerten Geräts.

J.2 Informationen zur Sicherheit

Bei der Erarbeitung von Informationen zur Sicherheit ist es wichtig festzustellen, wem diese Informationen zur Verfügung gestellt werden sollen und wie dies umzusetzen ist. Der Hersteller sollte eine Erklärung des Risikos liefern, der Auswirkungen der Einwirkung und dazu, was getan oder vermieden werden sollte, um Schaden zu verhindern.

Bei der Erarbeitung der Information sollte der Hersteller berücksichtigen:

— den Grad des Vorrangs, der zur Einstufung einer Handlung geeignet ist (Gefahrenhinweis, Warnhinweis, Vorsichtshinweis, Anmerkung usw.);

— den Umfang oder die Einzelheiten der erforderlichen Information;

— die Ortswahl für die Information zur Sicherheit (z. B. eine Warnkennzeichnung);

— den zur Sicherstellung von Klarheit und Verständlichkeit zu verwendenden Wortlaut oder Bilder;

— die unmittelbaren Empfänger (z. B. Anwender, Wartungspersonal, Installationskräfte, Patienten);

— die geeigneten Medien für die Abgabe der Information (z. B. Gebrauchsanweisung, Kennzeichnungen, Alarmvorrichtungen, Warnungen an der Anwenderschnittstelle);

— Anforderungen durch Vorschriften usw.

J.3 Angabe des Restrisikos bzw. der Restrisiken

Bei der Erarbeitung der Offenlegung des Einzelrestrisiko oder der Gesamt-Restrisiken ist wichtig festzustellen, was mitgeteilt werden soll und an wen es gerichtet ist, um den Anwender über den sicheren und wirkungsvollen Gebrauch des Produkts zu informieren, zu motivieren und zu befähigen. Der Hersteller sollte das (die) in 6.4 und Abschnitt 7 festgestellte(n) Restrisiko bzw. die Restrisiken untersuchen, um festzustellen, was mitgeteilt werden sollte.

Der Hersteller sollte berücksichtigen:

— den erforderlichen Umfang oder die erforderlichen Einzelheiten;

— den zur Sicherstellung von Klarheit und Verständlichkeit zu verwendenden Wortlaut;

— die unmittelbaren Empfänger (z. B. Anwender, Wartungspersonal, Installationskräfte, Patienten);

— das bzw. die zu verwendenden Medien.

DIN EN ISO 14971:2013-04
EN ISO 14971:2012 (D)

Anhang ZA
(informativ)

Zusammenhang zwischen dieser Europäischen Norm und den grundlegenden Anforderungen der EU-Richtlinie 93/42/EWG über Medizinprodukte

Diese Europäische Norm wurde im Rahmen eines Mandates, das dem CEN von der Europäischen Kommission und der Europäischen Freihandelszone erteilt wurde, erarbeitet, um ein Mittel zur Erfüllung der grundlegenden Anforderungen der Richtlinie nach der neuen Konzeption Richtlinie 93/42/EWG über Medizinprodukte bereitzustellen.

Sobald diese Norm im Amtsblatt der Europäischen Union im Rahmen der betreffenden Richtlinie in Bezug genommen und in mindestens einem der Mitgliedstaaten als nationale Norm umgesetzt worden ist, berechtigt die Übereinstimmung mit den in Tabelle ZA aufgeführten Abschnitten dieser Norm innerhalb der Grenzen des Anwendungsbereichs dieser Norm (in EN ISO 14971:2012, Abschnitt 1) zu der Annahme, dass eine Übereinstimmung mit den entsprechenden grundlegenden Anforderungen der Richtlinie und der zugehörigen EFTA-Vorschriften gegeben ist. Anhang ZA erläutert, für welche Anforderungen unter welchen Bedingungen und in welchem Ausmaß eine Übereinstimmung mit den entsprechenden, grundlegenden Anforderungen angenommen werden kann.

Obwohl durch die Anwendung dieser Norm nur eine begrenzte Zahl an Anforderungen erfasst wird, empfehlen die für Medizinprodukte verantwortlichen Behörden ausdrücklich die Anwendung dieser Norm. Die Norm führt nach Erfahrung der Behörden zu einem höheren Grad der Erfüllung rechtlicher Verpflichtungen.

EN ISO 14971:2012 stellt ein Verfahren zum Umgang mit Risiken im Zusammenhang mit Medizinprodukten bereit. Da diese Norm einen andauernden Lebenszyklusprozess beschreibt, der teilweise oder in Gänze auf die grundlegenden Anforderungen der Richtlinie 93/42/EWG über Medizinprodukte anwendbar ist, ist es – ausnahmsweise – nicht sinnvoll, einzelne Abschnitte der Norm auf bestimmte, entsprechende grundlegende Anforderungen zu beziehen.

Die Einhaltung sämtlicher normativer Anforderungen in EN ISO 14971 stellt sicher, dass ein Verfahren vorhanden ist, das allgemeine Aspekte des Risikomanagements im Zusammenhang mit Medizinprodukten behandelt, die in den grundlegenden Anforderungen enthalten sind. Gerade weil dies eine Internationale Norm ist, die darauf abzielt, durch die Rechtssysteme weltweit angewendet zu werden, ist es jedoch kein vorrangiges Ziel dieser Norm, irgendeine europäische grundlegende Anforderung genau zu erfassen. In Bezug auf die grundlegenden Anforderungen wird daher Übereinstimmung nicht vollständig durch alleinige Befolgung der in dieser Norm festgelegten Anforderungen erreicht. Hersteller und Konformitätsbewertungsstellen müssen die grundlegenden Anforderungen in das durch diese Norm bereitgestellte Verfahren zum Risikomanagement einführen. Eine Erläuterung zum Abgleich von Anforderungen der Norm mit denen grundlegender Art ist in Tabelle ZA.1 aufgeführt. Weiterführende Erläuterungen zu inhaltlichen Abweichungen zwischen der Norm und den grundlegenden Anforderungen sind nachstehend zur Tabelle bereitgestellt.

DIN EN ISO 14971:2013-04
EN ISO 14971:2012 (D)

Tabelle ZA.1 — Zusammenhang zwischen dieser Europäischen Norm und der Richtlinie 93/42/EWG

Abschnitte/ Unterabschnitte dieser Europäischen Norm	Grundlegende Anforderungen der Richtlinie	Erläuterungen/Anmerkungen
1-9	1	Die grundlegende Anforderung 1 wird nicht direkt durch EN ISO 14971 erfasst, da die Norm keine Anforderungen an Auslegung und Herstellung aufführt. Die Norm stellt jedoch ein Instrument zum Erzeugen der Informationen bereit, die für den Hersteller einen notwendigen, vorbereitenden Schritt für den Nachweis, dass sich das Gerät in Übereinstimmung mit der grundlegenden Anforderung 1 befindet, darstellen. Zu inhaltlichen Abweichungen siehe die nachstehenden Punkte 1, 2, 3, 4.
1-9	2	— Der zweiter Satz der grundlegenden Anforderung 2 wird zum Teil durch 6.2 erfasst. Zu inhaltlichen Abweichungen siehe die nachstehenden Punkte 1, 2, 3, 5, 6, 7. — Die anderen Teile der grundlegenden Anforderung 2 werden nicht direkt durch EN ISO 14971 erfasst, da diese Norm weder Anforderungen hinsichtlich Auslegung oder Konstruktion bereitstellt, noch die Grundsätze der integrierten Sicherheit anwendet, wie durch die Medizinprodukterichtlinie vorgesehen. Die Norm stellt jedoch ein Instrument zum Erzeugen der Informationen bereit, die für den Hersteller einen notwendigen, vorbereitenden Schritt für den Nachweis, dass sich das Gerät in Übereinstimmung mit der grundlegenden Anforderung 2 befindet, darstellen.
1-9	4	Die grundlegende Anforderung 4 wird nicht direkt durch EN ISO 14971 erfasst, da diese Norm die Grundsätze der integrierten Sicherheit, wie durch die Medizinprodukterichtlinie vorgesehen, nicht anwendet. Die Norm stellt jedoch ein Instrument zum Erzeugen der Informationen bereit, die für den Hersteller einen notwendigen, vorbereitenden Schritt für den Nachweis, dass sich das Gerät in Übereinstimmung mit der grundlegenden Anforderung 4 befindet, darstellen.
1-9	5	Die grundlegende Anforderung 5 wird nicht direkt durch EN ISO 14971 erfasst, da die Norm keine Anforderungen an Auslegung, Herstellung oder Verpackung aufführt. Die Norm stellt jedoch ein Instrument zum Erzeugen der Informationen bereit, die für den Hersteller einen notwendigen, vorbereitenden Schritt für den Nachweis, dass sich das Gerät in Übereinstimmung mit der grundlegenden Anforderung 5 befindet, darstellen.
6.4, 6.5 und 7	6	Die grundlegende Anforderung 6 ist erfasst. Zu inhaltlichen Abweichungen siehe jedoch die nachstehenden Punkte 1, 2, 3, 4.
1-9	7.1	Die grundlegende Anforderung 7 wird nur teilweise durch EN ISO 14971 erfasst, da die Norm keine Anforderungen an Auslegung und Herstellung bereitstellt und keine darauf bezogenen Leistungen und Merkmale aufführt. Des Weiteren richtet sie keine speziellen Anforderungen an Objekte, die eine gesonderte Aufmerksamkeit erfordern. Die Norm stellt jedoch ein Instrument zum Erzeugen der Informationen bereit, die für den Hersteller einen notwendigen, vorbereitenden Schritt für den Nachweis, dass sich das Gerät in Übereinstimmung mit der grundlegenden Anforderung 7.1 befindet, darstellen. Zu inhaltlichen Abweichungen siehe nachstehende Punkte 1 bis 7.

DIN EN ISO 14971:2013-04
EN ISO 14971:2012 (D)

Inhaltliche Abweichungen

Bei den nachstehend aufgeführten Aspekten wurden Abweichungen zur Norm festgestellt oder die Möglichkeit in Betracht gezogen, dass diese als von den grundlegenden Anforderungen abweichend verstanden werden:

1. Umgang mit vernachlässigbaren Risiken:

    a) Nach ISO 14971 darf der Hersteller vernachlässigbare Risiken verwerfen.[1)]

    b) Jedoch verlangt Richtlinie 93/42/EWG, Anhang I, Abschnitte 1 und 2, dass sämtliche Risiken, ungeachtet ihres Ausmaßes, so weit wie möglich zu vermindern sind und gemeinsam mit sämtlichen anderen Risiken gegenüber dem Nutzen des Geräts abzuwägen sind.

    c) Demzufolge muss der Hersteller bei der Beurteilung von 1 und 2 der Richtlinie 93/42/EWG, Anhang I, sämtliche Risiken berücksichtigen.

2. Ermessensspielraum der Hersteller bezüglich der Akzeptanz von Risiken:

    a) ISO 14971 scheint zu besagen, dass Hersteller die Freiheit haben, über die Grenze der Akzeptanz von Risiken[2)] zu entscheiden und dass ausschließlich nicht akzeptierbare Risiken in die umfassende Risiko-Nutzen-Analyse[3)] aufgenommen werden müssen.

    b) Dennoch verlangt Richtlinie 93/42/EWG, Anhang I, Abschnitte 1 und 2, dass sämtliche Risiken so weit wie möglich zu vermindern sind und dass sämtliche Risiken in Kombination ungeachtet einer „Akzeptanz"-Beurteilung gegenüber dem Nutzen des Geräts abzuwägen sind.

    c) Demzufolge darf der Hersteller zur Anwendung von Richtlinie 93/42/EWG, Anhang I, Abschnitte 1 und 2, keine Risiko-Akzeptanzkriterien anwenden.

3. Risikominderung „so weit wie möglich" im Vergleich zu „so gering wie vernünftigerweise praktikabel":

    a) ISO 14971, Anhang D.8, auf den unter 3.4 Bezug genommen wird, enthält das Konzept des „so gering wie vernünftigerweise Praktikablen" (ALARP-Konzept). Das ALARP-Konzept enthält eine ökonomische Komponente.

    b) Im ersten Anstrich von 2 der Richtlinie 93/42/EWG, Anhang I, und in mehreren speziellen grundlegenden Anforderungen wird jedoch gefordert, die Risiken „so weit wie möglich" zu vermindern, ohne dass dabei Raum für ökonomische Erwägungen gelassen wird.

    c) Demzufolge dürfen Hersteller und benannte Stellen das ALARP-Konzept im Hinblick auf ökonomische Erwägungen nicht anwenden.

4. Ermessensspielraum hinsichtlich der Durchführung einer Risiko-Nutzen-Analyse:

    a) In ISO 14971, 6.5, heißt es: „Wenn das Restrisiko unter Anwendung der im Risikomanagementplan festgelegten Kriterien als nicht akzeptabel beurteilt wird und weitere Maßnahmen der Risikobeherrschung nicht realisierbar sind, darf der Hersteller Daten und Literatur zusammenstellen und bewerten, um zu bestimmen, ob der medizinische Nutzen der Zweckbestimmung das Restrisiko überwiegt." Abschnitt 7 von ISO 14971 gibt an: „Falls das Gesamt-Restrisiko unter Anwendung der im Risikomanagementplan festgelegten Kriterien als nicht akzeptabel beurteilt wird, darf der Hersteller Daten und Literatur zusammenstellen und bewerten, um zu bestimmen, ob der medizinische Nutzen der Zweckbestimmung das Restrisiko überwiegt." Beide Zitate besagen, dass eine Gesamt-Risiko-Nutzen-Analyse nicht

---

[1)] Dies wird ausdrücklich unter D.8.2 angegeben.

[2)] Abschnitte 5, 6.4, 6.5, 7: Bezugnahme auf die Anordnung der Kriterien im Managementplan, der in der Entscheidungsfreiheit des Herstellers liegt (siehe Abschnitte 3.2, 3.4 d)). Siehe auch D.4: „Diese Internationale Norm legt keine vertretbaren Risiken fest. Diese Entscheidung wird dem Hersteller überlassen."

[3)] Siehe D.6.1.

94

DIN EN ISO 14971:2013-04
EN ISO 14971:2012 (D)

durchgeführt werden muss, wenn unter Anwendung der im Risikomanagementplan aufgeführten Kriterien das Gesamt-Restrisiko als akzeptabel beurteilt wird. D.6.1 gibt gleichfalls an: „Durch diese Internationale Norm wird keine Risiko-Nutzen-Analyse für jedes Risiko gefordert."

b) Nach Richtlinie 93/42/EWG, Anhang I, Abschnitt 1, ist in jedem Fall und ungeachtet der Anwendung der durch Hersteller im Risikomanagementplan festgelegten Kriterien eine Gesamt-Risiko-Nutzen-Analyse durchzuführen. Weiterhin fordert Richtlinie 93/42/EWG, Anhang I, Abschnitt 6, dass unerwünschte Nebenwirkungen „unter Berücksichtigung der vorgegebenen Leistungen keine unvertretbaren Risiken darstellen".

c) Demzufolge muss der Hersteller in sämtlichen Fällen eine Risiko-Nutzen-Analyse für das Einzelrisiko und eine Gesamt-Risiko-Nutzen-Analyse (Abwägen aller Risiken in Kombination gegen den Nutzen) vornehmen.

5. Ermessensspielraum hinsichtlich der Wahlmöglichkeiten/Maßnahmen einer Risikobeherrschung:

a) ISO 14971, 6.2, verpflichtet den Hersteller dahingehend, dass er, „eine oder mehrere der folgenden Wahlmöglichkeiten zur Risikobeherrschung in der aufgeführten Reihenfolge benutzen [muss]: a) integrierte Sicherheit durch Design; b) Schutzmaßnahmen im Medizinprodukt selbst oder im Herstellungsprozess; c) Informationen zur Sicherheit" und lässt einen Ermessensspielraum hinsichtlich der Anwendung dieser drei Möglichkeiten: Muss die zweite oder dritte Möglichkeit auch noch angewendet werden, wenn die erste Möglichkeit zur Anwendung kam? Abschnitt 6.4 gibt an, dass weitere Maßnahmen zur Risikobeherrschung nicht ergriffen werden müssen, wenn, nach Anwendung von einer der drei Möglichkeiten, das Risiko nach den Kriterien des Risikomanagementplans als akzeptabel beurteilt wird.

b) Richtlinie 93/42/EWG, Anhang I, Abschnitt 2, Satz 2, fordert jedoch, „sich nach den Grundsätzen der integrierten Sicherheit [zu] richten und zwar unter Berücksichtigung des allgemein anerkannten Standes der Technik" und eine „Wahl der angemessensten Lösungen" durch die kumulative Anwendung dessen zu treffen, was in der Norm „Wahlmöglichkeiten zur Risikobeherrschung" oder „Steuermechanismus" genannt wird.

c) Demzufolge muss der Hersteller sämtliche „Wahlmöglichkeiten zur Risikobeherrschung" anwenden und darf seine Bemühungen auch dann nicht aussetzen, wenn die erste oder zweite Wahlmöglichkeit zur Risikobeherrschung das Risiko auf eine „akzeptable Stufe" vermindert hat (es sei denn, (ein) zusätzliche(r) Steuermechanismen (Steuermechanismus) erhöhen (erhöht) die Sicherheit nicht).

6. Abweichung hinsichtlich der ersten Wahlmöglichkeit zur Risikobeherrschung:

a) ISO 14971, 6.2, verpflichtet den Hersteller dahingehend, dass er, „eine oder mehrere der folgenden Wahlmöglichkeiten zur Risikobeherrschung in der aufgeführten Reihenfolge benutzen [muss]: a) integrierte Sicherheit durch Design ..." ohne festzulegen, wie dieser Begriff zu verstehen ist.

b) Der erste Anstrich des zweiten Satzes von Abschnitt 2 der Richtlinie 93/42/EWG, Anhang I, fordert eine „Beseitigung oder Minimierung der Risiken (Integration des Sicherheitskonzepts in die Entwicklung und den Bau des Produkts)".

c) Da die Richtlinie genauere Angaben als die Norm macht, müssen Hersteller demzufolge die Richtlinie anwenden und können sich nicht allein auf die Anwendung der Norm verlassen.

7. Einfluss der Nutzerinformationen auf das Restrisiko:

a) ISO 14971, 2.15 und 6.4, legen das Restrisiko als das nach der Anwendung der Maßnahmen zur Risikobeherrschung verbleibende Risiko fest. ISO 14971, 6.2, betrachtet die „Informationen zur Sicherheit" als eine Wahlmöglichkeit zur Risikobeherrschung.

b) Der letzte Anstrich von 2 der Richtlinie 93/42/EWG, Anhang I, gibt jedoch an, dass die Nutzer über die Restrisiken zu informieren sind. Das weist darauf hin, dass nach Richtlinie 93/42/EWG, Anhang I, und im Gegensatz zur Auffassung der Norm die Informationen, die an Nutzer ausgegeben werden, das (Rest-)Risiko nicht weiter vermindern.

DIN EN ISO 14971:2013-04
EN ISO 14971:2012 (D)

c) Demzufolge dürfen die Hersteller den an die Nutzer ausgegebenen Informationen keine zusätzliche Risikominderung zuschreiben.

Verfahren zur Konformitätsbewertung

EN ISO 14971 kann außerdem zur Unterstützung folgender Verfahrensbestandteile in der Konformitätsbewertung in den Europäischen Medizinprodukterichtlinien verwendet werden:

— einer angemessenen Beschreibung der Ergebnisse der Risikoanalyse (enthalten in der Risikomanagementakte, siehe EN ISO 14971:2012, 3.5);

— dem Vorhaben des Herstellers, ein systematisches Verfahren einrichten und auf dem neuesten Stand halten, das es ermöglicht, Erfahrungen mit Produkten und den der Herstellung nachgelagerten Phasen auszuwerten und in geeigneter Weise erforderliche Korrekturen zu veranlassen (siehe Abschnitt 9 in EN ISO 14971:2012).

ANMERKUNG   Weitere und genauer ausgeführte Anforderungen sind auf diesen Aspekt anwendbar.

WARNHINWEIS — Für Produkte, die in den Anwendungsbereich dieser Norm fallen, können weitere Anforderungen und weitere EU-Richtlinien anwendbar sein.

DIN EN ISO 14971:2013-04
EN ISO 14971:2012 (D)

Anhang ZB
(informativ)

Zusammenhang zwischen dieser Europäischen Norm und den grundlegenden Anforderungen der EU-Richtlinie 90/385/EWG über aktive implantierbare medizinische Geräte

Diese Europäische Norm wurde im Rahmen eines Mandates, das dem CEN von der Europäischen Kommission und der Europäischen Freihandelszone erteilt wurde, erarbeitet, um ein Mittel zur Erfüllung der grundlegenden Anforderungen der Richtlinie nach der neuen Konzeption Richtlinie 90/385/EWG über aktive implantierbare Geräte bereitzustellen.

Sobald diese Norm im Amtsblatt der Europäischen Union im Rahmen der betreffenden Richtlinie in Bezug genommen und in mindestens einem der Mitgliedstaaten als nationale Norm umgesetzt worden ist, berechtigt die Übereinstimmung mit den in Tabelle ZA aufgeführten Abschnitten dieser Norm innerhalb der Grenzen des Anwendungsbereichs dieser Norm (in EN ISO 14971:2012, Abschnitt 1) zu der Annahme, dass eine Übereinstimmung mit den entsprechenden grundlegenden Anforderungen der Richtlinie und der zugehörigen EFTA-Vorschriften gegeben ist. Anhang ZB erläutert, für welche Anforderungen unter welchen Bedingungen und in welchem Ausmaß eine Übereinstimmung mit den entsprechenden, grundlegenden Anforderungen angenommen werden kann.

Obwohl durch die Anwendung dieser Norm nur eine begrenzte Zahl an Anforderungen erfasst wird, empfehlen die für Medizinprodukte verantwortlichen Behörden ausdrücklich die Anwendung dieser Norm. Die Norm führt nach Erfahrung der Behörden zu einem höheren Grad der Erfüllung rechtlicher Verpflichtungen.

EN ISO 14971:2012 stellt ein Verfahren zum Umgang mit Risiken im Zusammenhang mit Medizinprodukten bereit. Da diese Norm einen andauernden Lebenszyklusprozess beschreibt, der teilweise oder in Gänze auf die grundlegenden Anforderungen der Richtlinie 90/385/EWG über aktive implantierbare Geräte anwendbar ist, ist es – ausnahmsweise – nicht sinnvoll, einzelne Abschnitte der Norm auf bestimmte, entsprechende grundlegende Anforderungen zu beziehen.

Die Einhaltung sämtlicher normativer Anforderungen in EN ISO 14971 stellt sicher, dass ein Verfahren vorhanden ist, das allgemeine Aspekte des Risikomanagements im Zusammenhang mit Medizinprodukten behandelt, die in den grundlegenden Anforderungen enthalten sind. Gerade weil dies eine Internationale Norm ist, die darauf abzielt, durch die Rechtssysteme weltweit angewendet zu werden, ist es jedoch kein vorrangiges Ziel dieser Norm, irgendeine europäische grundlegende Anforderung genau zu erfassen. In Bezug auf die grundlegenden Anforderungen wird daher Übereinstimmung nicht vollständig durch alleinige Befolgung der in dieser Norm festgelegten Anforderungen erreicht. Hersteller und Konformitätsbewertungsstellen müssen die grundlegenden Anforderungen in das durch diese Norm bereitgestellte Verfahren zum Risikomanagement einführen. Eine Erläuterung zum Abgleich von Anforderungen der Norm mit denen grundlegender Art ist in Tabelle ZB.1 aufgeführt. Weiterführende Erläuterungen zu inhaltlichen Abweichungen zwischen der Norm und den grundlegenden Anforderungen sind nachstehend zur Tabelle bereitgestellt.

DIN EN ISO 14971:2013-04
EN ISO 14971:2012 (D)

Tabelle ZB.1 — Zusammenhang zwischen dieser Europäischen Norm und der Richtlinie 90/385/EWG

Abschnitte/ Unterabschnitte dieser Europäischen Norm	Grundlegende Anforderungen der Richtlinie	Erläuterungen/Anmerkungen
1-9	1	Die grundlegende Anforderung 1 wird nicht direkt durch EN ISO 14971 erfasst, da die Norm keine Anforderungen an Auslegung und Herstellung aufführt. Die Norm stellt jedoch ein Instrument zum Erzeugen der Informationen bereit, die für den Hersteller einen notwendigen, vorbereitenden Schritt für den Nachweis, dass sich das Gerät in Übereinstimmung mit der grundlegenden Anforderung 1 befindet, darstellen. Zu inhaltlichen Abweichungen siehe die nachstehenden Punkte 1, 2, 3.
1-9	3	Die grundlegende Anforderung 3 wird nicht direkt durch EN ISO 14971 erfasst, da diese Norm die Grundsätze der integrierten Sicherheit, wie durch die Richtlinie für aktive implantierbare medizinische Geräte vorgesehen, nicht anwendet. Die Norm stellt jedoch ein Instrument zum Erzeugen der Informationen bereit, die für den Hersteller einen notwendigen, vorbereitenden Schritt für den Nachweis, dass sich das Gerät in Übereinstimmung mit der grundlegenden Anforderung 3 befindet, darstellen.
1-9	4	Die grundlegende Anforderung 4 wird nicht direkt durch EN ISO 14971 erfasst, da die Norm keine Anforderungen an Auslegung, Herstellung oder Verpackung aufführt. Die Norm stellt jedoch ein Instrument zum Erzeugen der Informationen bereit, die für den Hersteller einen notwendigen, vorbereitenden Schritt für den Nachweis, dass sich das Gerät in Übereinstimmung mit der grundlegenden Anforderung 4 befindet, darstellen.
6.4, 6.5 und 7	5	Die grundlegende Anforderung 5 ist erfasst. Zu inhaltlichen Abweichungen siehe jedoch die nachstehenden Punkte 1, 2, 3, 4.
1-9	6	Die grundlegende Anforderung 6 wird nicht direkt durch EN ISO 14971 erfasst, da diese Norm weder Anforderungen an Auslegung und Konstruktion bereitstellt, noch die Grundsätze der integrierten Sicherheit anwendet, wie durch die Richtlinie für aktive implantierbare medizinische Geräte vorgesehen. Die Norm stellt jedoch ein Instrument zum Erzeugen der Informationen bereit, die für den Hersteller einen notwendigen, vorbereitenden Schritt für den Nachweis, dass sich das Gerät in Übereinstimmung mit der grundlegenden Anforderung 6 befindet, darstellen. Zu inhaltlichen Abweichungen siehe nachstehenden Punkt 3.
1-9	9	Die grundlegende Anforderung 9 wird nur teilweise durch EN ISO 14971 erfasst, da die Norm keine Anforderungen an Auslegung und Herstellung bereitstellt und keine darauf bezogenen Leistungen und Merkmale aufführt. Des Weiteren richtet sie keine speziellen Anforderungen an Objekte, die eine gesonderte Aufmerksamkeit erfordern. Die Norm stellt jedoch ein Instrument zum Erzeugen der Informationen bereit, die für den Hersteller einen notwendigen, vorbereitenden Schritt für den Nachweis, dass sich das Gerät in Übereinstimmung mit der grundlegenden Anforderung 9 befindet, darstellen. Zu inhaltlichen Abweichungen siehe nachstehende Punkte 1 bis 4.

DIN EN ISO 14971:2013-04
EN ISO 14971:2012 (D)

Inhaltliche Abweichungen

Bei den nachstehend aufgeführten Aspekten wurden Abweichungen zur Norm festgestellt oder die Möglichkeit in Betracht gezogen, dass diese als von den grundlegenden Anforderungen abweichend verstanden werden:

1. Umgang mit vernachlässigbaren Risiken:

   a) Nach ISO 14971 darf der Hersteller vernachlässigbare Risiken verwerfen.[4]

   b) Jedoch verlangt Richtlinie 90/385/EWG, Anhang I, Abschnitte 1 und 6, dass sämtliche Risiken, ungeachtet ihres Ausmaßes, so weit wie möglich zu vermindern sind.

   c) Demzufolge muss der Hersteller bei der Beurteilung von 1 und 2 der Richtlinie 90/385/EWG, Anhang I, sämtliche Risiken berücksichtigen.

2. Ermessensspielraum der Hersteller bezüglich der Akzeptanz von Risiken:

   a) ISO 14971 scheint zu besagen, dass Hersteller die Freiheit haben, über die Grenze der Akzeptanz von Risiken[5] zu entscheiden und dass ausschließlich nicht akzeptierbare Risiken in die umfassende Risiko-Nutzen-Analyse[6] aufgenommen werden müssen.

   b) Dennoch verlangt Richtlinie 90/385/EWG, Anhang I, Abschnitte 1 und 6, dass sämtliche Risiken so weit wie möglich zu vermindern sind.

   c) Demzufolge darf der Hersteller vor Anwendung von Richtlinie 90/385/EWG, Anhang I, Abschnitte 1 und 6, keine Risiko-Akzeptanzkriterien anwenden.

3. Risikominderung „so weit wie möglich" im Vergleich zu „so gering wie vernünftigerweise praktikabel":

   a) ISO 14971, D.8, auf den unter 3.4 Bezug genommen wird, enthält das Konzept des „so gering wie vernünftigerweise Praktikablen" (ALARP-Konzept). Das ALARP-Konzept enthält eine ökonomische Komponente.

   b) In mehreren grundlegenden Anforderungen wird jedoch gefordert, die Risiken „so weit wie möglich" zu vermindern, ohne dass dabei Raum für ökonomische Erwägungen gelassen wird.

   c) Demzufolge dürfen Hersteller und benannte Stellen das ALARP-Konzept im Hinblick auf ökonomische Erwägungen nicht anwenden.

4. Ermessensspielraum hinsichtlich der Durchführung einer Risiko-Nutzen-Analyse:

   a) In ISO 14971, 6.5, heißt es: „Wenn das Restrisiko unter Anwendung der im Risikomanagementplan festgelegten Kriterien als nicht akzeptabel beurteilt wird und weitere Maßnahmen der Risikobeherrschung nicht realisierbar sind, darf der Hersteller Daten und Literatur zusammenstellen und bewerten, um zu bestimmen, ob der medizinische Nutzen der Zweckbestimmung das Restrisiko überwiegt." Abschnitt 7 von ISO 14971 gibt an: „Falls das Gesamt-Restrisiko unter Anwendung der im Risikomanagementplan festgelegten Kriterien als nicht akzeptabel beurteilt wird, darf der Hersteller Daten und Literatur zusammenstellen und bewerten, um zu bestimmen, ob der medizinische Nutzen der Zweckbestimmung das Restrisiko überwiegt." Beide Zitate besagen, dass eine Gesamt-Risiko-Nutzen-Analyse nicht durchgeführt werden muss, wenn unter Anwendung der im Risikomanagementplan aufgeführten Kriterien das Gesamt-Restrisiko als akzeptabel bewertet wird. D.6.1 gibt gleichfalls an: „Durch diese Internationale Norm wird keine Risiko-Nutzen-Analyse für jedes Risiko gefordert."

---

[4] Dies wird ausdrücklich unter D.8.2 angegeben.

[5] Abschnitte 5, 6.4, 6.5, 7: Bezugnahme auf die Anordnung der Kriterien im Managementplan, der in der Entscheidungsfreiheit des Herstellers liegt (siehe Abschnitte 3.2, 3.4 d)). Siehe auch D.4: „Diese Internationale Norm legt keine vertretbaren Risiken fest. Diese Entscheidung wird dem Hersteller überlassen."

[6] Siehe D.6.1.

99

DIN EN ISO 14971:2013-04
EN ISO 14971:2012 (D)

b) Richtlinie 90/385/EWG, Anhang I, Abschnitt 5, fordert, dass etwaige unerwünschte Nebenwirkungen „unter Berücksichtigung der vorgegebenen Leistungen keine unvertretbaren Risiken darstellen", was bedeutet, dass in jedem Fall und ungeachtet der Anwendung der durch Hersteller im Risikomanagementplan festgelegten Kriterien eine Gesamt-Risiko-Nutzen-Analyse durchzuführen ist.

c) Demzufolge muss der Hersteller in sämtlichen Fällen eine Risiko-Nutzen-Analyse für das Einzelrisiko und eine Gesamt-Risiko-Nutzen-Analyse (Abwägen aller Risiken in Kombination gegen den Nutzen) vornehmen.

Verfahren zur Konformitätsbewertung

EN ISO 14971 kann außerdem zur Unterstützung folgender Verfahrensbestandteile in der Konformitätsbewertung in den Europäischen Medizingeräterichtlinien verwendet werden:

— einer angemessenen Beschreibung der Ergebnisse der Risikoanalyse (enthalten in der Risikomanagementakte, siehe EN ISO 14971:2012, 3.5);

— dem Vorhaben des Herstellers, ein systematisches Verfahren einrichten und auf dem neuesten Stand halten, das es ermöglicht, Erfahrungen mit Produkten in der Herstellung nachgelagerten Phasen auszuwerten und in geeigneter Weise erforderliche Korrekturen zu veranlassen (siehe Abschnitt 9 in EN ISO 14971:2012).

ANMERKUNG   Weitere und genauer ausgeführte Anforderungen sind auf diesen Aspekt anwendbar.

WARNHINWEIS — Für Produkte, die in den Anwendungsbereich dieser Norm fallen, können weitere Anforderungen und weitere EU-Richtlinien anwendbar sein.

DIN EN ISO 14971:2013-04
EN ISO 14971:2012 (D)

Anhang ZC
(informativ)

Zusammenhang zwischen dieser Europäischen Norm und den grundlegenden Anforderungen der EU-Richtlinie 98/79/EG über In-vitro-Diagnostika

Diese Europäische Norm wurde im Rahmen eines Mandates, das dem CEN von der Europäischen Kommission und der Europäischen Freihandelszone erteilt wurde, erarbeitet, um ein Mittel zur Erfüllung der grundlegenden Anforderungen der Richtlinie nach der neuen Konzeption Richtlinie 98/79/EG über In-vitro-Diagnostika bereitzustellen.

Sobald diese Norm im Amtsblatt der Europäischen Union im Rahmen der betreffenden Richtlinie in Bezug genommen und in mindestens einem der Mitgliedstaaten als nationale Norm umgesetzt worden ist, berechtigt die Übereinstimmung mit den in Tabelle ZA aufgeführten Abschnitten dieser Norm innerhalb der Grenzen des Anwendungsbereichs dieser Norm (in EN ISO 14971:2012, Abschnitt 1) zu der Annahme, dass eine Übereinstimmung mit den entsprechenden grundlegenden Anforderungen der Richtlinie und der zugehörigen EFTA-Vorschriften gegeben ist. Anhang ZC erläutert, für welche Anforderungen unter welchen Bedingungen und in welchem Ausmaß eine Übereinstimmung mit den entsprechenden, grundlegenden Anforderungen angenommen werden kann.

Obwohl durch die Anwendung dieser Norm nur eine begrenzte Zahl an Anforderungen erfasst wird, empfehlen die für Medizinprodukte verantwortlichen Behörden ausdrücklich die Anwendung dieser Norm. Die Norm führt nach Erfahrung der Behörden zu einem höheren Grad der Erfüllung rechtlicher Verpflichtungen.

EN ISO 14971:2012 stellt ein Verfahren zum Umgang mit Risiken im Zusammenhang mit Medizinprodukten bereit. Da diese Norm einen andauernden Lebenszyklusprozess beschreibt, der teilweise oder in Gänze auf die grundlegenden Anforderungen der Richtlinie 98/79/EG über In-vitro-Diagnostika anwendbar ist, ist es – ausnahmsweise – nicht sinnvoll, einzelne Abschnitte der Norm auf bestimmte, entsprechende grundlegende Anforderungen zu beziehen.

Die Einhaltung sämtlicher normativer Anforderungen in EN ISO 14971 stellt sicher, dass ein Verfahren vorhanden ist, das allgemeine Aspekte des Risikomanagements im Zusammenhang mit Medizinprodukten behandelt, die in den grundlegenden Anforderungen enthalten sind. Gerade weil dies eine Internationale Norm ist, die darauf abzielt, durch die Rechtssysteme weltweit angewendet zu werden, ist es jedoch kein vorrangiges Ziel dieser Norm, irgendeine europäische grundlegende Anforderung genau zu erfassen. In Bezug auf die grundlegenden Anforderungen wird daher Übereinstimmung nicht vollständig durch alleinige Befolgung der in dieser Norm festgelegten Anforderungen erreicht. Hersteller und Konformitätsbewertungsstellen müssen die grundlegenden Anforderungen in das durch diese Norm bereitgestellte Verfahren zum Risikomanagement einführen. Eine Erläuterung zum Abgleich von Anforderungen der Norm mit denen grundlegender Art ist in Tabelle ZC.1 aufgeführt. Weiterführende Erläuterungen zu inhaltlichen Abweichungen zwischen der Norm und den grundlegenden Anforderungen sind nachstehend zur Tabelle bereitgestellt.

DIN EN ISO 14971:2013-04
EN ISO 14971:2012 (D)

Tabelle ZC.1 — Zusammenhang zwischen dieser Europäischen Norm und der Richtlinie 98/79/EG

Abschnitte/ Unterabschnitte dieser Europäischen Norm	Grundlegende Anforderungen der Richtlinie	Erläuterungen/Anmerkungen
1-9	A.1	Die grundlegende Anforderung A.1 wird nicht direkt durch EN ISO 14971 erfasst, da die Norm keine Anforderungen an Auslegung und Herstellung aufführt. Die Norm stellt jedoch ein Instrument zum Erzeugen der Informationen bereit, die für den Hersteller einen notwendigen, vorbereitenden Schritt für den Nachweis, dass sich das Produkt in Übereinstimmung mit der grundlegenden Anforderung A.1 befindet, darstellen. Zu inhaltlichen Abweichungen siehe die nachstehenden Punkte 1, 2, 3, 4.
1-9	A.2	— Der zweite Satz der grundlegenden Anforderung A.2 wird zum Teil durch 6.2 erfasst. Zu inhaltlichen Abweichungen siehe die nachstehenden Punkte 1, 2, 3, 5, 6, 7. — Die anderen Teile der grundlegenden Anforderung A.2 werden nicht direkt durch EN ISO 14971 erfasst, da diese Norm weder Anforderungen hinsichtlich Auslegung oder Konstruktion bereitstellt, noch die Grundsätze der integrierten Sicherheit anwendet, wie durch die Richtlinie zu In-vitro-Diagnostika vorgesehen. Die Norm stellt jedoch ein Instrument zum Erzeugen der Informationen bereit, die für den Hersteller einen notwendigen, vorbereitenden Schritt für den Nachweis, dass sich das Gerät in Übereinstimmung mit der grundlegenden Anforderung A.2 befindet, darstellen.
1-9	A.4	Die grundlegende Anforderung A.4 wird nicht direkt durch EN ISO 14971 erfasst, da diese Norm die Grundsätze der integrierten Sicherheit, wie durch die Richtlinie zu In-vitro-Diagnostika vorgesehen, nicht anwendet. Die Norm stellt jedoch ein Instrument zum Erzeugen der Informationen bereit, die für den Hersteller einen notwendigen, vorbereitenden Schritt für den Nachweis, dass sich das Gerät in Übereinstimmung mit der grundlegenden Anforderung A.4 befindet, darstellen.
1-9	A.5	Die grundlegende Anforderung A.5 wird nicht direkt durch EN ISO 14971 erfasst, da die Norm keine Anforderungen an Auslegung, Herstellung oder Verpackung aufführt. Die Norm stellt jedoch ein Instrument zum Erzeugen der Informationen bereit, die für den Hersteller einen notwendigen, vorbereitenden Schritt für den Nachweis, dass sich das Produkt in Übereinstimmung mit der grundlegenden Anforderung A.5 befindet, darstellen.
1-9	B.1.1	Die grundlegende Anforderung B.1.1 wird nur teilweise durch EN ISO 14971 erfasst, da die Norm keine Anforderungen an Auslegung und Herstellung bereitstellt und keine darauf bezogenen Leistungen und Merkmale aufführt. Des Weiteren richtet sie keine speziellen Anforderungen an Objekte, die eine gesonderte Aufmerksamkeit erfordern. Die Norm stellt jedoch ein Instrument zum Erzeugen der Informationen bereit, die für den Hersteller einen notwendigen, vorbereitenden Schritt für den Nachweis, dass sich das Gerät in Übereinstimmung mit der grundlegenden Anforderung B.1.1 befindet, darstellen. Zu inhaltlichen Abweichungen siehe nachstehende Punkte 1 bis 7.

102

DIN EN ISO 14971:2013-04
EN ISO 14971:2012 (D)

Inhaltliche Abweichungen

Bei den nachstehend aufgeführten Aspekten wurden Abweichungen zur Norm festgestellt oder die Möglichkeit in Betracht gezogen, dass diese als von den grundlegenden Anforderungen abweichend verstanden werden:

1. Umgang mit vernachlässigbaren Risiken:

   a) Nach ISO 14971 darf der Hersteller vernachlässigbare Risiken verwerfen.[7]

   b) Jedoch verlangt Richtlinie 98/79/EG, Anhang I, A.1 und A.2, dass sämtliche Risiken, ungeachtet ihres Ausmaßes, so weit wie möglich zu vermindern sind und gemeinsam mit sämtlichen anderen Risiken gegenüber dem Nutzen des Geräts abzuwägen sind.

   c) Demzufolge muss der Hersteller bei der Beurteilung von A.1 und A.2 der Richtlinie 98/79/EG, Anhang I, sämtliche Risiken berücksichtigen.

2. Ermessensspielraum der Hersteller bezüglich der Akzeptanz von Risiken:

   a) ISO 14971 scheint zu besagen, dass Hersteller die Freiheit haben, über die Grenze der Akzeptanz von Risiken[8] zu entscheiden und dass ausschließlich nicht akzeptierbare Risiken in die umfassende Risiko-Nutzen-Analyse[9] aufgenommen werden müssen.

   b) Dennoch verlangt Richtlinie 98/79/EG, Anhang I, A.1 und A.2, dass sämtliche Risiken, ungeachtet ihres Ausmaßes, so weit wie möglich zu vermindern sind und dass sämtliche Risiken in Kombination in Verbindung mit allen übrigen Risiken ungeachtet einer „Akzeptanz"-Beurteilung gegenüber dem Nutzen des Produktes abzuwägen sind.

   c) Demzufolge darf der Hersteller vor Anwendung von Richtlinie 98/79/EG, Anhang I, A.1 und A.2, keine Risiko-Akzeptanzkriterien anwenden.

3. Risikominderung „so weit wie möglich" im Vergleich zu „so gering wie vernünftigerweise praktikabel":

   a) ISO 14971, D.8, auf den unter 3.4 Bezug genommen wird, enthält das Konzept des „so gering wie vernünftigerweise Praktikablen" (ALARP-Konzept). Das ALARP-Konzept enthält eine ökonomische Komponente.

   b) Im ersten Anstrich von A.2 der Richtlinie 98/79/EG, Anhang I, und in mehreren speziellen grundlegenden Anforderungen wird jedoch gefordert, die Risiken „so weit wie möglich" zu vermindern, ohne dass dabei Raum für ökonomische Erwägungen gelassen wird.

   c) Demzufolge dürfen Hersteller und benannte Stellen das ALARP-Konzept im Hinblick auf ökonomische Erwägungen nicht anwenden.

4. Ermessensspielraum hinsichtlich der Durchführung einer Risiko-Nutzen-Analyse:

   a) In ISO 14971, 6.5, heißt es: „Wenn das Restrisiko unter Anwendung der im Risikomanagementplan festgelegten Kriterien als nicht akzeptabel beurteilt wird und weitere Maßnahmen der Risikobeherrschung nicht realisierbar sind, darf der Hersteller Daten und Literatur zusammenstellen und bewerten, um zu bestimmen, ob der medizinische Nutzen der Zweckbestimmung das Restrisiko überwiegt." Abschnitt 7 von ISO 14971 gibt an: „Falls das Gesamt-Restrisiko unter Anwendung der im Risikomanagementplan

---

[7] Dies wird ausdrücklich unter D.8.2 angegeben.

[8] Abschnitte 5, 6.4, 6.5, 7: Bezugnahme auf die Anordnung der Kriterien im Managementplan, der in der Entscheidungsfreiheit des Herstellers liegt (siehe Abschnitte 3.2, 3.4 d)). Siehe auch D.4: „Diese Internationale Norm legt keine vertretbaren Risiken fest. Diese Entscheidung wird dem Hersteller überlassen."

[9] Siehe D.6.1.

103

DIN EN ISO 14971:2013-04
EN ISO 14971:2012 (D)

festgelegten Kriterien als nicht akzeptabel beurteilt wird, darf der Hersteller Daten und Literatur zusammenstellen und bewerten, um zu bestimmen, ob der medizinische Nutzen der Zweckbestimmung das Restrisiko überwiegt." Beide Zitate besagen, dass eine Gesamt-Risiko-Nutzen-Analyse nicht durchgeführt werden muss, wenn unter Anwendung der im Risikomanagementplan aufgeführten Kriterien das Gesamt-Restrisiko als akzeptabel beurteilt wird. D.6.1 gibt gleichfalls an: „Durch diese Internationale Norm wird keine Risiko-Nutzen-Analyse für jedes Risiko gefordert."

b) Nach Richtlinie 98/79/EG, Anhang I, A.1, ist in jedem Fall und ungeachtet der Anwendung der durch Hersteller im Risikomanagementplan festgelegten Kriterien eine Gesamt-Risiko-Nutzen-Analyse durchzuführen.

c) Demzufolge muss der Hersteller in sämtlichen Fällen eine Gesamt-Risiko-Nutzen-Analyse (Abwägen aller Risiken in Kombination gegen den Nutzen) vornehmen.

5. Ermessensspielraum hinsichtlich der Wahlmöglichkeiten/Maßnahmen einer Risikobeherrschung:

a) ISO 14971, 6.2, verpflichtet den Hersteller dahingehend, dass er, „eine oder mehrere der folgenden Wahlmöglichkeiten zur Risikobeherrschung in der aufgeführten Reihenfolge benutzen [muss]: a) integrierte Sicherheit durch Design; b) Schutzmaßnahmen im Medizinprodukt selbst oder im Herstellungsprozess; c) Informationen zur Sicherheit" und lässt eine Ermessensspielraum hinsichtlich der Anwendung dieser drei Möglichkeiten: Muss die zweite oder dritte Möglichkeit auch noch angewendet werden, wenn die erste Möglichkeit zur Anwendung kam? 6.4 gibt an, dass weitere Maßnahmen zur Risikobeherrschung nicht ergriffen werden müssen, wenn, nach Anwendung von einer der drei Möglichkeiten, das Risiko nach den Kriterien des Risikomanagementplans als akzeptabel beurteilt wird.

b) Richtlinie 98/79/EG, Anhang I, A.2, Satz 2, fordert jedoch, „sich nach den Grundsätzen der integrierten Sicherheit [zu] richten und zwar unter Berücksichtigung des allgemein anerkannten Standes der Technik" und eine „Wahl der angemessensten Lösungen" durch die kumulative Anwendung dessen vorzunehmen, was in der Norm „Wahlmöglichkeiten zur Risikobeherrschung" oder „Steuermechanismus" genannt wird.

c) Demzufolge muss der Hersteller sämtliche „Möglichkeiten der Risikobeherrschung" anwenden und darf seine Bemühungen auch dann nicht aussetzen, wenn der erste oder zweite Steuermechanismus das Risiko auf eine „akzeptable Stufe" vermindert hat (es sei denn, (ein) zusätzliche(r) Steuermechanismen (Steuermechanismus) erhöhen (erhöht) die Sicherheit nicht).

6. Abweichung hinsichtlich der ersten Möglichkeit zur Risikobeherrschung:

a) ISO 14971, 6.2, verpflichtet den Hersteller dahingehend, dass er, „eine oder mehrere der folgenden Wahlmöglichkeiten zur Risikobeherrschung in der aufgeführten Reihenfolge benutzen [muss]: a) integrierte Sicherheit durch Design ..." ohne festzulegen, wie dieser Begriff zu verstehen ist.

b) Der erste Anstrich des zweiten Satzes von A.2 der Richtlinie 98/79/EG, Anhang I, fordert eine „weitestmögliche Beseitigung oder Minimierung der Risiken (Integration des Sicherheitskonzepts in die Entwicklung und den Bau des Produkts)".

c) Da die Richtlinie genauere Angaben als die Norm macht, müssen Hersteller demzufolge die Richtlinie anwenden und können sich nicht allein auf die Anwendung der Norm verlassen.

7. Einfluss der Nutzerinformationen auf das Restrisiko:

a) ISO 14971, 2.15 und 6.4, legen das Restrisiko als das nach der Anwendung der Maßnahmen zur Risikobeherrschung verbleibende Risiko fest. ISO 14971, 6.2, betrachtet die „Informationen zur Sicherheit" als eine Möglichkeit der Risikobeherrschung.

b) Der letzte Anstrich von A.2 der Richtlinie 98/79/EG, Anhang I, gibt jedoch an, dass die Nutzer über die Restrisiken zu informieren sind. Das weist darauf hin, dass nach Richtlinie 98/79/EG, Anhang I, und im Gegensatz zur Auffassung der Norm die Informationen, die an Nutzer ausgegeben werden, das (Rest-)Risiko nicht weiter vermindern.

c) Demzufolge dürfen die Hersteller den an die Nutzer ausgegebenen Informationen keine zusätzliche Risikominderung zuschreiben.

104

DIN EN ISO 14971:2013-04
EN ISO 14971:2012 (D)

Verfahren zur Konformitätsbewertung

EN ISO 14971 kann außerdem zur Unterstützung folgender Verfahrensbestandteile in der Konformitätsbewertung in den Europäischen Medizingeräterichtlinien verwendet werden:

— einer angemessenen Beschreibung der Ergebnisse der Risikoanalyse (enthalten in der Risikomanagementakte, siehe EN ISO 14971:2012, 3.5);

— dem Vorhaben des Herstellers, ein systematisches Verfahren einrichten und auf dem neuesten Stand halten, das es ermöglicht, Erfahrungen mit Produkten in den der Herstellung nachgelagerten Phasen auszuwerten und in geeigneter Weise erforderliche Korrekturen zu veranlassen (siehe Abschnitt 9 in EN ISO 14971:2012).

ANMERKUNG   Weitere und genauer ausgeführte Anforderungen sind auf diesen Aspekt anwendbar.

WARNHINWEIS — Für Produkte, die in den Anwendungsbereich dieser Norm fallen, können weitere Anforderungen und weitere EU-Richtlinien anwendbar sein.

DIN EN ISO 14971:2013-04
EN ISO 14971:2012 (D)

Literaturhinweise

[1] ISO/IEC Guide 2:1996, *Standardization and related activities — General vocabulary*

[2] ISO/IEC Guide 51:1999, *Safety aspects — Guidelines for the inclusion in standards*

[3] ISO 9000-3:1997, *Quality management and quality assurance standards — Part 3: Guidelines for the application of ISO 9001:1994 to the development, supply, installation and maintenance of computer software*

[4] ISO 9000:2005, *Quality management systems — Fundamentals and vocabulary*

[5] ISO 10993-1, *Biological evaluation of medical devices — Part 1: Evaluation and testing within a risk management system*

[6] ISO 10993-2, *Biological evaluation of medical devices — Part 2: Animal welfare requirements*

[7] ISO 10993-17, *Biological evaluation of medical devices — Part 17: Establishment of allowable limits for leachable substances using health-based risk assessment*

[8] ISO 13485:2003, *Medical devices — Quality management systems — Requirements for regulatory purposes*

[9] ISO/TR 14969, *Medical devices — Quality management systems — Guidance on the application of ISO 13485:2003*

[10] ISO 14155-1, *Clinical investigation of medical devices for human subjects — Part 1: General requirements*

[11] ISO 14155-2, *Clinical investigation of medical devices for human subjects — Part 2: Clinical investigation plans*

[12] ISO 15189, *Medical laboratories — Particular requirements for quality and competence*

[13] ISO 15197, *In vitro diagnostic test systems — Requirements for blood-glucose monitoring systems for self-testing in managing diabetes mellitus*

[14] ISO 15198, *Clinical laboratory medicine — In vitro diagnostic medical devices — Validation of user quality control procedures by the manufacturer*

[15] ISO 17511, *In vitro diagnostic medical devices — Measurement of quantities in biological samples — Metrological traceability of values assigned to calibrators and control materials*

[16] ISO 17593[3], *Clinical laboratory testing and in vitro diagnostic test systems — Requirements for In vitro monitoring systems for self-testing of oral anticoagulant therapy*

[17] ISO 18153, *In vitro diagnostic medical devices — Measurement of quantities in biological samples — Metrological traceability of values for catalytic concentration of enzymes assigned calibrators and control materials*

[18] ISO 19001, *In vitro diagnostic medical devices — Information supplied by the manufacturer with in vitro diagnostic reagents for staining in biology*

---

3) In Vorbereitung

106

**DIN EN ISO 14971:2013-04
EN ISO 14971:2012 (D)**

[19] ISO 22442 (alle Teile), *Medical devices utilizing animal tissues and their derivatives*

[20] IEC 60050-191, *International Electrotechnical Vocabulary. Chapter 191: Dependability and quality of service*

[21] IEC 60300-3-9:1995, *Dependability management — Part 3: Application guide — Section 9: Risk analysis of technological systems*

[22] IEC/TR 60513, *Fundamental aspects of safety standards for medical electrical equipment*

[23] IEC 60601-1:2005 , *Medical electrical equipment — Part 1: General requirements for basic safety and essential performance*

[24] IEC 60601-1-4, *Medical electrical equipment — Part 1-4: General requirements for safety — Collateral standard: Programmable electrical medical systems*

[25] IEC 60601-1-6, *Medical electrical equipment — Part 1-6: General requirements for safety — Collateral standard: Usability*

[26] IEC 60601-1-8, *Medical electrical equipment — Part 1-8: General requirements for basic safety and essential performance — Collateral standard: Alarm systems — General requirements, tests and guidance for alarm systems in medical electrical equipment and medical electrical systems*

[27] IEC 60812, *Analysis techniques for system reliability — Procedures for failure mode and effects analysis (FMEA)*

[28] IEC 61025, *Fault tree analysis (FTA)*

[29] IEC 61882, *Hazard and operability studies (HAZOP studies) — Application guide*

[30] IEC 62366:—[4]), *Medical devices — Application of usability engineering to medical devices*

[31] EN 1441:1997[5]), *Medizinprodukte — Risikoanalyse*

[32] EN 12442-1, *Tierische Gewebe und deren Derivate, die zur Herstellung von Medizinprodukten eingesetzt werden — Teil 1: Analyse und Handhabung von Risiken*

[33] 90/285/EWG, Richtlinie des Rates 90/285/EWG vom 20. Juni 1990 zur Angleichung der Rechtsvorschriften der Mitgliedstaaten über aktive implantierbare medizinische Geräte (90/385/EWG) in der Änderung durch die Richtlinie des Rates 93/42/EWG vom 14. Juni 1993 über Medizinprodukte und der Richtlinie des Rates 93/68/EWG vom 22. Juli 1993

[34] 93/42/EWG, Richtlinie des Rates 93/42/EWG vom 14. Juni 1993 über Medizinprodukte in der Änderung durch die Richtlinie 98/79/EG des Europäischen Parlaments und des Rates vom 27. Oktober 1998 über In-vitro-Diagnostika

[35] 98/79/EG, Richtlinie 98/79/EG des Europäischen Parlaments und des Rates vom 27. Oktober 1998 über In-vitro-Diagnostika

[36] Clarke WL et al., Evaluating Clinical Accuracy of Systems for Self-Monitoring of Blood Glucose, *Diabetes Care*; 10(5) pp 622-628, 1987

---

4) In Vorbereitung

5) Ersetzt durch diese Internationale Norm.

DIN EN ISO 14971:2013-04
EN ISO 14971:2012 (D)

[37] The *Codex Alimentarius* Commission and the FAO/WHO Food Standards Programme: Complete Texts. e-mail codex@fao.org

[38] Global Harmonization Task Force (GHTF) – Study Group 1 (SG1), Document No. N029R11, dated 2 Feb. 2002

[39] Medical Device Risk Management Training Using HACCP Principles, 2nd Edition, June 2003. Medical HACCP Alliance, Editors: George Flick, Joseph L. Salyer, et al.

[40] Hazard Analysis and Critical Control Points Principles and Application Guidelines, Adopted, August 14, 1997, National Advisory Committee on Microbiological Criteria for Foods
http://vm.cfsan.fda.gov/~comm/nacmcfp.html

[41] Parkes JL et al. A new consensus error grid to evaluate the clinical significance of inaccuracies in the measurement of blood glucose. *Diabetes Care* 23, pp1143-1148, 2000

[42] ISO 18113-1:—[6]), *Clinical laboratory testing and in vitro diagnostic medical systems — Information supplied by the manufacturer (labelling) — Part 1: Terms, definitions and general requirements*

---

6) In Vorbereitung

Anhänge 9

Annex A: Typische potentielle Schadensquellen, die auf Patienten, Personen oder Produkte in einer Gefährdungssituation einwirken können 9.1

Potentielle Schadensquellen im/am Medizinprodukt durch Emission/Abgabe von Energien, Stoffen und bio-aktiven Substanzen an Personen/Patienten, die ggf. bestimmungsgemäß vorhanden sein können.
Physikalische Schadensquellen:
Elektrischer Strom oder Spannung, z. B. Ableitströme
Elektrische Felder einschl. Mikrowellen ($\geq$ 50 Hz)
Magnetische Felder (MRT), z. B. bei Implantatträgern
Wärme, hohe Temperaturen/heiße Oberflächen
Kälte, niedrige Temperaturen/kalte Oberflächen
Mechanische Krafteinwirkungen (direkt/indirekt)
a) Scheren, Schneiden
b) Einfangen, Einklemmen, Einziehen
c) Stoß, Einstich
d) Reibung, Abrieb
e) Torsions-, Scher- und Zugkräfte
f) Druckkräfte, z. B. Lagerung des Patienten
g) Form, z. B. scharfe Kanten und Ecken (z. B. a) oder c))
Nicht ionisierende Strahlung (Laser)
Nicht ionisierende Strahlung (IR bis UV)
Ionisierende Strahlung (Röntgen, α-, β- und γ-Strahlung)
Überdruck (z. B. Hyperbarokammer, Beatmungsgeräte)
Unterdruck/Vakuum (z. B. Narkosegasabsaugung)
Schalldruck (> 70 dB), z. B. Hörschäden/Überhören von Alarmen
Ultraschallenergie
Schwingungen z. B. von energetisch betriebenen Instrumenten

Potentielle Schadensquellen im/am Medizinprodukt durch Emission/Abgabe von Energien, Stoffen und bio-aktiven Substanzen an Personen/Patienten, die ggf. bestimmungsgemäß vorhanden sein können.
Chemische und biologische Schadensquellen
Pathogene Keime
Über das Produkt eingeführte potentielle Gefahrstoffe wie Gase, Stäube und Aerosole
Ätzende Gefahrstoffe, Säure, Laugen usw.
Biologische aktive Stoffe, z. B.
a) Toxische Stoffe (akut oder chronisch)
b) Stoffe, die Allergenität, Mutagenität, Onkogenität, Teratogenität, Karzinogenität oder Sensitivität verursachen
d) Pyrogenität, Toxine
e) Reste von Hilfsstoffen, Konservierungsmittel oder Desinfektionsmittel
f) Zellen aus menschlichen oder tierischen Gewebepräparationen
Wirkstoffe, z. B. Arznei
Sauerstoff (Unter-/Über-Dosierung)
Andere Gase (z. B. CO_2, Laparoskopie)
Wasser
Andere Flüssigkeiten (Kochsalzlösung, Ringer's Laktat)
...

Indirekte (auf das Medizinprodukt einwirkende) potentielle Schadensquellen durch die Umwelt, die ggf. bestimmungsgemäß vorhanden sein können.
Elektrostatische Aufladung/Entladung
Elektromagnetische Störfelder
Leitungsgebundene Spannungstransienten
Magnetische Störfelder (MRI)
UV-Strahlung

Indirekte (auf das Medizinprodukt einwirkende) potentielle Schadensquellen durch die Umwelt, die ggf. bestimmungsgemäß vorhanden sein können.
Mechanische Beschädigung durch übermäßige Krafteinwirkung durch Schlag, Fall aus der Höhe usw.
Lagerung (L), Transport (T) oder Betrieb (B) außerhalb der vorgeschriebenen Einsatzbedingungen
a) Temperatur
b) Luftdruck
c) Luftfeuchte
d) Vibration
e) Temperaturwechsel
Korrosion/Werkstoffabbau durch Säuren, Laugen, Lösungsmittel usw.
Eindringen von Insekten, Einwirkung durch Haustiere usw.
Einwirkung durch Bakterien, Pilze usw.
Einwirkung durch das Sterilisationsverfahren
Einwirkung durch Desinfektion und Reinigung
Fehlerhafte Versorgungssysteme für Strom, Gase und Wasser
Unverträglichkeit mit anderen Geräten, zur Verwendung mit denen das Gerät vorgesehen ist.

Anmerkung: Diese Liste ist eine auf langjähriger praktischer Erfahrung basierende konsolidierte Liste von potentiellen Schadensquellen. Sie basiert auf den Listen in Anhang E der DIN EN ISO 14971:2012 und Anhang B der DIN EN ISO 12100:2011 „Sicherheit von Maschinen – Allgemeine Gestaltungsleitsätze – Risikobeurteilung und Risikominderung".

Die Erfahrung hat auch gezeigt, dass die Anwendung der in Anhang E (Tabellen E.1 und E.2) aufgeführten ‚Gefährdungen' bzw. ‚auslösenden Ereignissen und Umständen' in der DIN EN ISO 14971:2012 häufig zu redundanten Einschätzungen für die potentiellen Schäden/Risiken führt. Dies beruht vermutlich auf der in der ISO 14971:2007 angefangenen aber nicht konsequent zu Ende gebrachten Trennung zwischen ‚hazard', ‚contributing factors' und Klarstellung, wie diese zu der ‚hazardous situation' führen.

Folgende Abbildung kann diesen Umstand beleuchten:

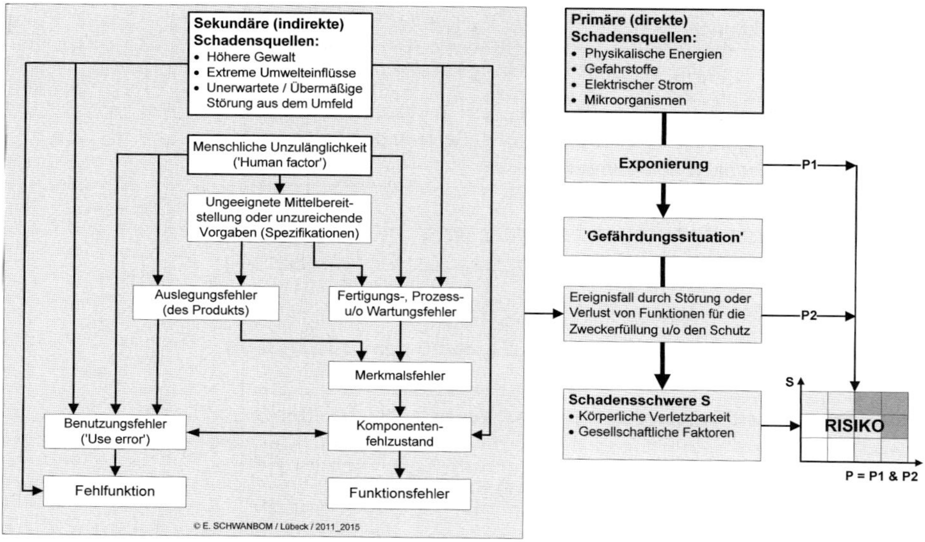

Abbildung A.1: Zu einem Risiko beitragende Faktoren und Ursachen

In der Abbildung A.1 sind die funktionalen Wechselbeziehungen zwischen den verschiedenen Faktoren, die zum Entstehen eines Risikos beitragen, abgebildet. Wie im Kapitel 4 unter 2.3 näher erläutert, ist der Startpunkt, d.h. die Quelle für einen Schaden immer in dem Begriff ‚Gefährdung' oder ‚potentielle Schadensquelle' zu finden. Diese können entweder im Produkt, weil konstruktiv oder funktionell vorgesehen, oder in der Umgebung vorhanden sein.

Zwischen der Schadensquelle und dem Schaden besteht eine direkte kausale Verbindung. Steht 230 V Netzspannung mit dem ungeschützten Körper eines Menschen für eine unbestimmbare Zeitdauer in direktem Kontakt, muss man mit erheblichen körperlichen Schädigungen bis zum Tod durch Herzstillstand rechnen.

Trotzdem stehen wir in verschiedenster Art und Weise täglich in Kontakt mit 230 V Netzspannung, ohne diese Folgen befürchten zu müssen. Ein ausgeklügeltes System von Schutzmaßnahmen und Schutzvorkehrungen schützt uns davor. Trotzdem kommt es zu Zwischenfällen mit dem elektrischen Strom. Sucht man nach den Ursachen für diese, findet man sie in dem linken Teil des Flussschemas. In den meisten Fällen sind sie leider auf den Faktor ‚menschliche

Unzulänglichkeit' zurückzuführen. In diesem Kontext sind Ursachen semantisch nicht als Quellen zu bezeichnen. Eine Quelle ist da oder nicht da, d. h. ist mit eigenschaftlichen physikalischen oder chemischen Größen zu beschreiben. Eine Ursache ist dagegen letztendlich auf ein Ereignis zurückzuführen.

Die Erfahrung mit dem Umgang mit der Technik lehrt außerdem, dass die Anzahl Schadensquellen in der Definition von der ISO/IEC Guide 51 recht überschaubar ist. Die Natur und die Physik geben nur eine begrenzte Anzahl her.

Die vielen möglichen Kombinationen der Ursachen im linken grau unterlegten Teil, die dann mit den vorhandenen direkten potentiellen Schadensquellen im rechten Teil verknüpft werden müssten, können kaum sinnvoll mit einigen wenigen exemplarischen ‚Gefährdungssituationen' wie in Anhang E der Norm dargelegt, insbesondere bei komplexen Produkten, erfasst werden.

Die in diesem Annex aufgeführte Trennung der potentiellen Schadensquellen in direkte und indirekte führt eher zu einer zielführenden Identifizierung der relevanten ‚Gefährdungssituationen', die mit dem in den Annexen E und F vorgeschlagenen Verfahren analysiert werden können.

9.2 Annex B: Überarbeitetes Bild 1 — Vereinfachte Darstellung des Risikomanagement-Prozesses

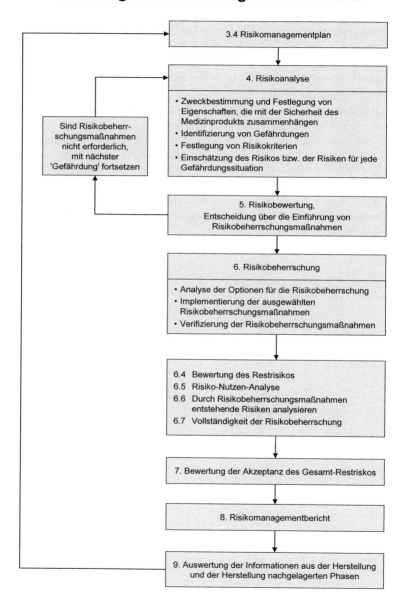

Annex C: Aide-mémoire über eine mögliche Integration eines ISO 14971-Risikomanagementsystems in ein ISO 13485-Qualitätsmanagementsystem 9.3

MDD = Richtlinie 93/42/EWG über Medizinprodukte,

AIMDD = Richtlinie 90/385/EWG über Aktive implantierbare medizinische Geräte,

IvDD = Richtlinie 98/79/EG über In-vitro-Diagnostika

Anmerkung: Die Liste hat keinen Anspruch auf Vollständigkeit und ist individuell vom jeweiligen Hersteller für seine Belange und entsprechend seinem Organigramm/seiner Organisation und seinem Produktportfolio anzupassen.

Wie im Haupttext erläutert, kann es gegenüber den Behörden sinnvoll sein, den Risikomanagementprozess vom QM-System abgekoppelt gesondert darzulegen, damit die Behörden nicht alle Dokumente zur Einsicht fordern können.

Für Hersteller von Klasse-I-Medizinprodukten ist wie im Kapitel 4 unter 3.1 empfohlen eine ‚RM-VA' zur Marktbeobachtung zu erstellen. Eine Anweisung für das Risikomanagement von Klasse-I-Medizinprodukten ist nicht erforderlich, die Ergebnisse der Risikoanalyse müssen aber in der Technischen Dokumentation vorliegen. Siehe hierfür Formblatt in ANNEX E.

DIN EN ISO 14971:2012	Abschnitte DIN EN ISO 13485	Gesetzliche Vorgaben	Verfahrensanweisung: Wo in QM-VA (= integriert) Als RM-VA (= eigenständig)	Aufzeichnung/ Dokument	Beteiligte Bereiche
3.1 Risikomanagement-Prozess Der Hersteller muss für den gesamten Lebenszyklus einen fortlaufenden Prozess festlegen, dokumentieren und aufrechterhalten, um ... Dieser Prozess muss folgende Elemente enthalten:	4.2.2 Qualitätsmanagementhandbuch 5.4 Planung	Grundlegende Anforderung 4 der MDD bzw. IvDD.	QM-Handbuch	QM-„Prozesslandschaft" gemäß 4.2.2 c). Liste Entsprechungen EN ISO 13485 zu EN ISO 14971	QM, Regulatory Affairs
– Risikoanalyse (= Abschnitt 4)	5.2 Kundenorientierung 7.2.1 Ermittlung der Anforderungen in Bezug auf das Produkt 7.3.2 Design- und Entwicklungsvorgaben	Definition von Medizinprodukt bzw. In-vitro-Diagnostikum im Artikel 1 der MDD bzw. IvDD.	QM-VA Entwicklung RM-VA Risikomanagement	Design Input	Marketing, Produktmanagement, QM, Entwicklung, Regulatory Affairs
– Risikobewertung (= Abschnitt 5)	7.3.4 Entwicklungsbewertung		RM-VA Risikomanagement	Design Review	Entwicklung, Regulatory Affairs, Fertigung
– Risikobeherrschung (= Abschnitte 6.1 bis 6.3)	7.3.3 Entwicklungsergebnisse 7.3.5 Entwicklungsverifizierung 7.3.4 Entwicklungsbewertung 7.5.1.2.1 Sauberkeit von Produkten und Beherrschung der Kontamination 7.5.2 Validierung der Prozesse zur Produktion und zur Dienstleistungserbringung	Grundlegende Anforderung 2 der MDD bzw. IvDD Anhang X der MDD	RM-VA Risikomanagement	Risikobeherrschungsmaßnahmen als Ergebnisse der Risikoanalyse Design Output Verifizierungsmaßnahmen (Plan und Methode) Design Review	QM, QS, Entwicklung, Regulatory Affairs, Fertigung, Einkauf, Service

DIN EN ISO 14971:2012	Abschnitte DIN EN ISO 13485		Gesetzliche Vorgaben	Verfahrensanweisung: Wo in QM-VA (= integriert) Als RM-VA (= eigenständig)	Aufzeichnung/ Dokument	Beteiligte Bereiche
	7.5.2.2	Besondere Anforderungen für sterile Medizinprodukte				
– Informationen aus der Herstellung und der Herstellung nachgelagerten Phasen (Abschnitt 9)	7.2.3	Kommunikation mit den Kunden	Medizinproduktesicherheitsplan MPSV, MPG § 30, Ziff. (4)	(RM-)VA Medizinprodukte-Beobachtungs-und-Meldesystem, QM-VA Datenanalyse	Kundenreklamationen Klinische Prüfungsergebnisse Post Market Follow Up-Ergebnisse Anwenderberichte Veröffentlichungen Serviceberichte	Vertrieb (Medizinprodukteberater) Marketing Produktmanagement Reklamationsabteilung Service
	8.2	Erfassung und Messung				
	8.2.1	Rückmeldungen				
	8.4	Datenanalyse				
3.2 Verantwortung der Leitung						
– Sicherstellung der Verfügbarkeit geeigneter Ressourcen	6.1	Bereitstellung von Ressourcen		QM-VA Schulung	Stellenbeschreibungen Schulungsnachweise Organigramm	Personalabteilung Geschäftsführung QM Regulatory Affairs
– Sicherstellung der Beauftragung qualifizierten Personals	5.5	Verantwortung, Befugnis und Kommunikation	MPG § 29 und § 30	QM-VA Schulung	Managementbewertung Schulungsplan Schulungsnachweise Stellenbeschreibungen Organigramm	Personalabteilung
	6.2	Personelle Ressourcen				
a) ... ihre Politik zur Festlegung von Kriterien für die Akzeptanz von Risiken festlegen ...	5.1	Verpflichtung der Leitung			Q-Ziele Q-Politik Bewertungskriterien für die Risikoanalyse	Geschäftsführung
	5.3	Qualitätspolitik				
	5.4.1	Qualitätsziele				
b) die Eignung des Risikomanagement-Prozesses in geplanten Abständen überprüfen	5.6	Managementbewertung	Anhang II der MDD Anhang IV der IvDD Anhang 2 der AIMDD	QM-VA Interne Audits	Managementbewertung Auditergebnisse	Geschäftsführung QM
	8.2.2	Internes Audit				

DIN EN ISO 14971:2012	Abschnitte DIN EN ISO 13485		Gesetzliche Vorgaben	Verfahrensanweisung: Wo in QM-VA (= integriert) Als RM-VA (= eigenständig)	Aufzeichnung/ Dokument	Beteiligte Bereiche
3.3 Qualifikation des Personals						
Personen, die Aufgaben des Risikomanagements bearbeiten, müssen das Wissen und die Erfahrung haben, ...	5.5	Verantwortung, Befugnis und Kommunikation	MPG § 29 und § 30		Organigramm, Stellenbeschreibung Schulungsplan	Personalabteilung Geschäftsführung QM
	6.2.2	Fähigkeit, Bewusstsein und Schulung.			Schulungsnachweise	Regulatory Affairs
3.4 Risikomanagementplan						
... muss der Hersteller für das jeweilige Medizinprodukt einen Risikomanagementplan entsprechend dem Risikomanagement-Prozess erarbeiten und dokumentieren. Der Risikomanagementplan muss Teil der Risikomanagementakte sein. Dieser Plan muss mindestens Folgendes enthalten:	7	Produktrealisierung	Anhang II der MDD Anhang IV der IvDD Anhang 2 der AIMDD	RM-VA Risikomanagement	Entwicklungsplan Risikomanagementplan	Regulatory Affairs Entwicklung QM
	7.1	Planung der Produktrealisierung				
	7.3.1	Entwicklungsplanung				
a) den Aufgabenbereich der geplanten Tätigkeiten ...	5.5	Verantwortung, Befugnis und Kommunikation			Entwicklungsplan Risikomanagementplan	
b) die Zuordnung der Verantwortlichkeiten	5.5	Verantwortung und Befugnis			Entwicklungsplan Risikomanagementplan Organigramm	
c) Anforderungen für die Überprüfung der Tätigkeiten des Risikomanagements	5.6	Managementbewertung	Anhang II der MDD Anhang IV der IvDD Anhang 2 der AIMDD		Entwicklungsplan Risikomanagementplan	

DIN EN ISO 14971:2012	Abschnitte DIN EN ISO 13485		Gesetzliche Vorgaben	Verfahrensanweisung: Wo in QM-VA (= integriert) Als RM-VA (= eigenständig)	Aufzeichnung/ Dokument	Beteiligte Bereiche
d) den Kriterien für die Vertretbarkeit der Risiken	5.1 5.3	Verpflichtung der Leitung Qualitätspolitik			Klinische Daten Bewertungskriterien für die Risikoanalyse	
e) Tätigkeiten der Verifizierung	3.5	Entwicklungsverifizierung		QM-VA Einkauf und Prüfungen (Erstmuster) QM- QM-VA Fertigung (Freigabe Fertigungsverfahren) QM-VA Prüfungen	Verifizierungs-/ Validierungsplan Risikomanagementplan	QM QS Fertigung Wareneingang Entwicklung Labore
f) Tätigkeiten ... Überprüfung relevanter Informationen aus der Herstellung und der Herstellung nachgelagerten Phasen	7.2.3 8.2 8.2.1	Kommunikation mit den Kunden Erfassung und Messung Rückmeldungen	Medizinproduktesicherheitsplan MPSV, MPG §30, Ziff. (4)	QM-VA Datenanalyse QM-VA Validierung QM-VA Prüfungen QM-VA Lenkung fehlerhafter Produkte QM-VA Monitoring QM-VA Kundenreklamationen QM-VA interne Audits QM-VA Reparaturen (RM-)VA Medizinprodukte-Beobachtungs-und-Meldesystem	Abweichungsberichte/ Fehleraufzeichnungen Statistische Auswertungen Auditergebnisse	Regulatory Affairs QM Vertrieb (Medizinprodukteberater) Sicherheitsbeauftragter Reklamationsabteilung Produktmanager Marketing Fertigung
... ist in der Risikomanagementakte eine Aufzeichnung über die Änderungen zu führen	7.3.7 8.5.2 8.5.3	Lenkung von Entwicklungsänderungen Korrekturmaßnahmen Vorbeugungsmaßnahmen		QM-VA Change_Control QM-VA Korrektur- und Vorbeugemaßnahmen	(Entwicklungs)-Änderungsplan Risikomanagementplan 8D-Report	QM Entwicklung Regulatory Affairs Fertigung

DIN EN ISO 14971:2012	Abschnitte DIN EN ISO 13485	Gesetzliche Vorgaben	Verfahrensanweisung: Wo in QM-VA (= integriert) Als RM-VA (= eigenständig)	Aufzeichnung/ Dokument	Beteiligte Bereiche
3.5 Risikomanagement-Akte					
… muss der Hersteller eine Risikomanagement-Akte anlegen und aufrechterhalten. … Rückverfolgbarkeit auf folgende Punkt ermöglichen:	4.2.3 Lenkung von Dokumenten 4.2.4 Lenkung von Aufzeichnungen 7.5.3 Identifikation und Rückverfolgbarkeit	Anhang VII der MDD	RM-VA Risikomanagement	Alle oben genannten Aufzeichnungen zusammen	Entwicklung Regulatory Affairs
– die Risikoanalyse	7.2.1 Ermittlung der Anforderungen in Bezug auf das Produkt 7.3.2 Design- und Entwicklungsvorgaben 7.3.3 Entwicklungsergebnisse				
– die Risikobewertung	7.3.4 Entwicklungsbewertung				
– die Implementierung und Verifizierung der Maßnahmen zur Risikobeherrschung	7.3.5 Entwicklungsverifizierung				
– die Beurteilung der Akzeptanz jedes Restrisikos	7.3.4 Entwicklungsbewertung			Klinische Bewertung Risikomanagementbericht	
4 Risikoanalyse	5.2 Kundenorientierung 7.2.1 Ermittlung der Anforderungen in Bezug auf das Produkt 7.3.2 Design- und Entwicklungsvorgaben 7.3.3 Entwicklungsergebnisse		QM-VA Entwicklung RM-VA Risikomanagement		Marketing Produktmanagement QM Entwicklung Regulatory Affairs

DIN EN ISO 14971:2012	Abschnitte DIN EN ISO 13485	Gesetzliche Vorgaben	Verfahrensanweisung: Wo in QM-VA (= integriert) Als RM-VA (= eigenständig)	Aufzeichnung/ Dokument	Beteiligte Bereiche
5 Risikobewertung	7.3.4 Entwicklungsbewertung		QM-VA Entwicklung RM-VA Risikomanagement	Risikoanalyse(n) DesignReview	Entwicklung Regulatory Affairs Fertigung
6. Risikominderung (6.1 bis 6.3)	7.3.5 Entwicklungsverifizierung 7.5.1.2.1 Sauberkeit von Produkten und Beherrschung der Kontamination 7.5.2 Validierung der Prozesse zur Produktion und zur Dienstleistungserbringung 7.5.2.2 Besondere Anforderungen für sterile Medizinprodukte		RM-VA Risikomanagement QM-VA Entwicklung QM-VA Design Transfer	QM-VA Validierung QM-VA Prüfungen QM-VA Monitoring QM-VA Reparaturen QM-VA Einkauf QM-VA Fertigung QM-VA Prüfungen	QM QS Entwicklung Regulatory Affairs Fertigung Einkauf Service
6.4 Bewertung des Restrisikos	7.3.3 Entwicklungsergebnisse 7.3.4 Entwicklungsbewertung	Grundlegende Anforderungen der Richtlinien	(RM-)VA Konformitätsbewertungsverfahren	Klinische Bewertung Risikomanagementbericht Liste Grundlegende Anforderungen	QM Entwicklung Regulatory Affairs Geschäftsführung Sicherheitsbeauftragter
6.5 Risiko-Nutzen-Analyse					
... darf der Hersteller Daten und Literatur zusammenstellen und bewerten, ...	5.2 Kundenorientierung	Anhang X der MDD	RM-VA Risikomanagement	Risikoanalyse Risikomanagementbericht Klinische Bewertung Design Review	Regulatory Affairs Klinisches Personal
um zu bestimmen, ob der medizinische Nutzen der Zweckbestimmung das Restrisiko überwiegt.	5.3 Qualitätspolitik 7.3.4 Entwicklungsbewertung	Grundlegende Anforderung 1 der MDD bzw. IVDD	RM-VA Risikomanagement	Siehe oben	

DIN EN ISO 14971:2012	Abschnitte DIN EN ISO 13485		Gesetzliche Vorgaben	Verfahrensanweisung: Wo in QM-VA (= integriert) Als RM-VA (= eigenständig)	Aufzeichnung/ Dokument	Beteiligte Bereiche
6.6 Durch Risikobeherrschungsmaßnahmen entstehende Risiken	5.5	Verantwortung, Befugnis und Kommunikation		RM-VA Risikomanagement	Risikoanalyse(n)	QM QS Entwicklung Regulatory Affairs Fertigung Einkauf Service
	7.3	Design und Entwicklung				
6.7 Vollständigkeit der Risikobeherrschung				RM-VA Risikomanagement	Risikoanalyse(n)	QM QS Entwicklung Regulatory Affairs
7 Bewertung der Akzeptanz des Gesamtrestrisikos			Grundlegende Anforderung 1, 3 und 6 der MDD	RM-VA Risikomanagement	Risikomanagementbericht Klinische Bewertung	Regulatory Affairs Klinisches Personal
8 Risikomanagement-Bericht	5.6	Managementbewertung		RM-VA Risikomanagement	Risikomanagementbericht	Regulatory Affairs, Geschäftsführung
9 Informationen aus den der Produktion nachgelagerten Phasen						
Der Hersteller muss ein System für die Sammlung und Überprüfung von Informationen über das Medizinprodukt oder ähnliche Produkte aus der Herstellung und der Herstellung nachgelagerten Phasen einrichten, dokumentieren und aufrechterhalten.	7.2.3	Kommunikation mit den Kunden	Medizinproduktesicherheitsplan MPSV MPG § 30, Ziff. (4)	(RM-)VA Medizinprodukte-Beobachtungs-und-Meldesystem, QM-VA Datenanalyse QM-VA Monitoring (QM-)VA Post Market Clinical Follow up QM-VA Lenkung fehlerhafter Produkte QM-VA Kundenreklamationen QM-VA interne Audits QM-VA Reparaturen	Risikomanagementplan zur Marktbeobachtung Kundenreklamationen Klinische Prüfungsergebnisse Post Market Follow Up-Ergebnisse Anwenderberichte Veröffentlichungen Serviceberichte Abweichungsberichte	Vertrieb (Medizinprodukteberater) Marketing Produktmanagement Reklamationsabteilung Service QM Regulatory Affairs
	8.2	Erfassung und Messung				
	8.2.1	Rückmeldungen				
	8.4	Datenanalyse				

ANHÄNGE

DIN EN ISO 14971:2012	Abschnitte DIN EN ISO 13485		Gesetzliche Vorgaben	Verfahrensanweisung: Wo in QM-VA (= integriert) Als RM-VA (= eigenständig)	Aufzeichnung/ Dokument	Beteiligte Bereiche
Diese Informationen müssen auf eine mögliche Sicherheits-Relevanz bewertet werden, insbesondere ...:	8.2	Erfassung und Messung	§ 30 MPG	(RM-)VA Medizinprodukte-Beobachtungs-und-Meldesystem, RM-VA Risikomanagement	Vorkommnismeldung	Sicherheitsbeauftragter QM Regulatory Affairs Reklamationsabteilung
– ob vorher nicht erkannte Gefährdungen und Gefährdungssituationen vorliegen	8.4	Datenanalyse			Risikomanagementplan zur Marktbeobachtung Risikoanalyse Vorkommnisbewertung	
– ob das ... eingeschätzte Risiko nicht länger akzeptabel ist					Risikoanalyse Literatur Klinische Bewertung Ursachenanalyseberichte	
1) müssen die Auswirkungen ... bewertet werden und als Eingabe in den Risikomanagement-Prozess zurückfließen lassen.	7.3.2	Design- und Entwicklungsvorgaben		(RM-)VA Medizinprodukte-Beobachtungs-und-Meldesystem, RM-VA Risikomanagement QM-VA Change Control QM-VA Korrektur- und Vorbeugemaßnahmen	Risikomanagementplan Änderungsplan 8D-Report	QM QS Entwicklung Fertigung Einkauf Regulatory Affairs
	7.3.7	Lenkung von Design- und Entwicklungsänderungen				
2) Falls die Möglichkeit besteht, dass das Restrisiko bzw. die Restrisiken oder deren Akzeptanz sich verändert haben, müssen die Auswirkungen auf vorher durchgeführte Maßnahmen der Risikobeherrschung bewertet werden.	7.3.7	Lenkung von Design- und Entwicklungsänderungen		QM-VA Korrektur- und Vorbeugemaßnahmen (RM-)VA Medizinprodukte-Beobachtungs-und-Meldesystem, QM-VA Lenkung fehlerhafter Produkte	Risikoanalyse, Rückrufunterlagen Behördenmeldungen	Vertrieb (Medizinprodukteberater) Behörden Marketing Produktmanagement Regulatory Affairs Reklamationsabteilung QM
	8.2.4	Erfassung und Messung des Produkts				
	8.3	Lenkung fehlerhafter Produkte				

9.4 Annex D: Exemplarische Kriterien zur Einschätzung von Risikoparametern und zur Risikobewertung

	Potentielle Folge?	Exponierung?	Wahrnehm-/ Abwendbarkeit?	(„Worst-case') Auftretenswahrscheinlichkeit?		
				klein	möglich	hoch
	schwer	→ → →	→ → →	8	9	10
	kritisch	hoch	schlecht	7	8	9
			gut	6	7	8
		niedrig	schlecht	5	6	7
'GEFÄHRDUNG'			gut	4	5	6
HAZARD	mäßig	hoch	schlecht	3	4	5
			gut	2	3	4
		niedrig	schlecht	1	2	3
			gut	→	1	2
	gering	→ → → →	→ → → → → →			1

Abbildung D.1: Mit der Maschinenrichtlinie harmonisierter Risikograph. Überarbeitet aus Schwanbom, E., Rothballer, W.: „Die Risiko- und Akzeptanzmatrix"; Medizinproduktejournal Jahrg. 3, Heft 3, 1996, S. 27. Wissenschaftl. Verlagsgesellschaft mbH, Stuttgart.

	Serious Adverse Health Consequences (Death, Life Threatening, Results in Permanent Impairment)		Medically Reversible or Transient Adverse Health Consequences	
	Overall Population Using Device	Population at Greatest Risk	Overall Population Using Device	Population at Greatest Risk
Every Time	☐	☐	☐	☐
Reasonable Probability that Use will Cause	☐	☐	☐	☐
Remote Probability that Use will Cause	☐	☐	☐	☐
Not Likely that Use will Cause Any Adverse Events	☐	☐	☐	☐

Abbildung D.2: Risikomatrix aus dem Formblatt ‚Health Hazard Evaluation or Health Risk Assessment', HHE Version 3-1 01/12/2007, Center for Devices and Radiological Health, FDA.

Anhänge

Auftretenswahrscheinlichkeit [pro Jahr]	katastrophal	schwer	kritisch	marginal	vernachlässigbar
häufig	>10^0	A	A	A	A	B
wahrscheinlich	$10^0...10^{-1}$	A	A	A	B	B
gelegentlich	$10^{-1}...10^{-2}$	A	A	B	B	C
gering	$10^{-2}...10^{-3}$	A	B	B	C	C
selten	$10^{-3}...10^{-5}$	B	B	C	C	D
unwahrscheinlich	$10^{-5}...10^{-7}$	B	C	C	D	D
nicht glaubhaft	<10^{-7}	C	C	D	D	D

A = untragbar, muss behoben werden, bevor Umsetzung erfolgt
B = unerwünscht, nur dann zu tragen, wenn der Nutzen entsprechend hoch bewertet wird
C = vertretbar, kann aber verbessert werden
D = vernachlässigbar

Abbildung D.3: Preliminäre Risikobewertung (übersetzt aus einem frühen Entwurf zur IEC 60601-1-4, basierend auf IEC/TR 513:1994)

Einteilung nach ‚Health Hazard Evaluation or Health Risk Assessment', HHE Version 3-1 01/12/2007, Center for Devices and Radiological Health, FDA	Beispiele von Schäden am Menschen
Life-threatening consequence (death has or could occur) [Schwer].	Sepsis, ventrikuläre Fibrillation, Arterien-Verletzungen, großflächige Verbrennungen 2ten oder 3ten Grades, apallisches Syndrom, fetale Fehlbildung, maligne Tumore, ...
Consequence results in permanent impairment of body function or permanent damage to a body structure [Schwer].	Gewebenekrosen, irreversible Verletzung des ZNS, Blindheit, Abtrennung von Gliedmaßen, Hörverlust, ...
Consequence necessitates medical or surgical intervention [Kritisch].	Akute Vergiftungen, Knochenbrüche, große/tiefe Wunden, kleinflächige Verbrennungen 2ten und 3ten Grades, schwere Entzündungen, chronischer Schmerz, anaphylaktischen Schock, ...
Temporary or reversible effects (without medical intervention) [Mäßig].	Lokale allergische Reaktionen, lokale Entzündung, oberflächliche Schnittwunden, ...
Limited effects (transient, minor impairment or complaints) [Gering].	akuter, nicht chronischer Schmerz, kleinere Hämatome, Quetschungen, ...
No adverse health consequences.	Keine
Hazard cannot be assessed with the data currently available.	Trifft in Deutschland zu für z. B. Magnetfelder

Abbildung D.4: Beispiele von möglichen Schäden durch ‚Gefährdungen' im Annex A.

Severity of harm	Detectability	Probability of occurrence		
		Not likely (P0)	Remote probability (P1)	Reasonable probability (P2)
Serious adverse health consequence (S3)	Hardly possible (D1)	A	A	A
	Clearly possible (D0)	B	A	A
Temporary or medically, reversible health consequence (S2)	Hardly possible (D1)	B	A	A
	Clearly possible (D0)	B	B	A
Temporary or medically, reversible health effect (S1)	Hardly possible (D1)	B	B	A
	Clearly possible (D0)	C	B	B
Insignificant health effect (S0)	Hardly possible (D1)	C	B	B
	Clearly possible (D0)	C	C	B

Schweregrad	Entdeckbarkeit/ Erkennbarkeit	Auftretenswahrscheinlichkeit		
		Klein (P0)	Gelegentlich (P1)	Hoch (P2)
Schwer (S3)	Kaum möglich (D1)	A	A	A
	Leicht möglich (D0)	B	A	A
Kritisch (S2)	Kaum möglich (D1)	B	A	A
	Leicht möglich (D0)	B	B	A
Mäßig (S1)	Kaum möglich (D1)	B	B	A
	Leicht möglich (D0)	C	B	B
Gering (S0)	Kaum möglich (D1)	C	B	B
	Leicht möglich (D0)	C	C	B

A = Unter keinen Bedingungen vertretbares Risiko, weitere Maßnahmen sind erforderlich
B = Wenn die Anwendung weiterer Risikobeherrschungsmaßnahmen nicht zielführend sind, bedingt vertretbar
C = Vertretbar, weil das Risiko im Bereich des alltäglichen Lebensrisikos liegt

Abbildung D.5: Einfacher Risikograph zur FDA- bzw. richtlinienkonformen Umsetzung.

Mit diesem Risikographen wird auch exemplarisch gezeigt, wie man die manchmal kritisierte Anwendung von Farben und Zahlen meiden kann. Es ist jedoch relativ leicht, diesen Risikographen zu digitalisieren, indem die Deskriptoren mit einem Dualsystem auf Basis 2 ($2n$; mit n = 0, 1, 2, 3) ersetzt werden und das Risiko mit Hilfe des Produkts der digitalisierten Deskriptoren abgebildet wird. Alle Risiken, die dann größer als 8 sind, entsprechen der Kategorie A, alle die 2 oder kleiner sind, bewegen sich im Bereich des alltäglichen Lebensrisikos, also in der Kategorie C.

Zum Thema alltägliches Lebensrisiko stellt die EU-Kommission in dem Vorschlag für eine neue Verordnung für Medizinprodukte [3] im Anhang I, Ziff. 6 fest:

> ..., *dass von dem Produkt bei seiner Verwendung gemäß den vorgesehenen Bedingungen und seiner Zweckbestimmung sowie unter Wahrung eines hohen Schutzniveaus für die Gesundheit und Sicherheit von Personen kein Risiko oder lediglich die akzeptablen Mindestrisiken ausgehen dürfen.*

Womit das alltägliche Lebensrisiko vermutlich mit dem akzeptablen Mindestrisiko als gleichrangig anzusehen ist.

Hinweise zur Anwendung des Risikographen bei der Ermittlung des Restrisikos nach Einführung von Risikobeherrschungsmaßnahmen.

Mit der unmittelbaren („direkten') Sicherheitstechnik sollen die ‚Gefährdungen'/die potentiellen Schadensquellen eliminiert oder ausgeschaltet werden, üblicherweise durch Substitution, z. B. Ersatz elektrischer Antriebe durch pneumatische in einer explosionsgefährdeten Umgebung oder Ersatz von Schutzanstrichen durch Anwendung korrosionsfester Werkstoffe. Die potentielle Schadensquelle hat einen direkten Bezug zu der Art und dem Schweregrad des Schadens. Die direkte Sicherheitstechnik erhält damit den höchsten Stellenwert bei der Anwendung der Grundsätze der integrierten Sicherheit. Ist eine Schadensquelle nicht vorhanden, kann es einen damit zusammenhängenden Schaden nicht geben. Wird die Schadensquelle nicht eliminiert oder zuverlässig ausgeschaltet, bleibt die Schadensschwere bestehen.

Die mittelbare („indirekte') Sicherheitstechnik begrenzt den Wirkungsbereich der Schadensquelle, d. h. bewirkt, dass der Gefahrenbereich für den Patienten/Anwender nicht mehr erreichbar ist. Das kann mit festen oder beweglichen Trennungen geschehen, wobei die letztere mit der Gefahr auslösenden Funktion verriegelt sein sollte. Weitere Techniken sind die Implementierung von funktionellen Redundanzen bzw. Fail-safe-Redundanzen (z. B. Sicherheitsventile oder Überstromsicherungen), die mit Alarm-/

Anzeigefunktionen gekoppelt sein sollten, um einen Fehlzustand rechtzeitig anzeigen zu können. Die Maßnahmen der indirekten Sicherheitstechnik verringern lediglich die Eintretenswahrscheinlichkeit eines mit der Schadensquelle verknüpften Schadens und können ggf. die Entdeckbarkeit bzw. Erkennbarkeit um eine Stufe verbessern. Im obigen Risikographen kann also damit maximal P0/D0 erreicht werden, wobei die ursprüngliche Schadensschwere bestehen bleibt.

Die hinweisende Sicherheitstechnik umfasst im Allgemeinen die Anbringung entsprechender Warnhinweise in der Gebrauchsanweisung oder Aufschriften auf dem Produkt. Alarme und Anzeigen, die über eine Zustandsänderung z. B. eines physiologischen Parameters oder eines Funktionsparameters des Produktes nur akustisch und/oder optisch warnen, wird häufig der Stellenwert einer indirekten Sicherheitstechnik beigemessen. Aus der Überlegung, dass diese Alarme und Anzeigen – bei richtiger Auslegung – lediglich die Entdeckbarkeit der Zustandsänderung ermöglichen, erkennt man aber, dass sie eigentlich zu den Maßnahmen der hinweisenden Sicherheitstechnik gehören.

Alle Maßnahmen der hinweisenden Sicherheit sollten als Ziel haben, vor einer Gefährdung rechtzeitig und verständlich zu warnen, so dass wirksame Maßnahmen erfolgreich getroffen werden können. Die Wirksamkeit dieser Maßnahmen ist jedoch in hohem Maße abhängig von der Fähigkeit des Anwenders, diese Warnungen richtig zu interpretieren und die richtigen Maßnahmen zu treffen. Eine Bedingung, die insbesondere in Stresssituationen nicht immer ausreichend zuverlässig eingehalten werden kann. Die hinweisende Sicherheitstechnik erhält somit in der Praxis den geringsten Stellenwert bei der Umsetzung der Grundsätze der integrierten Sicherheit, die der Anordnung in dem obigen Risikographen Rechnung trägt.

Annex E: Beispieltabelle für eine Grundlegende initiale Risikoanalyse nach ISO 14971, Abschnitte 4 bis 6

9.5

Tabelle E.1: Grundlegende initiale Risikoanalyse der im/am Produkt vorhandenen potentiellen Schadensquellen nach ISO 14971, Abschnitte 4 bis 6

		Abschnitt 4				Abschnitte 4.4 und 5	Abschnitte 6.1 bis 6.3	Abschnitt 6.4			Abschnitt 6.5		Abschnitt 6.6			
a) Nr.	b) Art der Schadensquelle	c) Quelle im/am Produkt	d) Potentielle Folge für Patienten, Anwender oder Dritte	e) Schadensschwere	f) Auftretenswahrscheinlichkeit	g) Grundrisiko	h) Anzuwendende Risikobeherrschungsmaßnahmen	i) Schadensschwere (nach)	j) Auftretenswahrscheinlichkeit	k) Restrisiko	l) Klin. Bewertung erforderlich?	m) Neue 'Gefährdung'?	n) Verifizierung	o) Hinweis Produktion	p) Hinweis GA	q) Revision RA
	Physikalische Schadensquellen															
1	Elektrischer Strom oder Spannung, Ableitströme															
2	Elektrische Felder einschl. Mikrowellen (≥ 50 Hz)															
3	Magnetische Felder (MRT), z. B. für Implantatträger															
4	Hohe Temperaturen/heiße Oberflächen															
4	Niedrige Temperaturen/ kalte Oberflächen															
6	Mechanische Krafteinwirkung:															
6.1	a) Scheren, Schneiden															
6.2	b) Einfangen, Einklemmen, Einziehen															
6.3	c) Stoß, Einstich															
6.4	d) Reibung, Abrieb															
6.5	e) Torsions-, Scher- und Zugkräfte															

a) Nr.	b) Art der Schadensquelle	c) Quelle im/am Produkt	d) Potentielle Folge für Patienten, Anwender oder Dritte	e) Schadensschwere	f) Auftretenswahrscheinlichkeit	g) Grundrisiko	h) Anzuwendende Risikobeherrschungsmaßnahmen	i) Schadensschwere (nach)	j) Auftretenswahrscheinlichkeit	k) Restrisiko	l) Klin. Bewertung erforderlich?	m) Neue ‚Gefährdung'?	n) Verifizierung	o) Hinweis Produktion	p) Hinweis GA	q) Revision RA
			Abschnitt 4			Abschnitte 4.4 und 5	Abschnitte 6.1 bis 6.3			Abschnitt 6.4		Abschnitt 6.5	Abschnitt 6.6			
6.6	f) Druckkräfte, z. B. Lagerung des Patienten															
6.7	g) Form, z. B. scharfe Kanten und Ecken (z. B. a) oder c))															
7	Nicht ionisierende Strahlung (Laser)															
8	Nicht ionisierende Strahlung (IR bis UV)															
9	Ionisierende Strahlung (Röntgen, α-, β- und γ-Strahlung)															
10	Überdruck (z. B. Hyperbarokammer, Beatmungsgeräte)															
11	Unterdruck/Vakuum (z. B. Narkosegasabsaugung)															
12	Schalldruck (> 70 dB), z. B. Hörschäden															
13	Ultraschallenergie															
Chemische und biologische Schadensquellen																
14	Pathogene Keime															
15	Mit eingeführte Gefahrstoffe (Gase, Stäube und Aerosole)															

Anhänge

a) Nr.	b) Art der Schadensquelle	c) Quelle im/am Produkt	d) Potentielle Folge für Patienten, Anwender oder Dritte	e) Schadensschwere	f) Auftretenswahrscheinlichkeit	g) Grundrisiko	h) Anzuwendende Risikobeherrschungsmaßnahmen	i) Schadensschwere (nach)	j) Auftretenswahrscheinlichkeit	k) Restrisiko	l) Klin. Bewertung erforderlich?	m) Neue ‚Gefährdung'?	n) Verifizierung	o) Hinweis Produktion	p) Hinweis GA	q) Revision RA
		Abschnitt 4				Abschnitte 4.4 und 5	Abschnitte 6.1 bis 6.3	Abschnitt 6.4			Abschnitt 6.5	Abschnitt 6.6				
16	Ätzende Gefahrstoffe, Säure, Laugen usw.															
17	Toxische Stoffe															
18	Stoffe, die Allergenität, Mutagenität, Onkogenität, Teratogenität, Karzinogenität oder Sensitivität verursachen															
19	Pyrogenität, Toxine															
20	Reste von Hilfsstoffen, Konservierungsmittel oder Desinfektionsmittel															
21	Zellen aus menschlichen oder tierischen Gewebepräparationen															
22	Wirkstoffe, z. B. Arznei															
23	Sauerstoff (Unter-/Über-Dosierung)															
24	Andere Gase (z. B. CO_2, Laparoskopie)															
25	Wasser															
26	Andere Flüssigkeiten (Kochsalzlösung usw.)															

Erläuterung zur Anwendung und dem Ausfüllen der Spalten in der Tabelle

b) Art der Schadensquelle

Angabe von Größe, Umfang und Intensität der ‚Gefährdung', z. B. 230 V Netzspannung, 200 bar O_2 in 3-l-Flasche

c) Quelle im/am Produkt

Angabe, wo und wie sich die Quelle im/am Produkt befindet, z. B. Netzteil, Hochdruckteil bis zum Druckminderer

d) Potentielle Folge für Patienten, Anwender oder Dritte

Beschreibung der Art und der Folge des Schadens für den Patienten, Anwender oder Dritte, z. B. Stromschlag, ggf. Herzstillstand. Im Annex D sind einige beispielhafte Schäden am Menschen nach der Einteilung in dem Formblatt HHE Version 3-1 01/12/2007 der FDA aufgeführt.

e) Schadensschwere (vor)

Einschätzung der Schwere der Folge in einem postulierten ‚worst case'-Szenario. Hierzu sollten unternehmens- und produktspezifische Risikokriterien, wie beispielhaft in Annex D aufgeführt, verwendet werden.

f) Auftretenswahrscheinlichkeit

Einschätzung der Wahrscheinlichkeit, dass diese Folge in einem postulierten ‚worst case'-Szenario auftritt. Hierzu sollten unternehmens- bzw. produktspezifische Risikokriterien, wie beispielhaft in Annex D aufgeführt, verwendet werden.

g) Grundrisiko

Eingeschätztes Risiko ohne Berücksichtigung der Wirkung etwaiger Risikobeherrschungsmaßnahmen (begründet die Entscheidung über die Anwendung weiterer Risikobeherrschungsmaßnahmen). Hierzu sind die im Rahmen der Risikopolitik festgelegten Kriterien zu verwenden. Empfohlen wird hier die Anwendung einer auf die FDA-Einteilung basierenden Risikomatrix. Siehe hierzu auch Annex D, Abb. D.2.

	Probability of occurrence of harm Spalte f)		
Severity of harm **Spalte e)**	Not likely (P0)	Remote probability (P1)	Reasonable probability (P2)
Serious adverse health consequence (S3)	A	A	A
Temporary or medically, reversible health consequence (S2)	B	A	A
Temporary or medically, reversible health effect (S1)	B	B	A
Insignificant health effect (S0)	C	B	B

A = Unter keinen Bedingungen vertretbares Risiko, weitere Maßnahmen sind erforderlich

B = Wenn die Anwendung weiterer Risikobeherrschungsmaßnahmen nicht zielführend sind, bedingt vertretbar

C = Vertretbar, weil das Risiko im Bereich des alltäglichen Lebensrisikos liegt

Abbildung E.1: Einfache Risikomatrix zur Bewertung des ‚Worst-case'-Risikos.

h) Anzuwendende Risikobeherrschungsmaßnahmen

Festlegung der angemessensten Risikobeherrschungsmaßnahmen, um das Grundrisiko zu eliminieren oder so weit wie erforderlich zu reduzieren. Siehe hierzu die Kommentare zum Kapitel 4, Abschnitt 6.

i) Schadensschwere (nach)

Wie in Spalte e), aber unter Berücksichtigung der Wirkung der eingeführten Risikobeherrschungsmaßnahmen auf die Schadensschwere der Folge (Anmerkung: wenn die Schadensquelle nicht durch eine andere Technik ersetzt oder konstruktiv ganz eliminiert wurde, kann die Bewertung der Schadensschwere der Folge nicht herabgesetzt werden.)

j) Auftretenswahrscheinlichkeit

Wie in Spalte f), aber unter Berücksichtigung der Wirkung der eingeführten Risikobeherrschungsmaßnahmen auf die Auftretenswahrscheinlichkeit Schadensschwere der Folge

k) Restrisiko

Wie in Spalte g), aber unter Berücksichtigung der Wirkung der eingeführten Risikobeherrschungsmaßnahmen auf den Schweregrad und die Auftretenswahrscheinlichkeit

l) Klinische Bewertung erforderlich?

Ankreuzen, wenn das Restrisiko als ‚bedingt vertretbar' bewertet wurde (als Sortierkriterium zum einfachen Wiederauffinden)

m) Neue ‚Gefährdung'?

Einschätzung mit Verweis auf vorhandene oder neue Zeile in der Tabelle, ob durch die angewendete Risikobeherrschungsmaßnahme(n) eine bisher nicht behandelte Schadensquelle erzeugt wurde.

n) Verifizierung

Festlegung einer Prüfmaßnahme bzw. Verweis auf ein Protokoll, womit nachgewiesen wird, dass die Risikobeherrschungsmaßnahme umgesetzt und wirksam wird/ist

o) Hinweis Produktion

Ankreuzen, wenn durch die eingeführte Risikobeherrschungsmaßnahme ggf. auch eine Prozess-FMEA erforderlich wird (als Sortierkriterium zum einfachen Wiederauffinden)

p) Hinweis GA

Ankreuzen, wenn ein Warnhinweis oder eine Information auf ein Restrisiko in den Gebrauchsinformationen/Begleitpapieren mit aufgenommen werden muss (als Sortierkriterium zum einfachen Wiederauffinden)

q) Revision RA

Angabe der Revisionsnummer für die Zeile (als Sortierkriterium zum einfachen Wiederauffinden der Historie bei einer Revision/ späteren Ergänzung der Analyse)

x) Wahlweise kann ggf. auch noch eine Spalte Variante/Typ eingefügt werden, sofern eine Risikoanalyse verschiedene Produktvarianten abdecken soll (als Sortierkriterium zum einfachen Wiederauffinden, was für welche Variante Gültigkeit besitzt).

Annex F: Beispiel Formblatt für die Risikoanalyse von typischen Gefährdungssituationen durch indirekte Schadensquellen
9.6

Tabelle F.1: Indirekte auf das Medizinprodukt einwirkende potentielle Schadensquellen durch die Umwelt, die ggf. bestimmungsgemäß vorhanden sein können.

a) Nr.	b) Art der Schadensquelle	c) Von woher in der Umgebung?	d) Mögliche Einwirkung auf das Produkt und Folge für die Funktionen	e) Schweregrad	f) Auftretenswahrscheinlichkeit	g) Rechtzeitig erkennbar?	h) Grundrisiko	i) Anzuwendende Risikobeherrschungsmaßnahmen	j) Auftretenswahrscheinlichkeit (nach)	k) Erkennbarkeit (nach)	l) Restrisiko	m) Klinische Bewertung erforderlich?	n) Neue „Gefährdung"?	o) Verifizierung	p) Hinweis GA	q) Revision RA
1	Elektrostatische Aufladung/Entladung															
2	Leitungsgebundene Spannungstransienten															
3	Elektromagnetische Störfelder einschl. MRI															
4	UV-Strahlung (OP, Sonne)															
5	Übermäßige Krafteinwirkung (Schlag, Fall aus der Höhe usw.)															
	Lagerung (L), Transport (T) oder Betrieb (B) außerhalb vorgeschriebenen Einsatzbedingungen															
6	a) Temperatur															
7	b) Luftdruck															
8	c) Luftfeuchte															
9	d) Vibration															
10	e) Temperaturwechsel															
11	Korrosion/Werkstoffabbau durch Säuren, Laugen, Lösungsmittel usw.															
12	Sauerstoff oder brennbare Gase in der Umgebung															

a) Nr.	b) Art der Schadensquelle	c) Von woher in der Umgebung?	d) Mögliche Einwirkung auf das Produkt und Folge für die Funktionen	e) Schweregrad	f) Auftretenswahrscheinlichkeit	g) Rechtzeitig erkennbar?	h) Grundrisiko	i) Anzuwendende Risikobeherrschungsmaßnahmen	j) Auftretenswahrscheinlichkeit (nach)	k) Erkennbarkeit (nach)	l) Restrisiko	m) Klinische Bewertung erforderlich?	n) Neue ‚Gefährdung'?	o) Verifizierung	p) Hinweis GA	q) Revision RA
13	Eindringen von Insekten, Einwirkung durch Haustieren usw.															
14	Einwirkung durch Bakterien, Pilze usw.															
15	Einwirkung durch Sterilisationsverfahren															
16	Einwirkung durch Desinfektion und Reinigung															
17	Fehlerhafte Versorgungssysteme für Strom, Gase und Wasser															
18	Unverträglichkeit mit anderen Geräten, zur Verwendung mit denen das Gerät vorgesehen ist.															
19	Über-/Unterdruck im Produkt															

Erläuterung zur Anwendung und zum Ausfüllen der Spalten in der Tabelle:

c) Wo befindet sich die Schadensquelle im Verhältnis zum Produkt? Extreme Umwelteinflüsse sind z. B. eher während des Transports oder der Lagerung des Produkts zu berücksichtigen, weniger während der Anwendung. Eine Reanimation in arktischer Umgebung bei −30 °C ist so oder so wenig erfolgversprechend. Andere Schadensquellen wirken direkt im Produkt, z. B. leitungsgebundene Transienten bei einem Blitzeinschlag.

Einige dieser Schadensquellen wirken auch direkt auf die Anwender/Benutzer des Produkts. Diese Fälle werden jedoch sinnvollerweise erst mit der Risikoanalyse der Gebrauchstauglichkeit behandelt.

d) Die mögliche Einwirkung auf das Produkt kann sehr vielfältig sein und es ist müßig, hier alle denkbaren Möglichkeiten aufzulisten, denn ein Anspruch auf Vollständigkeit ist nur bei einigen wenigen Kombinationen von Schadensquellen mit Produkten möglich. Es ist ausreichend, hier einige aus der Empirie bekannte Einwirkungen zu nennen, z. B. Gehäusedeformation, Korrosion, oder direkt einige typische Fehlfunktionen bzw. Funktionsfehler aufzuführen. Z. B. kann eine der für die Erfüllung der Zweckbestimmung notwendigen Funktionen nicht erfüllt werden oder eine Schutzfunktion, z. B. die einer Schutzabdeckung, versagen.

e) Da die sekundäre Schadensquelle lediglich die in der initialen Risikoanalyse in Annex E bereits analysierten ‚Gefährdungen' aktiviert, sollten die Folgen mit ihren Bewertungen der Schweregrade entsprechend den Erkenntnissen in Spalte d) übertragen werden.

In den Fällen, wo ein Hersteller sich aus markttechnischen Gründen entschließt, ein bereits im Markt vorhandenes (Wettbewerbs-)Produkt selbst herzustellen, hat er meistens keinen belastbaren Zugang zu den entsprechenden initialen Risikoanalysen. In diesem Fall ist es erforderlich, dass der Hersteller die Gefährdungsanalyse der Abschnitte 4 bis 6 in DIN EN ISO 14971 retrospektiv nachholt, um einen reproduzierbaren Ausgangspunkt für die weiteren Risikoanalysen zu erhalten. Dies ist in der Norm, Abschnitt 3.5 Risikomanagementakte, bereits ausdrücklich gefordert und in der Anmerkung 1 zum Abschnitt 4.1 Prozess der Risikoanalyse erläutert.

f) Die Auftretenswahrscheinlichkeit für diese Folge im ‚worst case-Szenario' ist einzuschätzen. Sie setzt sich aus zwei Wahrscheinlichkeiten zusammen. Die eine ist die Auftretenswahrscheinlichkeit der ‚Gefährdungssituation' und die andere ist, dass die ‚Gefährdungssituation' sich zu einem Personenschaden weiterentwickelt. In einem Krankenhaus sind leitungsgebundene Transienten weniger häufig als in einer häuslichen Umgebung, dagegen z. B. der Einfluss von Magnetfeldern, insbesondere durch Magnetresonanztomographie eher zu erwarten.

g) Die Einwirkung einer indirekten Schadensquelle auf das Produkt führt zuerst zu einer ‚Gefährdungssituation'. Bei der Risikoanalyse von ‚Gefährdungssituationen' stellt die einfache Eintragung von einer Wahrscheinlichkeit gegen eine Folge in einer Matrix nicht mehr den Stand der Technik dar. ISO 13849-1 und IEC 61508 verwenden hierfür Risikographen, mit denen mehrere Risikofaktoren eingeschätzt werden müssen, insbesondere der Faktor rechtzeitige Erkennbarkeit einer ‚Gefährdungssituation'/‚detectability' (um Maßnahmen zur rechtzeitigen Abwendung ergreifen zu können).

In dem Punkt ähnelt der Risikograph den Kriterien der klassischen FMEA, er unterscheidet sich jedoch hiervon in einem wesentlichen Punkt: Mit Hilfe eines Risikographen können die Risikofaktoren hierarchisch priorisiert werden und das Analyseverfahren wird kompatibel mit der hierarchischen Priorisierung der Risikobeherrschungsmaßnahmen in den Grundlegenden Anforderungen 2 der Richtlinien über Medizinprodukte bzw. Maschinen, siehe hierzu auch Annex D, Anmerkung zur Abb. D.5.

Mit der Einschätzung der rechtzeitigen Erkennbarkeit einer ‚Gefährdungssituation' wird die Wahrscheinlichkeit, dass die ‚Gefährdungssituation' sich zu einem Personenschaden weiterentwickelt, berücksichtigt.

h) Für die Zwecke der Medizintechnik erscheint der mit den Begriffen aus der 21 CFR abgestimmte Risikograph im Annex D, Abb. D.5 als die einfachste Variante.

Severity of harm Spalte e)	Detectability Spalte g)	Probability of occurrence of a hazardous situation Spalte f)		
		Not likely (P0)	Remote probability (P1)	Reasonable probability (P2)
Serious adverse health consequence (S3)	Hardly possible (D1)	A	A	A
	Clearly possible (D0)	B	A	A
Temporary or medically, reversible health consequence (S2)	Hardly possible (D1)	B	A	A
	Clearly possible (D0)	B	B	A
Temporary or medically, reversible health effect (S1)	Hardly possible (D1)	B	B	A
	Clearly possible (D0)	C	B	B
Insignificant health effect (S0)	Hardly possible (D1)	C	B	B
	Clearly possible (D0)	C	C	B

A = Unter keinen Bedingungen vertretbares Risiko, weitere Maßnahmen sind erforderlich
B = Wenn die Anwendung weiterer Risikobeherrschungsmaßnahmen nicht zielführend sind, bedingt vertretbar
C = Vertretbar, weil das Risiko im Bereich des alltäglichen Lebensrisikos liegt

Abbildung F.1: Einfacher Risikograph zur FDA- bzw. richtlinienkonformen Umsetzung

i) Sofern die Schadensquelle zutrifft, d. h. vorhanden ist, kann sie kaum eliminiert werden. Damit ist die durch eine Fehlfunktion oder Funktionsfehler entstehende potentielle Folge für den Patienten auch nach Einführung von Risikobeherrschungsmaßnahmen gleichbleibend, siehe Spalte f). Damit richtet sich die Auswahl der Risikobeherrschungsmaßnahmen auf solche, die die Auftretenswahrscheinlichkeit der ‚Gefährdungssituation' mindern und/oder ihre rechtzeitige Erkennbarkeit erhöhen. Typische Maßnahmen sind die Angabe der Grenzen für die zulässigen Umwelteinflüsse, Einführung von Überspannungsschutz und Stromausfallalarme, ggf. gekoppelt mit automatischer Umschaltung auf Reserveakkuversorgung (wo der Ladezustand dieser Akkus auch überwacht werden sollte) und Warnhinweisen in der Gebrauchsanweisung, siehe Spalte p). Da die Erkennbarkeit meistens eine folgerichtige Reaktion des Benutzers impliziert, ist absehbar, dass eine 100%-ige Sicherheit gegen die Folgen dieser Art Schadensquellen kaum erreichbar ist (worauf bereits an anderer Stelle hingewiesen wurde).

j), k) und l) werden analog der Schritte in den Spalten f), g) und h) durchgeführt, jedoch unter der Annahme, dass die Risikobeherrschungsmaßnahmen bestimmungsgemäß funktionieren. Der Schweregrad kann in den meisten Fällen nicht gemindert werden, da die primären Schadensquellen von den Risikobeherrschungsmaßnahmen unbetroffen bleiben.

m) Bei vielen dieser Schadensquellen wird ein Hersteller das Restrisiko auch nach Einführung aller erdenklichen Risikobeherrschungsmaßnahmen nicht in den Bereich des alltäglichen Lebensrisikos mindern können. Dadurch wird eine Aufnahme dieser Restrisiken in die Klinische Bewertung (oder Risiko-Nutzen-Abwägung) formal erforderlich. Da sie alle jedoch entweder zum allgemein anerkannten Stand der Technik oder *lege artis* gehören, sollte es mit der Angabe, dass sie bei der Beurteilung der ‚Gesamtrestrisiken' mit berücksichtigt wurden, genügen. (Das Ankreuzen dient als Sortierkriterium zum einfachen Wiederauffinden.)

n) Da der Benutzer/Anwender des Produkts häufig direkt als ein Glied in der Kette der Risikobeherrschungsmaßnahmen eingebunden ist, ist der Hinweis auf eine entsprechende Risikoanalyse der Gebrauchstauglichkeit der Risikobeherrschungsmaßnahmen erforderlich.

Hier sollten die erforderlichen Verifizierungen geplant und eingetragen werden, z. B. Gebrauchstauglichkeitsanalysen, Funktionstests, weitere Risikoanalysen wie FMEA usw. (Die Eintragung dient u. a. als Sortierkriterium zum einfachen Wiederauffinden.)

p) Wegen der entscheidenden Rolle der Benutzer/Anwender ist ein besonderes Augenmerk auf die entsprechenden Hinweise in der Gebrauchsanweisung zu legen. Das trifft insbesondere für Produkte zu, die von Laien angewendet und bedient werden sollen. (Das Ankreuzen dient als Sortierkriterium zum einfachen Wiederauffinden.)

Annex G: Beispiel Formblatt für die Durchführung einer Prozessrisikoanalyse 9.7

Prozess: ...

a) Nr.	b) Prozessschritt	c) Art des Fehlers	d) Mögliche Ursache(n) für den Fehler	e) Beschreibung der Folge des Fehlers	f) Schweregrad der Folge	g) Auftretenswahrscheinlichkeit der Folge	h) Fehler rechtzeitig erkennbar?	i) Grundrisiko	j) Anzuwendende Risikobeherrschungsmaßnahmen	k) Auftretenswahrscheinlichkeit (nach)	l) Erkennbarkeit (nach)	m) Restrisiko	n) Neue ‚Gefährdung'?	o) Erforderliche Merkmalsverifizierung oder Prozessvalidierung	p) Revision Nr.
1															
2															
3															
4															
5															
...															

Erläuterung zur Anwendung und Ausfüllen der Spalten in der Tabelle:

b) Die Durchführung einer Prozess-FMEA bzw. HAZOP ist ein für eine Prozessvalidierung empfehlenswerter erster Schritt und in vielen Fällen sogar notwendige Voraussetzung dafür. Ein Prozess wandelt laut Definition einen Input in einen Output um, d. h. eine Eingabe in eine Ausgabe. In diesem Zusammenhang kann eine Eingabe gegenständlich sein, z. B. „⌀ 10 mm Stangenmaterial CuZn30" mit der entsprechenden Ausgabe „Schraube 2M13267", oder eine Handlungsabsicht (!) sein, z. B. „Teil A mit Teil B mit ARALDIT® AW 106/HV 953 U zusammenkleben" mit der Ausgabe „Teil C fertig" oder eine Merkmalsverifizierung.

Ein Prozess setzt sich üblicherweise aus mehreren Prozessschritten zusammen. Diese werden chronologisch in Spalte b) aufgelistet.

c) Die Ausführung eines Prozessschrittes hat grundsätzlich verschiedene Fehlermöglichkeiten, die mit folgenden Fragen geprüft werden: „zu früh?" (c1); „zu spät?" (c2); „zu viel?" (c3);

„zu wenig?" (c4); „fällt ganz aus?/wurde nicht ausgeführt" (c5), „zeitgleich mit anderem Prozessschritt?" (c6) oder „falscher Prozessschritt findet statt?" (c7). Die Antworten auf diese sieben Fragen bestimmen zuerst, welche Auswirkungen, z. B. Merkmalsfehler, auf die Komponente/das Produkt entstehen können. Da ein Prozessschritt mehr als eine Fehlermöglichkeit haben kann, sollten diese eingetragen werden und in eigenen Zeilen, getrennt voneinander, weiter analysiert werden. Außerdem unterscheiden sich die Ursachen und damit die ‚angemessensten' Risikobeherrschungsmaßnahmen voneinander.

d) Die Ursachen für die festgestellte Fehlermöglichkeit liegen entweder in der Umgebung, der gewählten Methode, im Material, in der Fähigkeit der Maschine oder in der Mitarbeitereignung und weisen darauf hin, ob der Fehler systematischer Natur oder eher zufallsbedingt ist, was eine gewisse Bedeutung für die Einschätzung der Auftretenswahrscheinlichkeit hat.

e) Der entstandene Merkmalsfehler (bzw. Fehler in der Rezeptur) sollte grundsätzlich mit einer vorangegangenen Konstruktions-/Design-FMEA hinsichtlich seiner Kritikalität bewertet gewesen sein. Aus Sicht der ISO 14971 sind hierfür die Risiken für Patienten und Anwender des Produkts ausschlaggebend, die bis zum Einbau im Produkt unentdeckt bleiben und eine Auswirkung auf eine ‚Zweckfunktion' oder eine ‚Schutzfunktion' (siehe Annex H) haben können. Häufig finden sich hier in den Vorgabedokumenten, wie z. B. Zeichnungen, Vermerke, die die Kritikalität des Merkmals kennzeichnen, z. B. „kritisches Merkmal", „Hauptmerkmal", „A-Merkmal' usw., die sich aus Erfahrung oder bereits durchgeführter Konstruktions-/Design-FMEA ergeben. In dieser Spalte kann man dann dieses Ergebnis oder die Zahl der klassischen FMEA-Bewertung (1 bis 10) als Ergänzung zu der Folgebeschreibung eintragen.

In der Praxis umfasst die Prozessrisikoanalyse oft auch andere Prozessrisiken, die unter Umständen, z. B. für Folgen des Arbeitsschutzes, des Umwelt- und Objektschutzes, wesentlich wichtiger und kostspieliger sein können:

- Kosten/Aufwand für den Ausschuss oder die Nacharbeit bei rechtzeitiger Entdeckung des Fehlers vor der Auslieferung,
- Kosten für Schäden an Gebäuden/Maschinen der Fertigung,
- Schäden der Beschäftigten bei Unfällen in der Fertigung und
- Umweltschäden durch Abfallprodukte oder Betriebsunfälle.

Diese werden aber hier nicht weiter behandelt.

f) Damit die Durchgängigkeit und Rückverfolgbarkeit der Einschätzungen des Schweregrades erhalten bleiben, müssen die Folgen in Spalte e) in den früheren bekannten Wertebereichen für den Schweregrad des Schadens am Patienten oder Anwender übertragen werden.

g) Die Einschätzung der Auftretenswahrscheinlichkeit der Folge für den Patienten oder Anwender setzt sich aus mehreren Wahrscheinlichkeiten zusammen. Die erste ist die Auftretenswahrscheinlichkeit, dass der Prozessfehler in den Merkmalsfehler mündet, gefolgt von der Wahrscheinlichkeit, dass dieser Merkmalsfehler unentdeckt bleibt. Dieser Merkmalsfehler muss nicht sofort zu einem Schaden für den Patienten führen. Ggf. ist hierfür eine besondere Situation oder andere Bedingung erforderlich, oder der Merkmalsfehler manifestiert sich so langsam, dass er rechtzeitig entdeckt wird.

Bestimmungsgemäß werden alle diese Wahrscheinlichkeiten mit Ausnahme der rechtzeitigen Entdeckbarkeit des Merkmalsfehlers vor Auslieferung in dem ‚worst case'-Szenario gleich eins gesetzt, d. h. ‚Reasonable probability (P2)' im Risikographen zur Bewertung weiter unten im Text.

h) Bei der rechtzeitigen Entdeckbarkeit bzw. Erkennbarkeit des Merkmalsfehlers vor Auslieferung gibt es eine Besonderheit zu berücksichtigen. Einige Merkmalsfehler sind so gravierend, dass sie den betrachteten Prozess oder Folgeprozesse zwangsläufig unterbrechen, z. B. bei einer Schraube wird das Gewinde nicht oder statt M3 mit M5 geschnitten. Solche Merkmalsfehler werden zwangsläufig erkannt (in dem Risikographen mit ‚evident (DX)'), und der Prozess wird unterbrochen, um die Ursache für diesen Fehler zu finden und abzustellen. Eine Weiterführung der Prozessrisikoanalyse an dieser Stelle ist dann aus Sicht der Patientensicherheit nicht notwendig (dagegen aus anderen finanziellen Gründen). Es entsteht damit keine ‚Gefährdungssituation' für den Patienten oder den Anwender. Dagegen könnte der falsche Werkstoff für die Schraube gefährlich werden und durch eine nachfolgende Oberflächenbehandlung quasi unentdeckbar gemacht werden.

i) Bei der Risikoanalyse von Prozessfehlern stellt die einfache Eintragung von einer Wahrscheinlichkeit gegen eine Folge in einer Matrix nicht mehr den Stand der Technik dar. ISO 13849-1 und IEC 61508 verwenden hierfür Risikographen, mit denen mehrere Risikofaktoren eingeschätzt werden müssen, insbesondere der Faktor rechtzeitige Entdeckbarkeit bzw. Erkennbarkeit eines Merkmalsfehlers (‚detectability'). In dem Punkt ähnelt der Risikograph der klassischen FMEA, unterscheidet sich jedoch hiervon in einem wesentlichen Punkt. Mit Hilfe des Risikographen können die Risikofaktoren hierarchisch priorisiert werden und werden demnach mit der hierarchischen Priorisierung der Risikobeherrschungsmaßnahmen in den Grundlegenden Anforderungen 2 der Richtlinien über Medizinprodukte und Maschinen kompatibel.

Für die Zwecke der Medizintechnik erscheint der mit den Begriffen aus der 21 CFR abgestimmte Risikograph in Abb. G.1 als die einfachste Variante.

Severity of harm Spalte f)	Detectability Spalte h)		Probability of occurrence of a process error – Spalte g)		
			Not likely (P0)	Remote probability (P1)	Reasonable probability (P2)
Serious adverse health consequence (S3)	Hardly possible	(D1)	A	A	A
	Possible	(D0)	B	A	A
	Evident	(DX)	D	D	D
Temporary or medically, reversible health consequence (S2)	Hardly possible	(D1)	B	A	A
	Possible	(D0)	B	B	A
	Evident	(DX)	D	D	D
Temporary or medically, reversible health effect (S1)	Hardly possible	(D1)	B	B	A
	Possible	(D0)	C	B	B
	Evident	(DX)	D	D	D
Insignificant health effect (S0)	Hardly possible	(D1)	C	B	B
	Possible	(D0)	C	C	B
	Evident	(DX)	D	D	D

A = Unter keinen Bedingungen vertretbares Risiko, weitere Maßnahmen sind erforderlich
B = Wenn die Anwendung weiterer Risikobeherrschungsmaßnahmen nicht zielführend sind, bedingt vertretbar
C = Vertretbar, weil das Risiko im Bereich des alltäglichen Lebensrisikos liegt
D = Kein Personenrisiko mit dem Prozessschritt verbunden

Abbildung G.1: Einfacher Risikograph zur FDA- bzw. richtlinienkonformen Umsetzung.

j) Zur Anwendung würden überwiegend Risikobeherrschungsmaßnahmen der indirekten Sicherheit kommen, um die in Spalte d) festgestellten Ursachen zu beseitigen oder zu kompensieren. Jedoch sollten sich die Hersteller über eine in dem aktuellen Entwurf zur Europäischen Medizinprodukteverordnung [3] vorgeschlagene Änderung einige Gedanken machen. Aktuell steht z. B. in der Richtlinie 93/42/EWG über Medizinprodukte im Anhang I Grundlegende Anforderung 2:

> *"The solutions adopted by the manufacturer for the design and **construction** of the devices must conform to safety principles, taking account of the generally acknowledged state of the art. ..."*

Für die neue Verordnung wurde Folgendes vorgeschlagen:

> *"The solutions adopted by the manufacturer for the design and **manufacture** of the devices shall conform to safety principles, taking account of the generally acknowledged state of the art. ..."*

Da ‚construction' durch ‚manufacture' ersetzt werden soll, müssten dann folgerichtig die aufgeführten ‚safety principles' auch für die Phase der Herstellung angewendet werden. Diese Änderung wäre, wenn damit die Belange des Arbeitsschutzes gemeint sind, sinnvoll, aber ob das so gemeint ist oder ob die Notified Bodies dies so sehen – wer weiß?

k), l) und m) werden analog der Schritte in den Spalten g), h) und i) durchgeführt, jedoch unter der Annahme, dass die Risikobeherrschungsmaßnahmen bestimmungsgemäß funktionieren. Der Schweregrad wird in den meisten Fällen nicht gemindert, da nur Risikobeherrschungsmaßnahmen der indirekten bzw. hinweisenden Sicherheitstechnik zur Anwendung kommen. Diese bringen die Eintrittswahrscheinlichkeit meistens – vor allem aus Kostengründen – auf den niedrigsten Wert P0 und die Entdeckbarkeit auf S0. Dabei werden bewusst die Risikofaktoren in der Anwendung ausgeklammert.

Die Risikobeherrschungsmaßnahmen, wie auch die Prozessschritte, haben keinen direkten Bezug zu der Zweckbestimmung des Produkts und damit zu dem Nutzen für den Patienten. Daher braucht die klinische Bewertung hier nicht berücksichtigt zu werden.

n) Die Implementierung von neuen Risikobeherrschungsmaßnahmen in der Spalte j) führt in vielen Fällen zu neuen Prozessschritten oder Anwendung von neuen Fertigungshilfsstoffen. Die Spalte b) muss dann mit den neuen Prozessschritten ergänzt werden.

Die neuen Fertigungshilfsstoffe können neue Schadensquellen einbringen, die nachfolgend mit der Risikoanalyse über ‚Gefährdungen' (siehe Annex E) bewertet werden müssen. Entsprechend ist hier einen Verweis einzufügen.

o) Hier sollten die geplanten erforderlichen Verifizierungen des Merkmals dargelegt, bzw. auf einen (soweit erforderlich und zweckmäßig) Prozessfähigkeitsnachweis (Prozessvalidierung) verwiesen werden.

Ergänzender Hinweis:

Wenn für die Auftretenswahrscheinlichkeiten quantitative Zahlen zugrunde gelegt werden, dann ist die Prozessvalidierung dementsprechend zu planen, damit der Nachweis der Einhaltung gegeben ist. Siehe hierzu Kapitel 5.

Annex H: Beispiel Formblatt für die Durchführung einer Funktionsrisikoanalyse/System-FMEA 9.8

Produkt: ...

a) Nr.	b) Funktion	c) Beschreibung des Fehlerzustands	d) Mögliche Ursache(n) für den Fehler	e) Beschreibung der Folge für den Patienten durch den Fehler	f) Schweregrad Folge	g) Auftretenswahrscheinlichkeit der Folge	h) Ist der Fehler rechtzeitig erkennbar?	i) Grundrisiko	j) Anzuwendende Risikobeherrschungsmaßnahmen	k) Auftretenswahrscheinlichkeit (nach)	l) Erkennbarkeit (nach)	m) Restrisiko	n) Klinische Bewertung erforderlich?	o) Neue Funktion?	p) Verifizierung	q) Hinweis GA	r) Revision Nr.
1																	
2																	
3																	
4																	
5																	
...																	

Erläuterung zur Anwendung und zum Ausfüllen der Spalten in der Tabelle:

b) Die zu untersuchenden Funktionen ergeben sich zuerst als Antwort auf die Frage: „Welche sind die für die Erfüllung der Zweckbestimmung des Produkts erforderlichen bzw. gewünschten Funktionen?" Bei einem EKG-Überwachungsmonitor kann die Antwort z. B. sein: Echtzeitanzeige des EKG; opto-akustischer Alarm bei zu hohen Herzfrequenzen, opto-akustischer Alarm bei zu niedrigen Herzfrequenzen. Bei einem Holzmundspatel ist die Funktion entsprechend einfach: Zunge herunterdrücken.

Diese Funktionen richten sich hauptsächlich nach der Zweckbestimmung des Produkts, d. h. sind den Definitionen von Medizinprodukt bzw. In-vitro-Diagnostikum zuzuordnen, daher hier kurz ‚Zweckfunktionen' genannt.

Es gibt auch weitere Funktionen, die der Produktsicherheit zuzuordnen sind. Diese werden mit der Frage: „Welche sind die bestimmungsgemäßen Aufgaben und Wirkweisen der Risikobeherrschungsmaßnahmen im Produkt?" bestimmt. Ein einfaches Beispiel hier wäre: Opto-akustischer Alarm bei Stromausfall. Diese Funktionen dienen also dem Schutz der Patienten und/oder Anwender und werden daher hier ‚Schutzfunktionen' genannt.

In Zusammenhang mit der Umsetzung der Empfehlung der EU-Kommission zur Durchführung von unangekündigten Audits [2] erlangt die Funktionsrisikoanalyse eine besondere Stellung.

Im Anhang II Ziff. 2 der Empfehlung steht:

> *Die Bewertung des Qualitätssicherungssystems sollte auch Audits in den Betriebsräumen des Herstellers und — falls dies zur Gewährleistung einer wirksamen Kontrolle ebenfalls erforderlich ist — seiner Unterauftragnehmer von entscheidender Bedeutung oder seiner wichtigen Lieferanten umfassen.* **Die benannten Stellen sollten einen risikobasierten Ansatz entwickeln,** *um solche Unterauftragnehmer und Lieferanten zu ermitteln und diesen Entscheidungsprozess klar dokumentieren.*

Und im Weiteren:

> *Bei den Unterauftragnehmern von entscheidender Bedeutung oder den wichtigen Lieferanten kann es sich um Lieferanten von Lieferanten oder noch weiter entfernte Glieder der Lieferkette handeln. Die benannten Stellen sollten keine Abkommen mit Herstellern schließen, sofern sie keinen Zugang zu allen Unterauftragnehmern von entscheidender Bedeutung und allen wichtigen Lieferanten und damit zu allen Standorten, an denen die Produkte oder ihre* **wesentlichen Komponenten** *produziert werden, erhalten, unabhängig von der Länge der vertraglichen Kette zwischen dem Hersteller und dem Unterauftragnehmer oder Lieferanten.*

Aus den weiteren Inhalten geht hervor, dass die Lieferanten von ‚wesentlichen Komponenten' die sogenannten ‚wichtigen Lieferanten' sind. Diese sind der Empfehlung folgend mit einem ‚risikobasierten Ansatz' zu ermitteln. Für diesen Ansatz bietet sich der in der DIN EN 60601-1 eingeführte Begriff ‚wesentliches Funktionsmerkmal' an. In der Fassung von 2005 stand in der Anmerkung zur Definition:

> *WESENTLICHE LEISTUNGSMERKMALE sind am einfachsten zu verstehen, indem man überlegt, ob deren Nichtvorhandensein oder Verschlechterung zu einem unvertretbaren RISIKO führen würde.*

(In der neueren Fassung von 2012 ist die o. a. Anmerkung in der Definition integriert.) Dieser Ansatz ermöglicht damit das Auffinden von ‚wesentlichen Komponenten' durch die Risikoanalyse der ‚Zweckfunktionen' und ‚Schutzfunktionen' und soweit möglich, diese Komponenten durch weitere Maßnahmen abzugrenzen und Risikobeherrschungsmaßnahmen zu entschärfen. Aus den englischen Fassungen der Empfehlung und Normen ist dieser Ansatz leider nicht so leicht abzuleiten.

In der o. a. Anmerkung wird der Fehlerzustand im Endeffekt als gegeben angenommen, d. h. die Auftretenswahrscheinlichkeit ist 100 % und das Risiko reduziert sich dadurch auf die Einschätzung und Bewertung der entsprechenden Folge (wie übrigens bei der Risikoanalyse von Software). Sind die Folgen aber meldepflichtig, handelt es sich grundsätzlich um eine wesentliche Funktion bzw. eine wesentliche Komponente. Dem Hersteller ist aber freigestellt, ein niedrigeres Risikokriterium in seiner Risikopolitik oder mit der Benannten Stelle festzulegen.

Auch kann mit diesem Ansatz zwischen ‚kritischen Komponenten' und ‚wesentlichen Komponenten' klar unterschieden werden, da durch ISO/TS 16949:2002 eine umfassende Begriffsbestimmung von entscheidender Hilfe eingeführt ist:

3.1.2 Besondere Merkmale

Produktmerkmale oder Produktionsprozessparameter, die Auswirkungen auf die Sicherheit oder Einhaltung behördlicher Vorschriften, die Passform, die Funktion, die Leistung oder die weitere Verarbeitung des Produktes haben können.

In Anlehnung hierzu, sind ‚kritische Komponenten' bzw. ‚kritische Merkmale' solche, die ‚Auswirkungen ... auf die weitere Verarbeitung des Produktes haben können' und nicht zu unvertretbaren Risiken für Patienten, Anwender oder Dritte führen können.

Es ist sinnvoll, diese Funktionen abstrakt zu definieren, d. h. ohne Bezug zu der angewendeten Technologie. Ob die Funktion über Software gesteuert wird oder analog ist, ist in dieser Entwicklungsphase/diesem Zustand der Risikoanalyse noch offen.

c) Eine Funktion hat grundsätzlich verschiedene Fehlermöglichkeiten, deren zugehörige Fehlzustände (‚Fehler') mit folgenden Fragen gefunden werden können: „zu früh?"; „zu spät?"; „zu viel?"; „zu wenig?"; „fällt ganz aus?" oder „findet eine andere Funktion statt?". Die Antworten auf diese Fragen sind entweder „Fehler kann zutreffen" oder „Fehler kann nicht zutreffen". Bei dem Beispiel mit dem Stromausfallalarm sind z. B. alle außer der letzte denkbar. Ist eine Fehlermöglichkeit festgestellt, hat man damit auch eine Gefährdungssituation identifiziert! Jedoch unterscheidet sich die Vorgehensweise von der in Annex F geringfügig.

Da mehrere Fehlzustände auftreten können, sollten diese in eigenen Zeilen getrennt von einander weiter analysiert werden.

d) Die primäre Ursache von dem festgestellten Fehlzustand ist bei einem Funktionsfehler ein Ausfall oder ein Defekt einer Komponente, die für die Ausführung der Funktion verantwortlich ist, z. B. „LED für die optische Alarmgebung defekt". Dieser Zwischenschritt ist insofern zweckmäßig, da er die Einschätzung der Auftretenswahrscheinlichkeit und Erkennbarkeit dieser Fehlermöglichkeit in den Spalten g) und h) erleichtert. Bei einer Fehlfunktion ist die Ursache meistens auf Benutzungsfehler zurückzuführen.

e) Die Folge für den Patienten ist bei einigen Funktionsfehlern unter Umständen schwer bestimmbar, da sie zu Therapie- bzw. Behandlungsfehler des Patienten mit ungewissem Ausgang führen kann.

f) Die Einschätzung des Schweregrades ist analog der der Risikoanalyse von ‚Gefährdungssituationen' in Annex F vorzunehmen.

g) Die Einschätzung der Auftretenswahrscheinlichkeit der Folge ist zum Teil sehr schwierig. Sie setzt sich aus zwei Wahrscheinlichkeiten zusammen. Die eine ist die Auftretenswahrscheinlichkeit der ‚Gefährdungssituation' und die andere ist, dass die ‚Gefährdungssituation' sich zu einem Personenschaden weiterentwickelt. Bei einem Benutzungsfehler darf man in einem ‚worst case'-Szenario ruhig die höchste Auftretenswahrscheinlichkeit der ‚Gefährdungssituation' ansetzen, Benutzungsfehler sind statistisch gesehen die häufigste Ursache für Vorkommnisse. Bei der Einschätzung der Auftretenswahrscheinlichkeit eines Therapie- oder Behandlungsfehlers ist vermutlich in Anlehnung an das ‚precautionary principle' ratsam, einen mittleren Wert einzusetzen. Für technische Fehler von Komponenten kann der Hersteller auf validierte empirische Werte zurückgreifen. Verglichen mit den vorgenannten Einschätzungen liegt man hier eher auf dem niedrigsten Niveau, aber es erscheint taktisch klug, im ersten Schritt einen mittleren Wert einzusetzen, um dann nach Einführung von Risikobeherrschungsmaßnahmen mit erhärteten Vorgaben für die Zuverlässigkeit den kleinsten Wert P0 annehmen zu können.

h) Bei der Risikoanalyse von ‚Gefährdungssituationen' stellt die einfache Eintragung von einer Wahrscheinlichkeit gegen eine Folge in einer Matrix ebenfalls nicht mehr den Stand der Technik dar. ISO 13849-1 und IEC 61508 verwenden hierfür Risikographen, mit denen mehrere Risikofaktoren eingeschätzt werden müssen, insbesondere der Faktor rechtzeitige Erkennbarkeit einer ‚Gefährdungssituation'/‚detectability', um Maßnahmen zur Abwendung ergreifen zu können.

Mit der Einschätzung der rechtzeitigen Erkennbarkeit einer ‚Gefährdungssituation' wird die Wahrscheinlichkeit, dass die ‚Gefährdungssituation' sich zu einem Personenschaden weiterentwickelt, berücksichtigt.

i) Für die Zwecke der Medizintechnik erscheint der mit den Begriffen aus der 21 CFR abgestimmte Risikograph in Abb. F.1 auch hier als die einfachste Variante.

Severity of harm Spalte f)	Detectability Spalte h)	Probability of occurrence of a hazardous situation – Spalte g)		
		Not likely (P0)	Remote probability (P1)	Reasonable probability (P2)
Serious adverse health consequence (S3)	Hardly possible (D1)	A	A	A
	Clearly possible (D0)	B	A	A
Temporary or medically, reversible health consequence (S2)	Hardly possible (D1)	B	A	A
	Clearly possible (D0)	B	B	A
Temporary or medically, reversible health effect (S1)	Hardly possible (D1)	B	B	A
	Clearly possible (D0)	C	B	B
Insignificant health effect (S0)	Hardly possible (D1)	C	B	B
	Clearly possible (D0)	C	C	B

A = Unter keinen Bedingungen vertretbares Risiko, weitere Maßnahmen sind erforderlich

B = Wenn die Anwendung weiterer Risikobeherrschungsmaßnahmen nicht zielführend sind, bedingt vertretbar

C = Vertretbar, weil das Risiko im Bereich des alltäglichen Lebensrisikos liegt

Abbildung F.1: Einfacher Risikograph zur FDA- bzw. richtlinienkonformen Umsetzung einer Failure Mode Effect and Criticality Analysis

j) Zur Anwendung kommen nur Risikobeherrschungsmaßnahmen der indirekten Sicherheit wie die Einführung von verschiedenen Redundanzen, Verriegelungen mit/ohne Alarme, der hinweisenden Sicherheit wie Alarme ohne Verriegelungen, Anzeigen, Aufschriften auf dem Produkt und Hinweisen in den Begleitpapieren und/oder Maßnahmen der administrativen Sicherheit wie Schulung, Einweisung, regelmäßig wiederkehrende Instandhaltungsmaßnahmen wie Wartung usw. Risiken, die auf Benutzungsfehler zurückzuführen sind, sollten mit dem Verweis auf die Risikoanalyse über die Gebrauchstauglichkeit (siehe Annex I) ausgeklammert werden.

k), l) und m) werden analog der Schritte in den Spalten g), h) und i) durchgeführt, jedoch unter der Annahme, dass die Risikobeherrschungsmaßnahmen bestimmungsgemäß funktionieren. Die Schadensschwere wird in den meisten Fällen nicht gemindert, da nur Risikobeherrschungsmaßnahmen der indirekten bzw. hinweisenden Sicherheitstechnik zur Anwendung kommen.

n) Bei vielen dieser Schadensquellen wird man auch nach Einführung aller erdenklichen Risikobeherrschungsmaßnahmen das Restrisiko nicht in dem Bereich der alltäglichen trivialen Risiken mindern können. Dadurch wird eine Aufnahme dieser Restrisiken in die Klinische Bewertung formal erforderlich.

o) Die Implementierung von neuen Risikobeherrschungsmaßnahmen in der Spalte j) führt in vielen Fällen zu neuen ‚Schutzfunktionen', die dann in der Spalte b) eingefügt und analysiert werden müssen. Es genügt hier dann der Verweis auf die Nummer der entsprechenden Zeile.

p) Hier sollten die geplanten erforderlichen Verifizierungen eingetragen werden, z. B. Gebrauchstauglichkeitsanalysen, Funktionstests, weitere Risikoanalysen wie FMEA usw. (Die Eintragung dient u. a. als Sortierkriterium zum einfachen Wiederauffinden.)

q) Wegen der entscheidenden Rolle der Benutzer/Anwender ist ein besonderes Augenmerk auf die entsprechenden Hinweise in der Gebrauchsanweisung zu legen. Das trifft insbesondere für Produkte zu, die von Laien angewendet und bedient werden sollen. (Das Ankreuzen dient als Sortierkriterium zum einfachen Wiederauffinden.)

Annex I: Beispiel Formblatt für die Durchführung einer HAZOP – Hazard and Operability Study für Gebrauchstauglichkeit 9.9

Aufgabe: …..

a) Nr.	b) Handlungsschritt	c) Art des Benutzungsfehlers	d) Mögliche Ursache(n)	e) Beschreibung der Folge	f) Schweregrad Folge	g) Auftretenwahrscheinlichkeit der Folge	h) Ist der Fehler rechtzeitig erkennbar?	i) Grundrisiko	j) Anzuwendende Risikobeherrschungsmaßnahmen	k) Auftretenswahrscheinlichkeit (nach)	l) Erkennbarkeit (nach)	m) Restrisiko	n) Neue „Gefährdung"?	o) Erforderliche Merkmalsverifizierung oder Prozessvalidierung	p) Hinweis in GA?	q) Revision Nr.
1																
2																
3																
4																
5																
…																

Erläuterung der Tabelle:

b) Die Durchführung einer HAZOP-Analyse über die Gebrauchstauglichkeit ist ein für die empirische Prüfung der Gebrauchstauglichkeit empfehlenswerter erster Schritt und mindert in vielen Fällen den erforderlichen Aufwand für eine spätere Validierung. Die Bedienung und Handhabung eines Produkts teilen sich in verschiedene Teilaufgaben, z. B. Montieren, Reinigung, Desinfizieren, Sterilisieren, Prüfen auf Betriebsbereitschaft, Wartung, patientengerecht einstellen, in Betrieb nehmen usw.

Sofern diese Aufgaben manuell durchgeführt werden, ist es erforderlich, die Eignung des Produkts für die durch den Menschen manuell durchzuführenden Tätigkeiten mittels einer HAZOP zu untersuchen.

Eine Aufgabe besteht aus einer Absicht als Input und einem Ergebnis als Output und setzt sich üblicherweise aus mehreren Handlungsschritten zusammen. Diese werden chronologisch in Spalte b) aufgelistet.

c) Die Ausführung einer Handlung hat grundsätzlich verschiedene Fehlermöglichkeiten, die mit folgenden Fragen geprüft werden: „zu früh?" (c1); „zu spät?" (c2); „zu viel?" (c3); „zu wenig?" (c4); „fällt ganz aus?/nicht gemacht?" (c5); „zeitgleich mit anderer Handlung?" (c6) oder „falsche Handlung findet statt?" (c7). Die Antworten auf diese sieben Fragen bestimmen zuerst, welche Folge durch den Benutzungsfehler entstehen kann oder wie das Produkt ggf. darauf reagiert. Da eine Handlung mehr als eine Fehlerart haben kann, sollten diese eingetragen werden und in eigenen Zeilen, getrennt voneinander, weiter analysiert werden, da die Ursachen und damit die ‚angemessensten' Risikobeherrschungsmaßnahmen sich voneinander unterscheiden können.

d) Die Ursachen von der festgestellten Fehlermöglichkeit liegen entweder in der Umgebung (Lichtverhältnisse, Schall, Temperatur, Ablenkung durch Mitarbeiter, ungeeignete Kennzeichnung usw.), in der Einschränkungen durch die Anatomie und Physiologie des Bedieners (Körperbau, Kurzsichtigkeit, Farbblindheit, Schwerhörigkeit usw.) oder andere kognitive Fähigkeiten wie Wahrnehmung, Lernen, Erinnern und Denken, d. h. zusammengefasst in der Wechselbeziehung Mitarbeitereignung mit der Umgebung und der Gestaltung des Produkts. Folgende Abbildung I.1 stellt diesen Zusammenhang vereinfacht exemplarisch dar.

e) Hier wird die Folge des Benutzungsfehlers so beschrieben, dass sich hieraus der einzuschätzende Schweregrad für den Patienten oder Anwender herleiten lässt. „Zu spät erfolgte Alarmgebung mit möglichem Patientenschaden", „Keimbelastung bleibt am Produkt, Infektionsrisiko" usw.

f) Damit die Durchgängigkeit und Rückverfolgbarkeit der Einschätzungen des Schweregrades erhalten bleiben, müssen die Folgen des Benutzungsfehlers in Spalte e) mit den früheren bekannten Wertebereichen für den Schweregrad des Schadens am Patienten oder Anwender vergleichbar bleiben.

g) Die Einschätzung der Auftretenswahrscheinlichkeit der Folge für den Patienten setzt sich aus mehreren Wahrscheinlichkeiten zusammen. Die erste ist die Auftretenswahrscheinlichkeit, dass der Benutzungsfehler in die beschriebene Folge mündet, gefolgt von der Wahrscheinlichkeit, dass diese Folge unentdeckt bleibt, d. h. die Möglichkeit einer Selbstkorrektur bleibt aus. Diese Folge muss nicht sofort zu einem Schaden für den Patienten führen. Ggf. ist hierfür eine besondere Situation oder andere Bedingung erforderlich, die erst später auftritt, z. B. „Warngrenze unabsichtlich ausgeschaltet".

ANHÄNGE

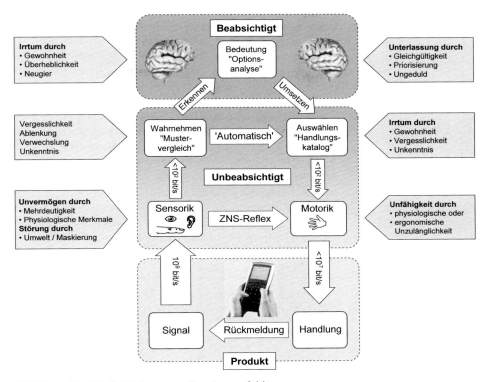

Abbildung I.1: Die Entstehung von Benutzungsfehlern

Bestimmungsgemäß werden alle diese Wahrscheinlichkeiten in dem ‚worst case'-Szenario nach dem Motto des Murphy-Gesetzes: ‚Nothing is so simple, that it cannot be done wrong" gleich eins gesetzt, d. h. ‚Reasonable probability (P2)'.

h) Bei der rechtzeitigen Entdeckung der Folge des Benutzungsfehlers gibt es eine Besonderheit zu berücksichtigen. Einige der Folgen von Benutzungsfehlern sind recht auffällig, so dass sie vor der Auswirkung auf den Patienten gut zu entdecken sind, z. B. „Teil ABC fehlt, keine Patientenfolge". Meistens muss man sich hier aber mit der Ersteinschätzung ‚Hardly possible (D1)' begnügen.

i) Bei der Risikoanalyse von Benutzungsfehlern erscheint es aus Gründen der Analogie angebracht, denselben Risikographen wie für die Prozessrisikoanalyse zu verwenden.

Severity of harm Spalte f)	Detectability Spalte h)	Probability of occurrence of a hazardous situation due to use error – Spalte g)		
		Not likely (P0)	Remote probability (P1)	Reasonable probability (P2)
Serious adverse health consequence (S3)	Hardly possible (D1)	A	A	A
	Clearly possible (D0)	B	A	A
Temporary or medically, reversible health consequence (S2)	Hardly possible (D1)	B	A	A
	Clearly possible (D0)	B	B	A
Temporary or medically, reversible health effect (S1)	Hardly possible (D1)	B	B	A
	Clearly possible (D0)	C	B	B
Insignificant health effect (S0)	Hardly possible (D1)	C	B	B
	Clearly possible (D0)	C	C	B

A = Unter keinen Bedingungen vertretbares Risiko, weitere Maßnahmen sind erforderlich
B = Wenn die Anwendung weiterer Risikobeherrschungsmaßnahmen nicht zielführend sind, bedingt vertretbar
C = Vertretbar, weil das Risiko im Bereich des alltäglichen Lebensrisikos liegt
D = Kein Personenrisiko mit dem Prozessschritt verbunden

Abbildung I.2: Einfacher Risikograph zur FDA- bzw. richtlinienkonformen Umsetzung einer Failure Mode Effect and Criticality Analysis

Ein nicht unwesentliches Nebenergebnis dieser Bewertung ist auch die Hilfestellung zur Bestimmung, welche die Hauptbedienfunktionen des Produkts sind (siehe EN 62366). Die Schweregrade S3 und S4 führen meistens zu einer Hauptbedienfunktion unabhängig von der Häufigkeit ihrer Ausführung.

j) Zur Abstellung von Benutzungsfehlern würden Risikobeherrschungsmaßnahmen der indirekten Sicherheit zur Anwendung kommen, um die in Spalte d) festgestellten Ursachen zu beseitigen oder zu kompensieren. Das Ziel der Auswahl und Implementierung der Risikobeherrschungsmaßnahmen sollte sein, dass wenigstens **ein** Benutzungsfehler keine schwerwiegenden oder kritischen Folgen für den Anwender oder Patienten haben sollte (in Anlehnung an die Single-Fault-Condition-Philosophie der IEC 60601-1).

Als mögliche Maßnahmen stehen z. B. die folgenden zur Verfügung:

j1) Eliminierung des Benutzungsfehlers durch Ersatz des Handlungsschrittes mit einer Automatik.

j2) Verhinderung des Benutzungsfehlers durch Zerlegung des Handlungsschrittes in mehrere nicht sicherheitsrelevante auf einander folgende Handlungsschritte (auf Kosten der Effizienz).

j3) Verhinderung des Benutzungsfehlers durch Verriegelung mit Zuhaltung oder durch aktiven Freigabebefehl (= Variante von Maßnahme j2)).

j4) Vermeidung des Benutzungsfehlers durch Berührungsschutz verschiedener Ausführungen.

j5) Minderung der Fehlerwahrscheinlichkeit durch standardisierte/genormte Ausführung von Signalen, Anzeigen und Bedienelementen.

j6) Erleichterung der Ausführung durch Icons, optische und akustische Führungshilfen usw.

j7) Verhinderung des Benutzungsfehlers durch verwechslungssichere Konstruktion (PokaYoke-Prinzip).

k), l) und m) werden analog der Schritte in den Spalten g), h) und i) durchgeführt, jedoch unter der Annahme, dass die Risikobeherrschungsmaßnahmen bestimmungsgemäß funktionieren. Der Schweregrad wird in den meisten Fällen nicht gemindert, da nur Risikobeherrschungsmaßnahmen der indirekten bzw. hinweisenden Sicherheitstechnik zur Anwendung kommen.

Die Risikobeherrschungsmaßnahmen, wie auch die Prozessschritte, haben keinen direkten Bezug zu der Zweckbestimmung des Produkts und damit zu dem Nutzen für den Patienten. Daher braucht die klinische Bewertung hier nicht berücksichtigt zu werden.

n) Die Implementierung von neuen Risikobeherrschungsmaßnahmen in der Spalte j) führt in vielen Fällen zu neuen Handlungsschritten oder Anwendung von neuen Schutzfunktionen, z. B. durch eine neue Automatik. Die Spalte b) muss dann mit den neuen Prozessschritten ergänzt werden. Die neuen Schutzfunktionen können neue Gefährdungssituationen einbringen, die dann mit der System-FMEA (siehe Annex H) bewertet werden müssen. Entsprechend ist hier ein Verweis einzufügen.

o) Hier sollte auf die geplanten und erforderlichen Verifizierungen der Bedienschritte bzw. soweit erforderlich und zweckmäßig auf eine Validierung der angemessenen Durchführbarkeit der Aufgabe verwiesen werden.

p) Wegen der entscheidenden Rolle der Benutzer/Anwender ist ein besonderes Augenmerk auf die entsprechenden Hinweise in der Gebrauchsanweisung zu legen. Das trifft insbesondere für Produkte zu, die von Laien angewendet und bedient werden sollen. (Das Ankreuzen dient als Sortierkriterium zum einfachen Wiederauffinden.)

Annex K: Risikomanagementpläne und Bericht 9.10

Einleitung

Die Inhalte der im Folgenden vorgestellten Pläne enthalten alle zurzeit bekannten regulativen Forderungen der Benannten Stellen und der EN ISO 14971. Es ist zu berücksichtigen, dass je nach Produktart und -portfolio, Provenienz und länderspezifischen Vorgaben einige Forderungen nicht geplant werden müssen und aus dem anzuwendenden Formblatt ausgelassen werden können. Für Herstellern von einfachen Medizinprodukten wie Überleitsystemen muss z. B. im Plan A nicht die Softwarerisikoanalyse im Formblatt mit aufgeführt sein. Für Einmalprodukte wäre im Plan B die Auswertung von Servicedaten schwer vorstellbar.

Die Pläne A können in entsprechende Entwicklungspläne rückverfolgbar eingebunden werden.

Bei der Gestaltung der projektbezogenen Pläne sollte genau überlegt werden, welche Aktivitäten sinnvoll und notwendig sind. So ist z. B. bei einer einfachen Variantenentwicklung die Durchführung einer erneuten initalen Gefährdungsanalyse nicht erforderlich.

Hinweis zu den Aktivitäten in Plan Marktbeobachtung

Im Anhang X der Richtlinie 93/42/EWG über Medizinprodukte steht:

1.1c Die klinische Bewertung und ihre Dokumentation müssen aktiv anhand der aus der Überwachung nach dem Inverkehrbringen erhaltenen Daten auf dem neuesten Stand gehalten werden. Wird eine klinische Überwachung nach dem Inverkehrbringen als Bestandteil des Überwachungsplans nach dem Inverkehrbringen nicht für erforderlich gehalten, muss dies ordnungsgemäß begründet und dokumentiert werden.

Daraus erklärt sich, weshalb die Benannten Stellen immer eine Begründung für die Nicht-Durchführung einer Aktivität verlangen (obwohl die Überwachungsbehörden der Länder für die Marktüberwachung zuständig sind). Somit sollte eine entsprechende Begründung oder Verweis auf ihre Fundstelle in der Spalte ‚Fundstelle Nachweis u/o Begründung' stehen.

Firmenlogo	Risikomanagementplan und -bericht zur Produktrealisierung und -änderung	Datum Revisionsnummer Seite v

Plan A zur Produktrealisierung und -änderung

Produktnamen/Nr.:		Revision	

Tabelle A1

	Grund für die Erstellung des Risikomanagementplans:	Erforderliche Aufgaben. (Falls Aufgabe nicht erforderlich, mit Tabelle A2 begründen.)	Weitere Aufgabe(n)
☐	Neuentwicklung:	1 bis 15; Plan B Punkt 1;	
☐	Änderung der Konstruktion/ Verpackung:	4; 7; 8; 9; 10; 11;	
☐	Änderung der Anwendung:	1; 2; 3; 7; 8; 13; 14; 15; Plan B Punkt 1;	
☐	Änderung (Herstellungs-)Prozess:	7; 11;	
☐	Variantenentwicklung:	4; 7; 9; 10; 11;	
☐	Meldung u/o Vorkommnis aus der Marktbeobachtung:	Bedarfsgerechte Planung erforderlich	
☐	Sonstiger Grund:	Bedarfsgerechte Planung erforderlich	

Tabelle A2

	Aufgaben:	Verantwortlich (Namen, Werk, Abteilung)	Erled.	Fundstelle Nachweis u/o Begründung
1	Literaturrecherche Klinische Anwendung			
2	Literaturrecherche Wettbewerbsprodukte			
3	Recherche Vorkommnisse Wettbewerb			
4	Reklamationen/Vorkommnisse ähnliches & eigenes Produkt			
5	Normenrecherche			

Aufgaben:		Verantwortlich (Namen, Werk, Abteilung)	Erled.	Fundstelle Nachweis u/o Begründung
6	‚Hazard Analysis'/initiale Gefährdungsanalyse			*)
7	Risikoanalyse/-betrachtung ISO 10993-1			*)
8	‚Use error' HAZOP-Analyse			*)
9	Software-Risikoanalyse			*)
10	Design-/Konstruktions-FMEA			*)
11	Prozessrisikoanalyse			*)
12	Funktionsrisikoanalyse			
13	Klinische Bewertung			
14	Klinische Prüfung			
15	Beurteilung der Vertretbarkeit			*)

*) Falls vorgesehen, Bestandteil der Risikomanagementakte nach DIN EN ISO 14971

Freigabe des Plans:

	Datum:	Name:	Unterschrift:
Erstellt:			
Geprüft:			
Freigegeben:			

Ergebnisnachtrag Freigabe:

	Datum:	Name:	Unterschrift:
Erstellt:			
Geprüft:			

Risikomanagementbericht zum Plan A:

	Prüfpunkt:	Ja	Nein	Was, wer, wann.
16	Alle Aufgaben aus Plan A vollständig abgearbeitet und Maßnahmen verifiziert.			
17	Plan B zur Marktbeobachtung/Risikoüberwachung erstellt.			
18	Restrisiko des Produkts vertretbar.			

Risikomanagementbericht Freigabe:

	Datum:	Name:	Unterschrift:
Erstellt:			
Geprüft:			
Freigegeben:			

Firmenlogo	Risikomanagementplan und -bericht zur Marktbeobachtung/Risikoüberwachung/Datenanalyse	Datum Revisionsnummer Seite v

Plan B zur Marktbeobachtung/Risikoüberwachung/Datenanalyse

Produktnamen/Nr.:		Revision	

Tabelle B1

	Aufgaben:	Verantwortlich (Namen, Werk, Abteilung)	Erled.	Fundstelle Nachweis u/o Begründung
1	PMCF			
2	Auswertung Reklamationen/ Kundenrückmeldungen			
3	Auswertung Vorkommnisse (eigene und Wettbewerb)			
4	Überwachung Normenlage			
5	Review Literaturrecherche Produkt, Klinische Anwendung			
6	Auswertung Serviceaufzeichnungen			
7	Auswertung Qualitätsdatenbank			

Freigabe:

	Datum:	Name:	Unterschrift:
Erstellt:			
Geprüft:			
Freigegeben:			

Ergebnisnachtrag Freigabe:

	Datum:	Name:	Unterschrift:
Erstellt:			
Geprüft:			

Bericht zur Marktbeobachtung Nr.:

Produktnamen/Nr.:		Datum:
☐ Turnusmäßige Überprüfung auf Trends (d. h. ohne Anlass)		
☐ Anlässlich Meldung u/o Vorkommnis aus der Marktbeobachtung		

Bewertung der Meldung/des Trends:

Betroffene Position(en)/Aufgabe(n) in Tabelle B1	Änderung der Akzeptanzbewertung von (siehe Tabelle A2 aus Plan A):	Fundstelle des Berichts

Auswertung des Berichts der Marktbeobachtung:		Verantwortlich (Name/Werk/Abt.)	Fundstelle der Begründung mit ggf. Maßnahme
Restrisiko weiterhin vertretbar?	☐ Ja ☐ Nein		

Freigabe des Berichts:

	Datum:	Name:	Unterschrift:
Erstellt:			
Geprüft:			
Freigegeben ohne Maßnahme:			
Freigegeben mit Maßnahme:			

Annex L: Kommentierung der informativen Anhänge der Norm
9.11

Anhang A Begründung für Anforderungen

Der Teil A.1 ‚Allgemeines' stellt eine lesenswerte Ergänzung des Kapitels 3.1 des Buches dar. Die Begründungen im Teil A.2 sind allgemein gehalten und spiegeln den internationalen Stand der Technik von 2007 wider. In den Kommentaren zur Norm wird den europäischen und insbesondere den deutschen Aspekten Rechnung getragen.

Anhang B Übersicht über den Risikomanagement-Prozess für Medizinprodukte

Das Bild wurde bereits im Kommentar zur Anmerkung 2 des Abschnittes 3.2 Risikomanagement-Prozess kommentiert.

Anhang C Fragen, die zur Identifizierung von Eigenschaften eines Medizinprodukts

Diese Liste liefert viele wertvolle Fragen, die im Verlauf der Entwicklung eines Produkts beantwortet werden sollten. Es ist illusorisch, am Anfang eines Projektes alle diese Fragen auf einmal beantworten zu können. Z. B. die Fragen C.2.17, C.2.18 und C.2.29 sind erst nach einem gewissen Reifestadium abschließend zu beantworten. Trotzdem sollten die Fragen als Aide-mémoire, sofern von abzusehender Relevanz, von Anfang an mit aufgelistet werden.

Anhang D Auf Medizinprodukte angewendete Risikokonzepte

Abschnitt D.2 weist auf gewisse grundsätzliche Eigenschaften von Auftretenswahrscheinlichkeiten hin, indem zwischen Zufallsfehler und systematischem Fehler unterschieden wird. Das ist in gewisser Weise von akademischem Interesse, aber für die Praxis weniger relevant. Abschnitt D.3 wird in Kapitel 4 des Buches behandelt. Abschnitte D.4 und D.5 enthalten einige technische Unkorrektheiten und können als inhaltlich überholt betrachtet werden. Abschnitt D.6 ist in Deutschland durch die Richtlinien für Medizinprodukte und In-vitro-Diagnostika ohne Bedeutung.

Als Hilfestellung ist – wie bereits kommentiert – lediglich der Abschnitt D.7 lesenswert. Abschnitt D.7 wurde in die zweite Ausgabe, als Reaktion auf die Fragen, was ein Gesamtrestrisiko sei und wie man es bewerten kann, eingefügt.

Eventuelle Hinweise auf Abschnitt D.8 oder Anwendung von Teilen daraus sollten wegen des Anhangs ZA wenigstens in Zusammenhang mit Benannten Stellen in Deutschland vermieden werden.

Anhang E   Beispiele von Gefährdungen, vorhersehbaren Abfolgen von Ereignissen und Gefährdungssituationen

Dieser Anhang entstand in Zusammenarbeit mit der FDA und konnte während der Normenüberarbeitung aus Zeitgründen nicht abschließend ausgearbeitet werden. Siehe Kapitel 4 im Buch zu Kommentaren zu den Begriffen und zur Risikoanalyse bzw. Annex A.

Anhang F   Risikomanagementplan

Dieser Anhang ergänzt in vielen Punkten die Anforderungen der Norm und gibt wertvolle Hinweise auf eine produkt- bzw. unternehmensspezifische Umsetzung der Normenanforderungen.

Anhang G   Informationen zu Techniken des Risikomanagements

Durch Kapitel 3.2 des Buches ist dieser Anhang überarbeitet, da er in der jetzigen Form eher als ein allgemeiner Hinweis auf anwendbare Techniken dient, aber wenig Hilfestellung gibt, wann und wie man die Techniken am besten einsetzt.

Anhang H   Anleitung zum Risikomanagement bei Medizinprodukten zur In-vitro-Diagnostik

Das in der Norm verwendete Risikokonzept basiert, historisch bedingt, im Wesentlichen auf physikalischen, chemischen und biologischen ‚Gefährdungen', wie sie in typischen ‚Medizingeräten' vorhanden sein können. Bei den klassischen In-vitro-Diagnostika gibt es (mit wenigen Ausnahmen) keinen direkten Kontakt zwischen dem In-vitro-Diagnostikum und dem Patienten, d. h. es gibt keine direkte Exponierung und damit keine relevante ‚Gefährdung' im Sinne der Norm! Im Endeffekt ist die Gefahr für den Patienten ein Ausbleiben der Therapie oder die Anwendung einer falschen Therapie. Diese können statt der aufgeführten primären Schadensquellen in der Abb. 2 eingesetzt werden, um den inhaltlichen Ausführungen in diesem Anhang besser zu folgen. Für die Anwender ergeben sich jedoch sehr konkrete Gefährdungen durch ggf. infektiöse Gewebeproben oder toxische bzw. radioaktive Reagenzien bei z. B. der RIA (Radio-Immuno-Essay-Verfahren).

Anhang I   Anleitung zum Verfahren der Risikoanalyse für biologische Gefährdungen

Dieser Anhang weist auf die Bedeutung der Anforderungen in ISO 10993 hin. Siehe hierzu das Kommentarbuch zu DIN EN ISO 10993-1 unter Einbeziehung der DIN EN ISO 14971.

Anhang J Informationen zur Sicherheit und zum Restrisiko

Über diesen Anhang wurde viel diskutiert. Wünschenswert wäre eine Darlegung der gültigen Aspekte und Normen für die hinweisende Sicherheitstechnik und wie sie rechtlich behandelt werden. In Deutschland gibt es hierfür eine recht ausführliche Rechtsprechung basierend auf BGB § 823 ff. und dem ProdHG. Es würde aber zu weit gehen, im Rahmen dieses Kommentares hierauf einzugehen.

Anhang ZA Zusammenhang zwischen dieser Europäischen Norm und den grundlegenden Anforderungen der EG-Richtlinien 93/42/EWG über Medizinprodukte, 90/385/EWG über aktive implantierbare medizinische Geräte und 98/79/EG über In-vitro-Diagnostika

Anhang ZA wurde in [4], [5] kommentiert. Sowohl seitens der Hersteller als auch der Benannten Stellen herrscht nach der Veröffentlichung Stillschweigen bzgl. der Umsetzung.

9.12 Annex M: Glossar

Hazard/Gefährdung

Im Originaltext des ISO/IEC Guide 51 ist der Begriff ‚hazard' definiert. Die deutsche Übersetzung mit ‚Gefährdung' an Stelle von Gefahr gibt Anlass zu einigen Bemerkungen.

Eine Gefahr – aus dem preußischen Polizeirecht um 1895 entliehen – würde beim ungehinderten Verlauf zu einem Schaden führen. Die Gefahr ist also der Ausgangspunkt für einen möglichen Schaden entsprechend der Definition in dem ISO/IEC Guide 51. Die Gefahr wird zur Gefährdung, wenn sie auf einen Empfänger, der geschädigt werden kann, einwirken kann. Die Gefährdung ist damit immer relativ zu einem bedrohten Objekt im Sinne eines zeitlichen und räumlichen Zusammentreffens zwischen der Gefahr und dem Objekt zu sehen. Diese seit Ende des 19. Jahrhunderts im deutschen Sprachgebrauch fest verankerten Bedeutungen sind durch entsprechende Rechtsprechung [BVerwGE, 72, 301/315] erhärtet und zu feststehenden Begriffen, insbesondere in der Arbeitsschutzgesetzgebung, geworden [siehe auch G. W. Sauer: „Risikobewertung im Verwaltungshandeln" aus „Risiko und Sicherheit technischer Systeme", 1991, Monte Verita, Birkhäuser Verlag Basel bzw. Amtl. Mitteilungen der Bundesanstalt für Arbeitsschutz, Nr. 2, April 1994, „Begriffe und Definitionen im Zusammenhang mit Gefährdungen und Risiken"].

In der kommenden europäischen Verordnung über Medizinprodukte wird ‚hazard' wieder mit ‚Gefahr' übersetzt. Aus diesem Grund werden im Buch die in der Norm verwendeten Begriffe ‚Gefährdung' und ‚Gefährdungssituation' mit Anführungszeichen versehen.

Exponierung

In einer älteren Definition von Gefährdung wird die zeitliche und räumliche Überschneidung zwischen Gefahr und Objekt als maßgebliches Kriterium angeführt (‚same time, same place'). Dieser Umstand wird im Versicherungswesen verwendet, um den Gefährdungsgrad eines Risikos mit dem Begriff ‚Exponierung' zu charakterisieren, je näher und je länger das Objekt der Gefahr ausgesetzt ist, umso größer der Gefährdungsgrad des Risikos.

Auftretenswahrscheinlichkeit bzw. Eintrittswahrscheinlichkeit

Diese Begriffe beschreiben die gleiche Größe, nämlich die Wahrscheinlichkeit (zwischen 0 für unmöglich und 1 für sicher), dass ein Ereignis stattfindet. Gleichwohl gibt es Situationen, wo in der deutschen Sprache je nach dem Kontext der eine Begriff vor dem anderen bevorzugt verwendet wird. Im Englischen gibt es dieses Problem nicht, da es nur ein ‚probability of occurrence' gibt. Dagegen unterscheidet man im Englischen zwischen ‚recur' (wieder stattfinden) und ‚occur' (stattfinden) und kann mit den Begriffen ‚likelihood' und ‚chance' das Leben der Übersetzer erheblich erschweren, da diese auch im Allgemeinen kontextabhängig verwendet werden.

Durch die FMEA hat sich die Verwendung von Auftretenswahrscheinlichkeit (des Schadens) zusammen mit Entdeckungswahrscheinlichkeit (des verursachenden Ereignisses, oder kurz Entdeckbarkeit) bei Risikoanalysen eingebürgert.

In dem Buch haben sich die Autoren deswegen und der Einfachheit halber auf die Anwendung von Auftretenswahrscheinlichkeit festgelegt. Bei der Umsetzung des Risikomanagements in den jeweiligen Unternehmen ist auf eine systematische Verwendung eines der beiden Begriffe zu achten. Das Gleiche sollte auch bei englischen Versionen bzgl. ‚probability of occurrence' und ‚likelihood' berücksichtigt werden.

Risikofaktor

Die Definition von Risiko bezieht sich auf das Endprodukt einer Ereigniskette (‚sequence of events'), die verkürzt in folgender Abbildung dargelegt ist. In dieser Abbildung ist jedes Ereignis mit einer Wahrscheinlichkeit P, dass dieses Ereignis stattfindet, versehen. Das Produkt dieser Wahrscheinlichkeiten (wovon viele mehr dargelegt werden könnten) bildet die Wahrscheinlichkeit, dass der Schaden entsteht.

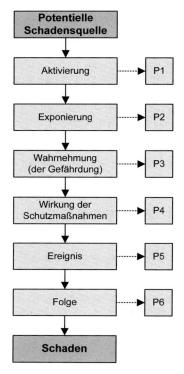

© E. SCHWANBOM / Lübeck / 2011_2015

In der Norm wird dieser Zusammenhang übergreifend mit ‚beitragenden Faktoren' umschrieben. Damit sind alle Einflussgrößen, die auf das Entstehen eines Risikos einwirken, gemeint, oder kurz und prägnant ‚Risikofaktoren'.

Risikoperzeption

Die Risikoperzeption ist ein in der Psychologie und der Soziologie feststehender Begriff, der zusammenfasst, wie Menschen, ausgehend von der jeweiligen Situation und ihrem Zustand, Risiken erkennen, wahrnehmen und damit umgehen.

technogen

Da Risiken im Sinne des Wortes nicht technisch sind, wird hier statt richtigerweise ‚durch die Technik/Technologie verursachten' Risiken, wegen der Kürze des Textes, das Kunstwort ‚technogen' verwendet, das sich aus den Begriffen Technik und Genese zusammensetzt.

Harm (engl.)

Die deutsche Übersetzung mit ‚Schaden' ist an und für sich korrekt. Aus Gesetzgebung (BGB) und Versicherungswesen stammt die Ergänzung bzgl. Personenschäden, dass solche vorliegen, wenn eine Person getötet, in ihrer körperlichen Unversehrtheit oder in ihrer Gesundheit beeinträchtigt wird. Hieraus leitete sich der im Buch verwendete erweiterte Schadensbegriff als eine Verletzung der strukturellen und funktionellen Integrität ab.

Cause (engl.)

Cause wird mit Ursache korrekt übersetzt. In der deutschen Sprache ergibt sich dadurch ein deutlicher inhaltlicher Abstand zu dem Begriff Quelle, die sich in der Definition von ‚Gefährdung' findet. D. h. eine ‚Gefährdung' ist nicht als die Ursache für einen Schaden zu betrachten. Die Ursache ist grundsätzlich in einem Ereignis zu finden. Wer Englisch nicht als Muttersprache hat, hat es manchmal schwer, die Begriffe ‚cause' bzw. ‚source' auseinanderzuhalten (wie übrigens ‚possibility' und ‚probability'). Insbesondere durch die Einführung des Begriffes ‚root cause' entstehen leicht Assoziationen zum Begriff ‚Quelle'. Mit ‚root cause' wird meistens das erste auslösende ‚unglückliche' Ereignis in einer sequentiellen Ereigniskette bezeichnet.

Der Fehlerbegriff

Das BMG hat zum Thema des Fehlerbegriffs in dem § 29 ‚Medizinprodukte-Beobachtungs- und -Meldesystem' einige Festlegungen gemacht, die bei näherer Betrachtung kommentiert werden könnten. In dem Paragraphen werden folgende Begriffe als von einander unabhängigen ‚Risiken' aufgezählt:

(1) Die zuständige Bundesoberbehörde hat, soweit nicht eine oberste Bundesbehörde im Vollzug des Atomgesetzes oder der auf Grund dieses Gesetzes erlassenen Rechtsverordnungen zuständig ist, zur Verhütung einer Gefährdung der Gesundheit oder der Sicherheit von Patienten, Anwendern oder Dritten die bei der Anwendung oder Verwendung von Medizinprodukten auftretenden Risiken, insbesondere Nebenwirkungen, wechselseitige Beeinflussung mit anderen Stoffen oder Produkten, Gegenanzeigen, Verfälschungen, Funktionsfehler, Fehlfunktionen und technische Mängel zentral zu erfassen, auszuwerten und zu bewerten. ...

In der Praxis hat diese Anforderung kaum nennenswerte Probleme bereitet. Es ist bisher nicht üblich, Vorkommnisse nach diesen ‚Risiken' zu klassifizieren. Ein Grund hierfür könnte sein, dass diese sogenannten Risiken (eigentlich sind sie keine Risiken im Sinne der Definition des Begriffes, sondern eher als ‚Risikofaktoren' zu bezeichnen) weder definiert noch näher erklärt sind. Im Folgenden sollen soweit möglich einige diese Unklarheiten beseitigt werden.

Mit den ‚Risiken' *Nebenwirkungen, wechselseitige Beeinflussung mit anderen Stoffen oder Produkten, Gegenanzeigen, Verfälschungen* bestehen kaum Unklarheiten. Nach der gesetzlichen Definition sind Nebenwirkungen schädliche und unbeabsichtigte Reaktionen auf ein Arzneimittel, die bei einem bestimmungsgemäßen Gebrauch auftreten. Die Definition im Humanarzneimittelrecht berücksichtigt darüber hinaus auch unerwünschte Wirkungen, die z. B. nach Medikationsfehlern auftreten. Insbesondere implantierbare Medizinprodukte können hiervon betroffen sein, aber auch andere invasive Medizinprodukte, wie z. B. Beatmungsgeräte, haben inhärente Nebenwirkungen, die bei der Anwendung berücksichtigt werden müssen.

Bei den ‚Risiken' *Funktionsfehler und Fehlfunktion* fällt auf, dass es offensichtlich ein Unterschied zwischen den beiden geben muss. Die Abb. 1 der Kommentaren zur DIN EN ISO 14971 trägt dieser Beobachtung Rechnung. Ein Funktionsfehler, d. h. die nicht bestimmungsgemäße Ausführung einer geforderten Funktion, entsteht demnach als Folge von u. a.

- einer Merkmalsabweichung (engl. ‚non-compliance'), die einen Komponentenfehlzustand (engl. ‚component fault') bewirken kann, die Komponente ist fehlerbehaftet (engl. ‚defective'), z. B. durch vorangehende Fertigungsfehler, oder

- eines Komponentenversagens (engl. ‚component failure'), z. B. durch Alterung, übermäßige Beanspruchung usw. Ein Komponentenversagen muss nicht sofort zu einem Funktionsfehler führen, sondern kann als nicht erkannter Fehlzustand ruhen, bis die in Frage kommende Funktion kommandiert wird (in Anlehnung an DIN EN ISO 12100).

Bei einem Funktionsausfall (‚functional failure') wäre die Funktion vollends verloren.

Bei einer Fehlfunktion ist indessen das Produkt prinzipiell fehlerfrei. Die Fehlfunktion entsteht durch z. B. Benutzungsfehler oder nicht beabsichtigte Wechselwirkungen mit dem Umfeld bzw. der Umwelt, die eine andere Reaktion des Medizinprodukts bewirken, als vom Hersteller beabsichtigt oder vom Anwender (Benutzer) erwartet.

Der Begriff *technische Mängel* wirft einige Fragen auf. Der Mangelbegriff ist in der deutschen Sprache durch BGB in § 434 fest verankert.

BGB § 434 Sachmangel

(1) Die Sache ist frei von Sachmängeln, wenn sie bei Gefahrübergang die vereinbarte Beschaffenheit hat. Soweit die Beschaffenheit nicht vereinbart ist, ist die Sache frei von Sachmängeln,

1. *wenn sie sich für die nach dem Vertrag vorausgesetzte Verwendung eignet, sonst*
2. *wenn sie sich für die gewöhnliche Verwendung eignet und eine Beschaffenheit aufweist, die bei Sachen der gleichen Art üblich ist und die der Käufer nach der Art der Sache erwarten kann.*

Ein Mangel bezieht sich somit auf das Fehlen von etwas. Ob der Begriff ‚technische Mängel' in diesem Sinne geschrieben wurde, erscheint naheliegend und könnte sich dann auf unvollständige Lieferungen oder Montagen von Produkten beziehen, die durchaus zu Risiken führen können, z. B. eine fehlende Gebrauchsanweisung, deren Fehlen nicht unbedingt erkennbar sein muss.